ENCYCLOPÉDIE
DE LA SANTÉ

BOTANIQUE MÉDICALE

PAR

Le Docteur Jules MASSÉ

QUATRIÈME ÉDITION

PARIS

V. POULLET, ÉDITEUR | ET CHEZ L'AUTEUR
RUE DU CHERCHE-MIDI, 7   RUE CASSETTE, 18.

BOTANIQUE MÉDICALE

ENCYCLOPÉDIE DE LA SANTÉ

Cet ouvrage reste la propriété exclusive de l'auteur. Toute reproduction, même partielle, toute traduction, sont interdites; et les contrefaçons seront poursuivies en vertu des lois, décrets et traités internationaux.

Dr Jules Massé

PARIS. — IMP. SIMON RAÇON ET COMP., RUE D'ERFURTH, 1.

BIBLIOTHÈQUE DES FAMILLES ET DES PAROISSES

ENCYCLOPÉDIE DE LA SANTÉ

BOTANIQUE
MÉDICALE

PAR

LE DOCTEUR JULES MASSÉ

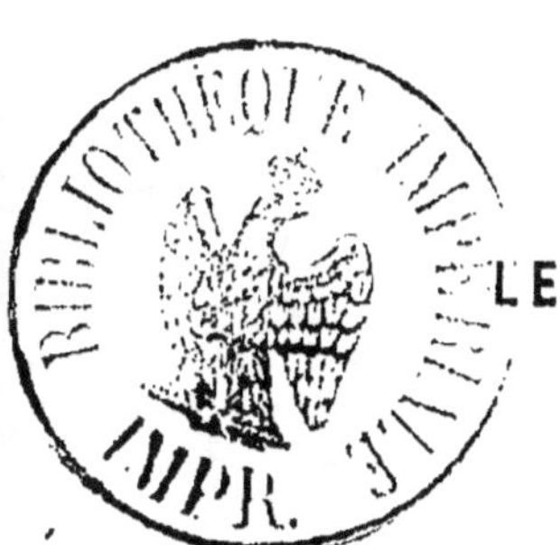

PARIS

V. POULLET, ÉDITEUR
RUE DU CHERCHE-MIDI, 7

ET CHEZ L'AUTEUR
RUE CASSETTE, 18

1858

PRÉLIMINAIRES

I

La botanique est bien certainement la base la plus rationnelle de tous les remèdes faciles à trouver, faciles à préparer, composant ce que nous avons bourgeoisement appelé pharmacie de famille. Nous l'avons dit dans la préface, — puisque préface nous avons faite, — au livre important que nous avons intitulé *Formules et Recettes* : les premiers médicaments sont sortis de la classe des végétaux. Longtemps les anciens n'ont traité leurs malades qu'à l'aide des sucs extraits de toutes les plantes que la nature prévoyante fait naître sous nos pas. Longtemps la médecine des *simples*, c'est-à-dire la médecine botanique, a prévalu, soulagé et guéri ; pourquoi n'y reviendrions-nous pas aujourd'hui ? Certes, nous ne prêcherons à personne une marche rétrograde : nous aimons le progrès, et nous ne nous permettrons jamais de décrier les découvertes précieuses du siècle où nous vivons. La chimie a rendu d'éminents, d'importants services ; bon nombre de médicaments minéraux sont d'une efficacité incontestable, mais l'enthousiasme produit par les heureux résultats de ces moyens pharmaceutiques a fait trop perdre de vue tous les services rendus par les remèdes de nos anciens.

Au reste, nous qui prêchons le bon marché et qui travaillons spécialement à initier aux secrets de la médecine les gens qui ne peuvent s'astreindre à en faire une étude bien approfondie, nous nous serions fait un reproche, nous eussions éprouvé une espèce de remords, si nous n'avions point traité de la botanique médicale. Nous avions commencé ce travail dans le *Journal de Médecine populaire* que nous avons fondé et dirigé pendant trois ans. Notre intention était de le poursuivre et de le terminer dans une publication périodique et plus ou moins analogue à celle qu'une direction malencontreuse nous a forcé d'abandonner. Mais des réflexions plus approfondies, des réclamations multipliées, nous ont fait comprendre qu'il en était de la botanique médicale comme du livre intitulé *Art de soigner les malades*, comme de nos *Formules et Recettes*, comme de la *Médecine des accidents*. C'est-à-dire qu'un petit traité compacte, relatif aux plantes employées en médecine, serait mille fois préférable à des articles morcelés, n'arrivant qu'à de longs intervalles, éparpillés, c'est-à-dire à peu près perdus dans les colonnes d'un recueil périodique, d'un journal, quelque bon qu'il soit.

Voilà pourquoi, au lieu du *Traité de médecine naturelle* que nous avions tout-d'abord annoncé, nous avons préféré donner un livre de *Botanique médicale*, bien certain d'avance qu'il serait utile et par conséquent tout aussi bien accueilli que les autres volumes de notre *Encyclopédie*.

II

Avouons-le, le champ à parcourir nous a longtemps effrayé par son immensité. La botanique médicale! c'est-

à-dire l'étude de toutes les plantes employées en médecine!
un traité de cette nature, exposé d'une façon succincte
sans doute, mais n'oubliant aucun des renseignements
nécessaires! Examiner une à une et toutes les plantes de
nos parterres, et tous les arbres de nos forêts, et toutes
les herbes de nos prairies. Ne pas nous contenter de les
montrer du doigt et de dire tout simplement : Les voilà!
mais en faire le portrait et l'histoire pharmaceutique,
c'est-à-dire en décrire tous les caractères distinctifs, en
indiquer la valeur médicamenteuse, dire a quelle dose et
au moyen de quelles préparations ils deviennent utiles,
tracer les limites qu'il ne faut pas dépasser, dans la crainte
de les rendre dangereux : tout cela n'était pas facile à faire
entrer dans un volume de trois cents et quelques pages.

Ce n'est pas tout; il fallait nous décider, non-seulement
à décrire, mais *à montrer*; en d'autres termes, nous com-
prîmes tout de suite l'obligation où nous étions, en donnant un *Traité de botanique médicale*, d'intercaler dans
notre texte plusieurs centaines de figures, « car, si peu
que valent les figures, disait le professeur Richard, qui a
si longtemps enseigné la botanique à la Faculté de Paris,
elles donnent toujours des plantes une idée plus exacte
que les phrases les plus claires et les descriptions les plus
nettes. »

III

Une autre obligation nous apparut comme une compli-
cation difficile à surmonter, comme un obstacle important
à vaincre. Non content de décrire toutes les plantes utiles
à l'art de guérir, non content de montrer et de faire toucher au doigt en quelque sorte toute la botanique médicale, il nous sembla indispensable d'initier préalablement

tous nos lecteurs au baroque langage employé par les botanistes. A quoi bon annoncer une racine napiforme, une tige pubescente, des feuilles décurrentes, des calices supères et des corolles caryophillées ou personnées, si nous ne mettons pas tous nos lecteurs à même de comprendre ces diverses et bizarres expressions?

Donc il était nécessaire de faire précéder notre petit *Traité de botanique médicale* de quelques notions de botanique générale; autrement nous nous exposions à parler pour n'être pas compris, à renseigner fort inutilement, à ne présenter au public que des espèces d'hiéroglyphes.

IV

Comment donc faire? Comment nous en tirer à notre honneur et décrire d'une façon profitable?

Je me souviens de l'histoire d'un Gascon que l'on me racontait dans mon enfance. Chacun sait combien les gens qui ont bu l'eau de la Garonne sont généralement vantards et audacieux.

« Cadédis! disait le Gascon dont il s'agit en voyant la difficulté qu'éprouvait une femme à faire passer un fil dans une aiguille de petite dimension, il y a des gens qui ne savent point user de stratagèmes; moi, par cette aiguille, je ferais passer une ficelle grosse comme le doigt.

— Allons donc! s'écrièrent les personnes présentes.

— Je parie, je parie! » s'exclama le Gascon.

On tint son pari afin de voir jusqu'où irait sa jactance. L'aiguille est donnée au hâbleur, on lui apporte une ficelle d'un diamètre vraiment formidable et décourageant. Le

Gascon examine l'aiguille, prend la ficelle, et demande un fauteuil en annonçant un succès facile.

« Elle passera, cadédis! je vous dis qu'elle passera. »

Il retrousse ses deux manches, présente à la société l'une des extrémités de la ficelle apportée.

« Vous comprenez, messieurs, mesdames, que, si je fais passer par le trou de l'aiguille que voici l'extrémité de ficelle que voilà (et il indiquait la longueur de deux ou trois centimètres), j'aurai gagné mon pari, c'est-à-dire que je vous aurai démontré la facilité de faire passer par cette aiguille la ficelle tout entière. »

Il n'y avait rien à répliquer à cet argument préliminaire : tout le monde y acquiesça.

Alors le Gascon coupa le morceau de corde, et puis, le tortillant entre ses doigts, il en retira un à un tous les brins de chanvre qui le composaient. Le premier, bien mouillé et bien effilé entre les dents, passa sans conteste par le trou de l'aiguille. Ainsi fut-il du second, du troisième, et de tout le chanvre qui composait le morceau de ficelle.

« Oh! mais ce n'est pas ça, ce n'est pas ça! réclamèrent les parieurs.

— Eh, cadédis! qu'est-ce que c'est donc? Je vous ai promis de faire passer par le trou de cette aiguille tout le bout de ficelle que vous avez accepté pour notre pari. Au lieu de l'y faire passer en gros, je l'y ai fait entrer en détail, j'ai remplacé la synthèse par l'analyse. Le bout de ficelle est-il passé, oui ou non?

— Il y est passé, mais...

— Par conséquent vous avez perdu. »

Tout hâbleur qu'il était, notre Gascon était spirituel; or son histoire nous est revenue en tête au moment de faire entrer dans un seul petit volume, et les notions de la botanique générale indispensables à quiconque veut étudier les plantes, et les renseignements nécessaires sur toutes les plantes utiles qui végètent, fleurissent, fructifient et se multiplient dans notre beau pays de France.

V

Je ne prétends faire de mes lecteurs ni des botanistes émérites ni des pharmaciens dans la force du terme. Amené à leur recommander telle ou telle plante, je leur donnerai toutes les notions capables de la leur faire reconnaître, mais voilà tout. Certainement l'étude de la botanique est on ne peut plus attachante; j'ai vu des gens se passionner pour cette science champêtre au point d'en oublier le boire et le manger. Chaque promenade dans la campagne, une simple excursion dans une forêt ou dans une prairie, devenait pour ces gens-là une source d'intérêt, une occasion d'études, une simple, mais réelle jouissance. Un brin d'herbe trouvé à propos leur faisait pousser des cris de triomphe. Ces enthousiastes étaient des botanistes vraiment passionnés; non-seulement ils connaissaient le langage spécial à cette partie scientifique, mais ils en savaient les genres, les familles, c'est-à-dire les diverses classifications; bien plus, ils connaissaient la vie intime de chaque plante, ils savaient comment elles naissent, par quel mécanisme elles se développent, de quelle manière elles remplissent leurs fonctions vitales et parcourent toutes les périodes de leur éphémère existence. Aussi, pour eux, les plantes étaient presque des amies; ils semblaient causer avec elles et les interroger en les examinant. — Si jamais vos goûts et vos loisirs vous poussent à l'étude de la botanique, vous comprendrez tous les plaisirs que l'on trouve dans cette étude; mais je vous en avertis bien vite, ce n'est pas moi qui vous y initierai. Nous ne dirons rien des genres, des familles, ni de la physiologie des plantes, car nous n'avons qu'un but ici : l'utilité. Que vous importe de savoir que la mauve est de la famille des malvacées, que l'ortie blanche est une labiée, et que le cresson de fontaine est de la grande série des crucifères? Ce qu'il vous faut, c'est savoir reconnaître la mauve, l'ortie blanche ou le cresson quand vous les rencontrerez dans la campagne. Ce qu'il vous faut surtout, c'est connaître toutes les qualités médicamenteuses de ces plantes et la manière d'en tirer profit.

En conséquence, nous élaguerons de notre botanique médicale tout ce qui n'atteindrait pas directement au but que nous venons d'énoncer. Point de classifications, point de minutieuses recherches, et, surtout, arrière les plantes inertes ou inutiles. Nous ne voulons parler que des plantes qui deviennent médicaments; je me trompe, nous parlerons des plantes dangereuses, mais pour en dénoncer les dangers.

Vous voyez que je ressemble un peu à mon Gascon, qui ne prit en réalité qu'un bout de sa ficelle, et vous verrez tout à l'heure que je tiens à lui ressembler davantage en prenant fil par fil, c'est-à-dire en suivant un plan qui nous permettra d'abréger, une méthode qui nous rendra aussi expéditif que possible.

VI

En effet, il y a bien longtemps que je l'ai dit, et, comme je ne suis pas le premier qui en ai parlé, je n'ai réclamé pour cela aucun brevet d'invention : le plan, la méthode, dans un travail, quel qu'il soit, non-seulement élucident les questions traitées, mais les simplifient et les abrégent.

Nos botanistes ont inventé des classifications, et nous les rejetons, non pas que nous les critiquions, mais parce qu'elles seraient pour nous à peu près inutiles. S'ils ont classé, rangé, c'était pour abréger, soyez-en bien sûrs. Or, comme il nous faut être bref et comme nous rejetons les classifications botaniques, il nous faudra adopter une classification qui nous soit toute spéciale pour le petit traité que nous présentons. La classification, en effet, est souvent la lumière qui manquait à la lanterne magique du singe dont a parlé Florian.

VII

Nous voulons étudier ici la botanique uniquement au point de vue médical. En conséquence, au lieu d'adopter des classifications génériques qui ne nous mèneraient à rien, nous grouperons ensemble les plantes qui ont à peu près les mêmes propriétés. C'est une marche peu employée jusqu'à présent, mais nos amis savent que nous ne reculons jamais ni devant la nouveauté ni devant les critiques. Il est un grand nombre de plantes qui, par la simple pression, mais surtout par la macération dans l'eau, ou mieux encore par l'ébullition, fournissent des principes mucilagineux, onctueux, adoucissants. Nous aurons une première classe dite plantes *adoucissantes*.

Par contre, il est des végétaux acides dont le contact et les sucs surtout font contracter tous les tissus animaux. Mâchez une feuille d'oseille, et la muqueuse buccale, resserrée sous l'influence de cette mastication, déterminera une salivation abondante. Vos dents saignent, mâchez des groseilles acides, et immédiatement le sang se trouvera

arrêté. Inutile de m'appesantir sur ces différents phénomènes; ce qui se passe dans la bouche se passe dans l'estomac, dans les intestins, a lieu même par l'application
des plantes en question sur l'une des surfaces extérieures
du corps. Or, tout à l'heure, nous parlions de plantes
onctueuses, adoucissantes, éminemment calmantes. La
classe des végétaux acides est composée de plantes douées
de qualités bien différentes : elles crispent, leur suc détermine des contractions plus ou moins avantageuses, et
nous les rangerons dans une autre catégorie que nous
appellerons plantes *astringentes*.

Que de fois, dans ce temps de débilitation et de fatigues,
celui qui veut guérir est contraint de rechercher des
moyens fortifiants! Oh! la pharmacie est riche en toniques : avec ses préparations ferrugineuses, ses extraits de
quinquina, ses amers de toute espèce, elle se croit puis-
sante et relève la tête d'une façon présomptueuse. Bien
souvent, cependant, tous les moyens pharmaceutiques glis-
sent sans succès et restent et inefficaces!

L'hygiène arrive alors avec toutes ses prescriptions
alimentaires : ses viandes rôties et bouillies, son vin vieux
et son exercice au grand air, son doux et bon sommeil
qui réconforte ou tout au moins console.

Mais, hélas! les prescriptions hygiéniques ne sont pas
toujours acceptées, et quelquefois ces prescriptions acceptées ne sont pas suffisamment efficaces. Il faut un
appui au petit enfant qui commence à marcher; il faut un
bâton au vieillard qui trébuche; il faut absolument des
béquilles au malheureux estropié. Cela veut dire qu'il
faut des fortifiants aux tempéraments affaiblis, et, à mon
avis, les meilleurs de tous les fortifiants sont les sucs
amers tirés de certaines plantes. C'est pourquoi nous ferons une classe spéciale des plantes *fortifiantes*.

Voilà les malades calmés ou fortifiés, munis même de plantes capables d'arrêter les hémorragies. Est-ce qu'il ne nous reste rien à désirer et à rechercher de plus? Oui, cent fois oui! Nous n'avons rien dit encore ni des nerfs ni des excrétions ou sécrétions humaines. Nous avons à rechercher les plantes narcotiques et spécialement *antinerveuses*, capables d'apaiser cette effervescence magnétique qui souvent met la pauvre nature humaine aux abois.

Les plantes *sudorifiques*, c'est-à-dire les plantes capables de hâter le travail de la transpiration.

Les plantes *diurétiques*, celles qui agissent spécialement sur la sécrétion urinaire.

Et enfin les plantes *purgatives*, qui hâtent ou stimulent les secrétions du tube digestif.

Ce n'est pas tout :

Il est des plantes douées de qualités spéciales; nous les diviserons en trois catégories :

Les *vermifuges*, c'est-à-dire toutes les plantes capables de tuer les vers qui naissent, croissent et se multiplient dans le grand appareil digestif.

Les *fébrifuges*, c'est-à-dire les plantes destinées à combattre les fièvres, de quelque nature qu'elles soient.

Enfin, sous le titre général de *plantes spéciales*, nous rangerons les différents végétaux plus particulièrement employés contre des maladies bien déterminées : maladies des yeux, diarrhées, hémorragies, plaies, dartres, maladie du cœur, maladie des bronches, scorbut, scrofules, etc., etc.

VIII

Vous le voyez bien, cher lecteur, en cherchant à vous donner quelques leçons de botanique, je vous initierai à la médecine; je le ferai succinctement, car nous n'avons pas de temps à perdre; mais je le ferai utilement, je l'espère, et ce sera là ma meilleure récompense.

En fait de médecine, nous resterons dans les limites que je me suis toujours tracées; vouloir vous apprendre la médecine tout entière serait se poser en moderne Atlas et prétendre soulever un monde entier lourd de mille et mille inconvénients.

Il y a longtemps que je l'ai écrit, chacun doit être *un peu* médecin; j'ai dit un peu et pas davantage. — Je ne veux enseigner qu'une sorte de médecine domestique et n'indiquer que les précautions à prendre pour attendre le médecin et suppléer momentanément à son absence.

En me faisant bien simple, bien petit, bien complaisant, à l'aide d'épisodes qui attirent la curiosité et captent l'attention, avec tout un attirail de comparaisons, de démonstrations et d'explications, je suis parvenu jusqu'ici à faire apprécier et le merveilleux mécanisme de l'existence, et les prescriptions de l'hygiène, et les conditions d'équilibre indispensables à notre santé.

J'ai dit quelques mots des causes nombreuses de nos maladies; — j'ai fait comprendre (je l'espère du moins) les effets incendiaires des concentrations vitales et des afflux sanguins, c'est-à-dire le développement, la marche et les dangers de toutes les maladies inflammatoires; — j'ai montré la tyrannie d'un système nerveux trop développé, trop électrique; j'ai par conséquent expliqué le principe de toutes nos névralgies; — j'ai analysé les effets désastreux d'un sang trop pauvre, d'une vitalité misérable, de la débilitation générale ou localisée. Enfin, en racontant les excrétions et sécrétions humaines, en présentant les organes secréteurs comme des espèces de trop-pleins fonctionnant toujours et ne devant jamais être bouchés, j'ai fait entrevoir l'obligation de leur venir en aide s'ils cessaient ou accéléraient trop leur travail. C'était démontrer par avance la nécessité des *calmants*, des *antinerveux*, des *fortifiants*, des *purgatifs*, des *sudorifiques*, etc.

Donc, en fait de médecine proprement dite, c'est-à-dire en fait de théorie médicale, d'explications physiologiques, nous n'en dirons pas davantage, et pour notre botanique nous serons aussi analytique que possible.

Plus de phrases; nous parlerons en quelque sorte par images et par abréviations. Ne vous en fâchez pas, c'est le seul moyen de faire passer par l'aiguille de notre volume le câble énorme de la science botanique. Il nous faudra de la patience, à vous comme à moi. Pour vous, de la bonne volonté; pour moi du courage. Courage donc, et commençons.

BOTANIQUE GÉNÉRALE

Il est évident que, pour reconnaître et distinguer les plantes, il faut avoir quelques notions préalables de la science botanique.

De quoi se compose une plante d'abord? Elle a une racine, une ou plusieurs tiges, des feuilles, des fleurs, et enfin des fruits. Eh bien, chacune de ces cinq parties doit être étudiée séparément, car chacune a des formes, des particularités et des classifications qui servent à distinguer telle plante de telle autre.

Racine.

Le but de la racine, chacun le sait très-bien, est non-seulement de fixer la plante dans la terre, mais de puiser dans le sol une bonne partie des éléments nécessaires à l'existence de la plante. Pourquoi arrose-t-on les parterres, pourquoi laboure-t-on et fume-t-on les champs, pourquoi certains jours de pluie font-ils tant de bien à toute la nature végétale? C'est que la terre nourrit les fleurs, c'est que d'un sol fécondé s'échappe une quantité de fluide qui entretient chez tous les végétaux l'existence et la force.

Or les racines ont des formes diverses, une structure et une consistance variables.

— Tantôt elles sont rondes, d'autres fois elles sont coniques; un bon nombre, offrant de distance en distance des renflements ovales et allongés, présentent la forme du fuseau, et alors on dit que les racines sont *arrondies*, *coniques* ou *fusiformes*.

— Si les renflements des branches de racines que l'on appelle fibrilles sont courts, brusques et ronds, on dit que la racine est *noueuse*.

— On la dit *fibreuse* si elle se trouve composée de filets minces et ténus.

— *Pivotante*, quand, semblable à la carotte et affectant une forme conique, elle s'enfonce perpendiculairement dans la terre.

— Si le cône est court, à large base et rappelle la forme d'une toupie, comme certaines raves et radis, on appelle la racine *napiforme*.

— Enfin on dit la racine *tubéreuse* quand son centre et ses ramifications se composent de renflements charnus et très-développés; nous en avons un exemple dans les racines du dahlia.

Maintenant, la racine peut être *simple*, c'est-à-dire n'avoir qu'un seul corps; *rameuse*, c'est-à-dire divisée en plusieurs branches: ces expressions n'ont besoin d'aucune explication.

La qualification de ligneuse et de charnue ne nécessite pas davantage grand commentaire : *ligneuse*, c'est-à-dire dure comme le bois ; *charnue*, c'est-à-dire molle et développée : le type en est la betterave.

L'oignon, formé d'écailles qui se recouvrent les unes les autres, fera comprendre fort bien ce que les botanistes appellent un bulbe et les caractères spéciaux des racines appelées *bulbeuses*.

Enfin la pomme de terre, gros tubercule qui se développe sur les fibrilles minces et multipliées d'une racine assez profonde, indique très-bien ce que l'on appelle racine *tuberculeuse*.

Ajoutons qu'il est des plantes vivaces, c'est-à-dire qui durent plusieurs années, des plantes qui périssent à chaque automne, et des plantes qui ne vivent que deux ans. De là les racines *vivaces*, *annuelles* et *bisanuelles*.

Tiges.

La tige, comme la racine, a reçu des qualifications multipliées dont je ne veux expliquer que les principales.

Inutile de dire, en effet, ce que l'on appelle une tige simple, aplatie, grimpante, rampante ou sarmenteuse, mais il me paraît important d'expliquer d'autres expressions.

Ainsi l'on dit qu'une tige est *volubile* quand elle grimpe et s'enroule autour de tous les supports qu'elle rencontre.

On la dit *stolonifère* quand elle rampe et prend racine de distance en distance, comme la tige des fraisiers, car les botanistes appellent *stolon* toutes les tiges qui rampent à terre.

Une tige *glabre* est une tige dépourvue de poil.

Si elle porte des poils et que ces poils soient courts, on la dit *pubescente*. Si les poils sont longs, la tige est *velue*.

Je laisse de côté les tiges cotonneuses, épineuses, aiguillonnées, parce que tout le monde comprend la valeur de ces épithètes.

Feuilles.

Ici, par exemple, nous ne pouvons nous contenter de signaler et d'expliquer les qualifications adoptées, il nous faut une petite digression préalable. Tout le monde ne sait point que les feuilles sont composées de parties différentes. Tout le monde cependant sait que la plupart des feuilles sont supportées par une petite tige, que l'on appelle vulgairement une queue ; or, en botanique, ce support s'appelle *pétiole*, et puis la carcasse de la feuille est produite par des prolongements que l'on appelle *nervures, veines* et *veinules*.

Autour des nervures, veines ou veinules, s'accumule une matière compacte, verte généralement, qui forme la feuille proprement dite, et que l'on appelle le *limbe*.

Eh bien, les caractères différentiels des feuilles, leurs diverses dénominations, proviennent de la disposition des feuilles sur la tige, de la disposition du pétiole et de la disposition du limbe.

1° Toutes les feuilles n'ont pas de pétioles ; celles qui en ont s'appellent *pétiolées*, et les autres *sessiles*.

— Si le pétiole s'implante à la face inférieure de la feuille proprement dite et représente ainsi une coupe ou un bouclier, on dit que la feuille est *pelletée*.

— On la dit *articulée* si le pétiole s'attache à la tige par une portion rétrécie, une espèce de petit bourrelet.

— On appelle *engainante* la feuille dont le pétiole embrasse la tige dans une portion de sa circonférence.

— *Perfoliées*, les feuilles qui enlacent si bien la circonférence de la tige, que celle-ci semble les traverser de part en part.

— *Caulinaires*, les feuilles sans pétiole et qui semblent appartenir à la tige.

— *Radicales*, les feuilles qui naissent tout près de la racine.

— *Florales*, enfin, celles qui accompagnent les fleurs.

2° Le limbe a des formes et des dispositions diverses ;

inutile d'expliquer, je pense, ce que l'on entend par des feuilles dentées, crénelées, sagittées, cordiformes, etc., etc.

On appelle feuilles *digitées* celles dont les folioles naissent en s'étalant du sommet d'un pétiole commun.

Feuilles *décomposées*, celles dont le pétiole principal porte des pétioles secondaires.

Surdécomposées, celles dont les pétioles de second ordre se divisent eux-mêmes en pétiolules.

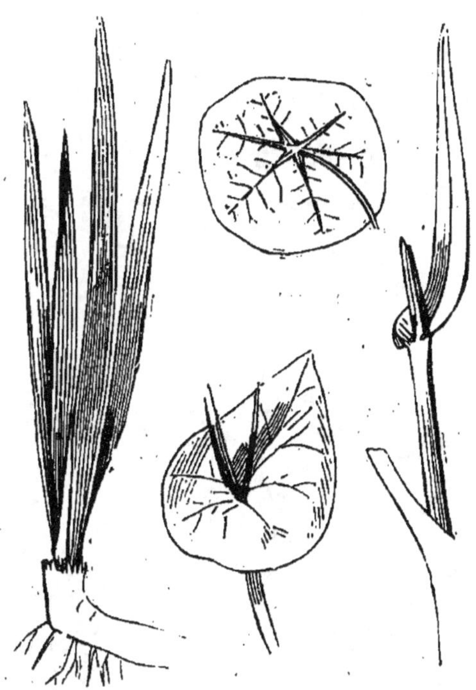

Feuilles radicales. — Feuille pelletée. — Feuille perfoliée. — Feuille engainante.

Pennées, celles dont les pétioles naissent à droite et à gauche d'un pétiole commun.

Laciniées, celles dont les incisions ou crénelures sont inégales et plus ou moins profondes.

Palmées, celles qui s'échappent en rayonnant du sommet de leur pétiole.

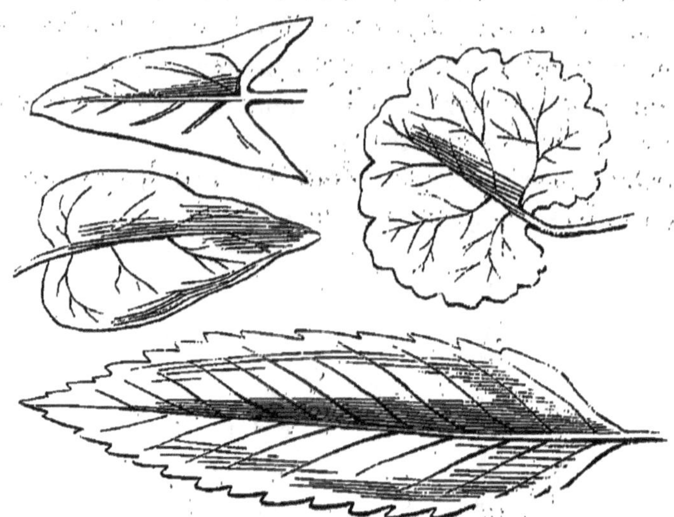

Feuille dentée. — Feuille cordiforme. — Feuille sagittée. — Feuille crénelée.

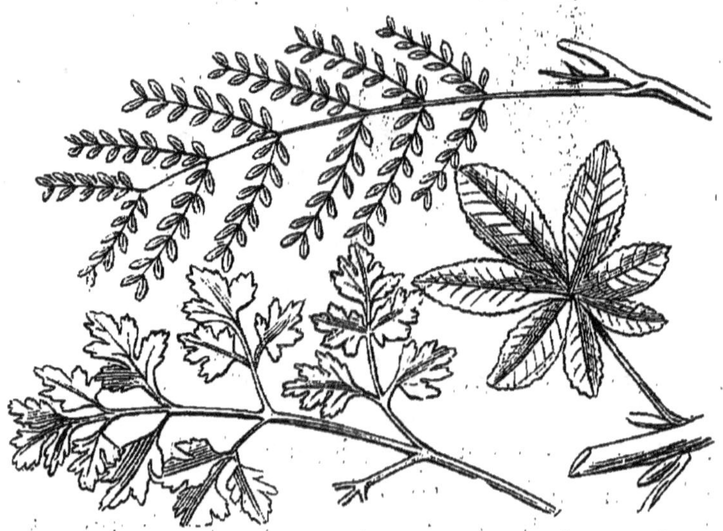

Feuille digitée. — Feuille décomposée. — Feuille surdécomposée.

Quant à la composition des feuilles, elles sont dites *simples*, lorsque le pétiole se répand dans un seul et même limbe.

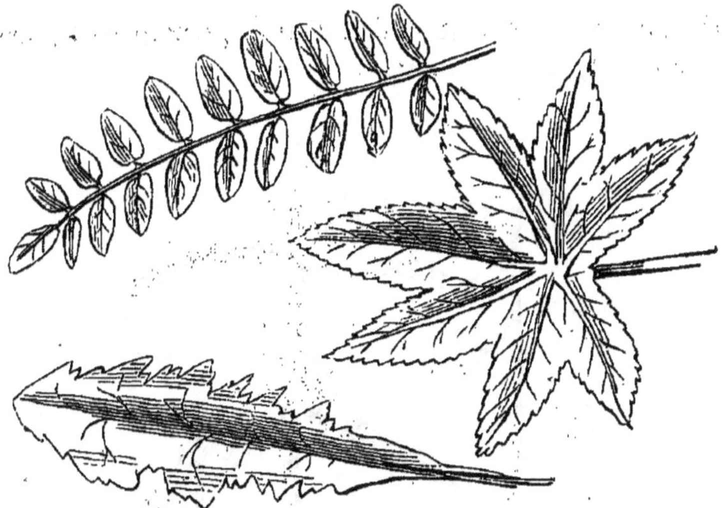

Feuille pennée. — Feuille palmée. — Feuille laciniée.

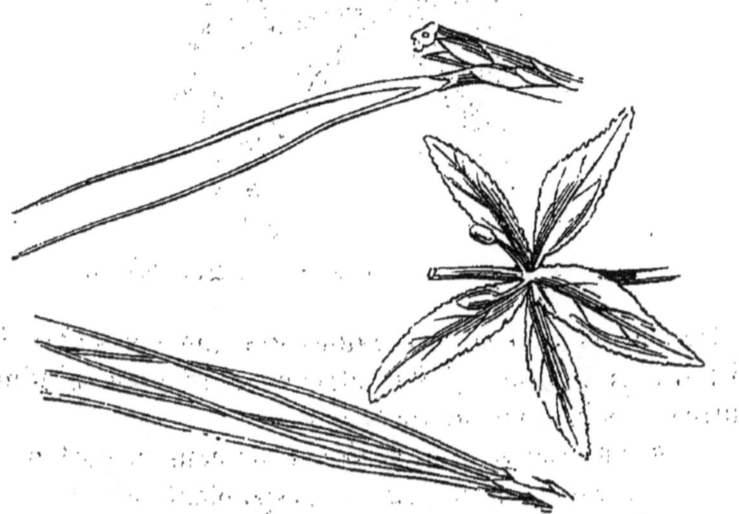

Feuille géminée.— Feuilles verticillées. — Feuilles fasciculées.

Composées, au contraire, quand les irradiations du pétiole vont se répandre et se terminer dans plusieurs limbes différents.

Décomposées, enfin, quand un pétiole principal supporte plusieurs pétioles secondaires.

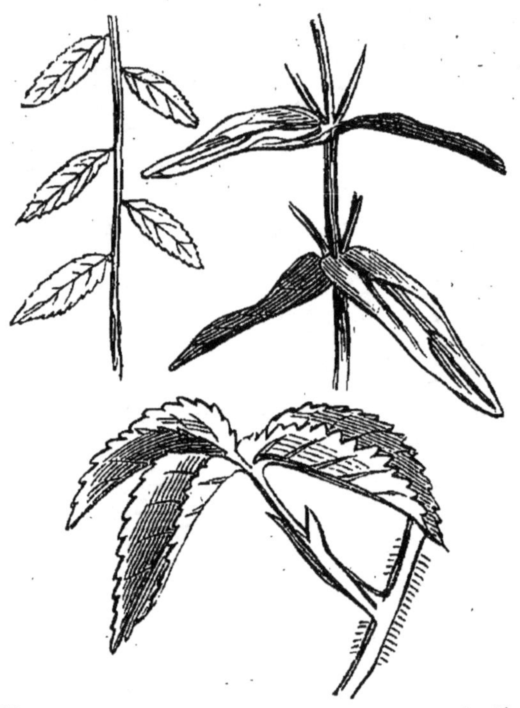

Feuilles alternes.— Feuilles opposées.— Feuilles stipulées.

On appelle *alternes* les feuilles qui naissent seules de distance en distance et alternativement d'un côté et d'un autre des points noueux de la tige.

— Si elles naissent à la même hauteur et partent à droite et à gauche d'un point correspondant de la tige, on les appelle *opposées*.

Géminées, quand elles naissent deux par deux.

Verticillées, quand plusieurs feuilles, naissant tout autour de la tige, semblent y former une espèce de couronne.

Fasciculées, quand elles naissent en grand nombre d'un même point.

Stipulées, enfin, quand elles sont garnies de stipules.

Tout le monde, en effet, a pu remarquer les petites membranes souvent placées à la base des feuilles que l'on prendrait volontiers pour des feuilles avortées. Ces membranes s'appellent *stipules*. Il est facile de les apercevoir dans une branche de rosier.

Quant aux *griffes*, *vrilles*, ou *épines*, il me suffit de les mentionner : chacun en a bien certainement vu aux ronces, à la vigne et à ces arbres que l'on nomme acacias.

Fleurs.

Il y a bien des petits organes dans la moindre des fleurs qui décorent nos prairies. Les gens du monde ont besoin de renseignements là-dessus. Ils prennent comme faisant partie essentielle de la fleur et son enveloppe et ses organes reproducteurs. Eh bien, il y a cinq choses qu'il ne faut pas confondre, et qui, toutes, ont reçu des dénominations différentes.

En partant de l'extérieur pour arriver à l'intérieur, les premières feuilles que l'on aperçoit sont ordinairement vertes et peu nombreuses, c'est ce que l'on appelle le *calice*.

Viennent ensuite des feuilles plus ou moins abondantes et diversement colorées : c'est la *corolle*.

Au centre de la corolle on aperçoit des petits points jaunes reposant sur de minces filets : ce sont les *étamines*.

2

Au milieu de ces étamines apparaît souvent la tête du
pistil ou plutôt du style, espèce de conduit qui mène à
une boîte pleine de graines diversement rangées. Cette
boîte n'est autre chose que l'*ovaire*, le fruit ; or nous comprenons toutes les graines sous la dénomination générale
de *fruit*.

Ainsi, pour bien étudier une fleur, il faut en axaminer
séparément : 1° le calice, 2° la corolle, 3° les étamines,
4° les pistils, 5° les fruits.

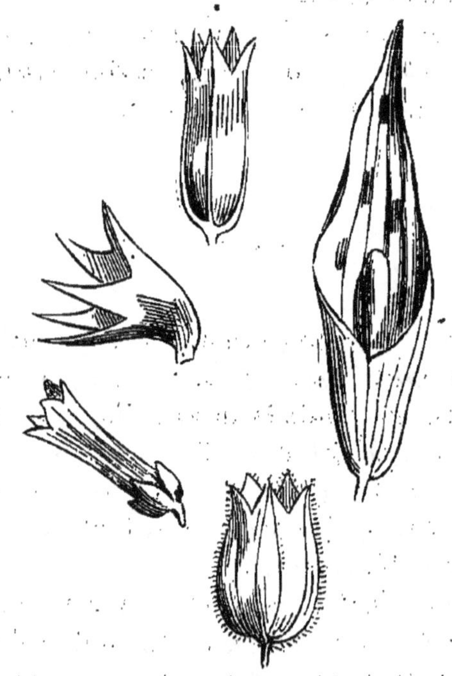

Calice monosépale.— Calice tubuleux.— Calice irrégulier.— Calice denté.—
Calice vésiculeux.

1° Les petites feuilles qui composent le calice sont appelées des *sépales*. De là les expressions que tout le monde

comprendra : *monosépales, polysépales ;* les calices *réguliers, irréguliers, dentés,* n'ont pas besoin d'explications.

Si le calice est allongé, on le nomme *tubuleux.*

Vésiculeux, s'il est enflé comme une petite vessie.

Turbiné, s'il a formé d'une toupie.

Non-seulement le calice embrasse la corolle ou plutôt la base de la corolle, mais il entoure ordinairement la boîte à graine que nous avons appelée ovaire. En conséquence, on l'appelle *adhérent* quand il est accolé en tout ou en partie avec l'ovaire ; *libre,* au contraire, s'il n'y adhère pas.

S'il est attaché au-dessous de l'ovaire, on le dit *infère;*

Et *supère,* s'il est attaché au-dessus.

Quant aux mots caduc ou persistant, ils sont assez compréhensibles.

2° Les petites feuilles qui composent la corolle n'ont plus de sépales, mais des *pétales.* C'est une distinction bien importante à retenir afin de comprendre les descriptions rapides, succinctes, que nécessitera notre botanique médicale : sépales pour le calice, *pétales* pour la corolle.

De là les corolles *monopétales, polypétales, régulières, irrégulières* et *tubuleuses ;* mais de plus nous avons les corolles *campanulées,* c'est-à-dire qui s'évasent de façon à représenter une cloche ; *infundibuliformes* et *hippocratériformes,* celles dont le tube est très-allongé, puis qui s'étalent tout à coup en rayonnant : le jasmin en est un exemple. Je ne sais en vérité pourquoi le pauvre Hippocrate est fourré là dedans. Énonçons vite les autres dénominations.

— On appelle *urcéolée* la corolle dont la base est renflée et le sommet notablement rétréci.

— *Rotacée,* la corolle dont les pétales représentent assez bien les rayons d'une roue.

— *Rosacée*, composée de cinq pétales munis d'un onglet court disposé en rosace.

— *Caryophyllée*, corolle à cinq pétales aussi, mais dont les onglets sont fort longs et contenus dans un calice tubuleux et monosépale.

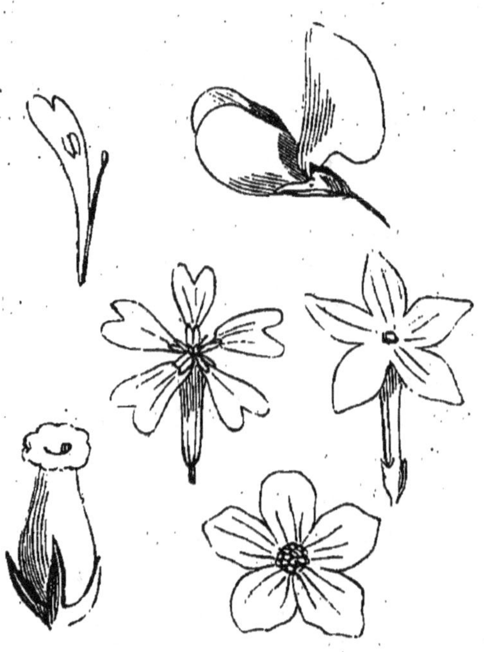

Pétale.— Corolle papillonacée.— Corolle caryophyllée.— Corolle hippocratériforme. — Corolle urcéolée. — Corolle rotacée.

— *Cruciforme*, quatre pétales s'étalant en forme de croix.

—*Papillonacée*, forme qui rappelle un peu celle du papillon et que nous ne pouvons mieux indiquer qu'en invitant nos lecteurs à examiner les fleurs de pois, de haricots, en un mot les fleurs de plantes dites légumineuses.

On appelle *personnées* les corolles qui représentent, bien grossièrement, sans doute, la gueule béante d'un animal : la gueule-de-lion, la gueule-de-loup.

3° Les étamines, avons-nous dit, sont des petits sacs jaunes supportés par des ligaments plus ou moins déliés. Le sac s'appelle *anthère* ; le filament s'appelle *filet*. Ordinairement multiples, les étamines reçoivent des dénominations un peu scientifiques, mais que nous tenons à bien faire comprendre, car elles mettront dans la tête des termes

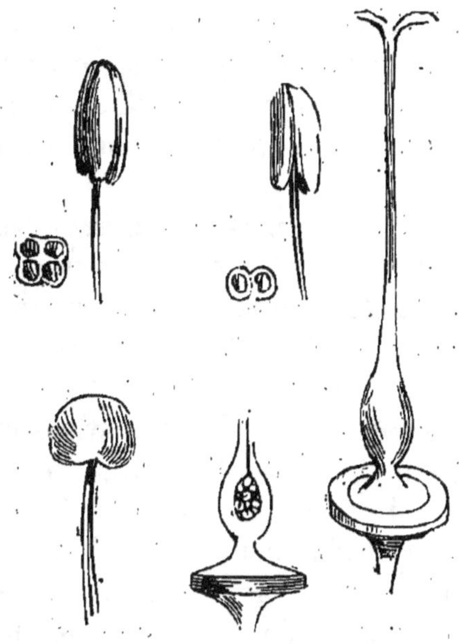

Pistil. — Ovaire. — Style. — Anthère.

essentiels à connaître pour distinguer et savoir classer les végétaux.

— Les étamines sont *didynames* quand elles sont au nombre de quatre, deux grandes et deux petites.

2.

— *Tétradynames*, quand il y en a six, dont quatre sont plus grandes que les deux autres.

Monadelphes, quand tous les filets collés ensemble ne forment qu'un tube, qu'un faisceau. *Diadelphes*, si le soudage des filets forme deux tubes, et *polyadelphes* s'il en forme plusieurs.

— Parfois les étamines se soudent avec le style : on les appelle *gynandres*.

Quand les anthères, et non pas seulement les filets, se trouvent soudés ensemble, les étamines sont *synanthères*.

Enfin, suivant leur insertion relativement à l'ovaire, on dit que les étamines sont *hypogynes*, quand elles se trouvent sous l'ovaire; *périgynes*, quand elles sont insérées autour de l'ovaire, et *épigynes*, quand elles sont plantées par-dessus.

4° Le style est une espèce de canal de très-variable dimension placé au-dessus de l'ovaire. Il est quelquefois seul, quelquefois multiple. Inutile d'expliquer ce que l'on appelle un style terminal ou latéral, caduc ou persistant. Mais tout le monde ne pourrait comprendre la dénomination de style *basilaire* ou *accrescent*. Le style basilaire est celui qui naît à la partie inférieure de l'ovaire, et le style accrescent est celui qui non-seulement persiste, mais prend du développement quand la fleur est tombée.

5° Nous voilà arrivé aux graines, à l'ovaire, au fruit. L'ovaire est une espèce de boîte tantôt unique, tantôt partagée en plusieurs compartiments, et de là la dénomination d'*uni*, *bi* ou *pluriloculaire*. Chacun de ces compartiments peut renfermer une ou plusieurs graines que l'on appelle des ovules, et de là l'autre dénomination d'*uni*, *bi* ou *pluriovulaire*.

L'ovaire est au bas de la corolle, la plupart du temps entouré par le calice ; s'il n'est point accolé à ce calice, on l'appelle *libre*, et *adhérent* dans le cas contraire.

On le nomme *pariétal* quand il n'est attaché que par sa portion inférieure à l'enveloppe calicinale.

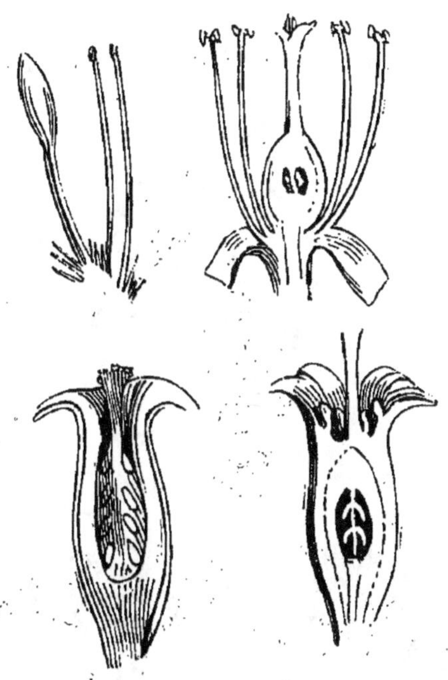

Ovaire uniloculaire. — Ovaire biloculaire. — Ovaire pluriloculaire.

Quelquefois le calice est tellement adhérent, qu'il semble ne partir que du sommet de l'ovaire; on dit alors l'ovaire *infère*; — *supère* dans le cas opposé.

Enfin, l'ovaire peut être supporté comme la feuille, comme la fleur, par un pétiole ou stipe qui lui est particulier, qui lui est propre. On l'intitule dans ce cas ovaire *stipité*.

Inflorescence.

C'est par là que nous allons terminer notre botanique générale, car nous n'avons rien d'important à dire des fruits.

On appelle inflorescence l'arrangement des fleurs sur la

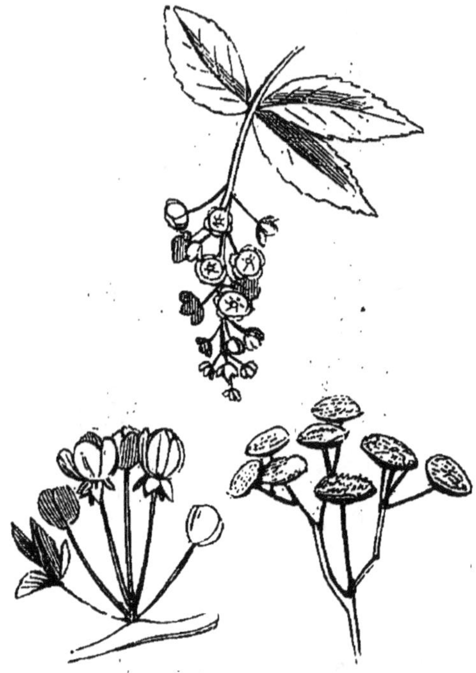

Grappes. — Corymbe. — Ombelles.

tige et les groupes variés que forment ces fleurs entre elles.

Tantôt les fleurs sont en *grappes*, tantôt elles sont en *corymbe*, c'est-à-dire que, portées par des pédoncules qui partent de points différents, toutes ces fleurs atteignent le même niveau.

Tantôt elles sont disposées en *ombelles*, c'est-à-dire que les pédoncules, tous à peu près égaux entre eux, s'élèvent

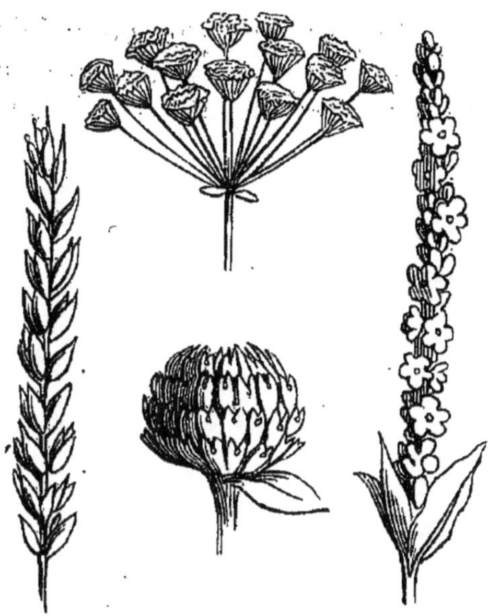

Ombelle composée. — Épis. — Capitules.

en s'étalant et supportent les fleurs toutes sur le même plan.

Tantôt en *ombelles composées*, c'est-à-dire que chaque petite ombelle se divise en petites ombellules.

Tantôt en *épis*.

Tantôt en *capitules*, c'est-à-dire disposées en tête globuleuse sur un réceptacle commun.

Dans l'efflorescence que l'on nomme *panicule*, l'axe qui porte les pédoncules secondaires les porte d'autant plus courts, qu'ils sont plus supérieurs : il en résulte une espèce de pain de sucre.

Les panicules dont les pédoncules de la partie moyenne

sont les plus grands s'appellent un *thyrse*, l'ensemble des fleurs représente assez bien un fuseau ; le lilas en est un exemple.

J'ai fini ; je ne crois pas qu'il soit essentiel de rien chercher de plus dans la botanique générale. Je m'empresse de quitter les généralités pour en arriver aux renseignements spéciaux.

BOTANIQUE MÉDICALE

Nous voilà sur notre terrain.

Nous l'avons annoncé dans nos préliminaires, ce livre de botanique médicale sera un livre rempli d'images et d'arides descriptions.

Que cela ne vous effraye pas, bien chers lecteurs ; nous donnerons beaucoup de gravures, parce que nous en avons reconnu l'importance. Mais, autour de toutes ces gravures, au-dessus, au-dessous ou à côté, nous tâcherons de grouper quelques utiles renseignements.

Je vous ai déjà dit mon plan. Nous allons étudier fleur par fleur, ou plutôt plante par plante, en les rangeant par série, suivant la classification nouvelle que j'ai énoncée, et que j'ai adoptée par une raison dont vous allez saisir toute l'importance.

Qu'importe à l'homme bienfaisant et intelligent, qui ne veut point faire le botaniste transcendant, mais qui ne désire que deux choses : reconnaître une plante utile en médecine, et savoir tirer de cette plante tous les services médicamenteux qu'elle peut rendre ; que lui importe, dis-je, de savoir que la plante en question est de la famille des *labiées*, des *renonculacées* ou des *papillonacées*? Ce qu'il cherche, ce qu'il demande, ce qui doit lui servir, c'est la connaissance de toutes les qualités médicamenteuses de telle herbe, de telle fleur, de tel arbre ou de tel arbrisseau.

Or, par notre classification, nous indiquons du premier coup les propriétés médicales des plantes que nous passons en revue.

Si elles sont dans la série des *plantes adoucissantes*, c'est qu'elles contiennent un suc mucilagineux, rafraîchissant, efficace contre les ardeurs vitales et toutes menaces d'inflammation.

Si elles se trouvent dans la série des *plantes fortifiantes*, cela veut dire qu'elles ont des sucs capables de réveiller la vitalité endormie, de relever les forces abattues.

Ainsi des *plantes resserrantes* ou *astringentes*,—des *plantes antinerveuses, sudorifiques, fébrifuges*, etc., etc.

La classification de la plante vous indiquant, au premier abord, ses principales vertus, il ne reste plus qu'à étudier la manière d'en tirer profit et soulagement, c'est-à-dire qu'il faut apprendre, pour me servir d'une locution bien vulgaire, la manière de s'en servir.

Nous aurons soin de donner là-dessus toutes les indications nécessaires.

Non-seulement nous rangerons toutes nos plantes par catégories, mais, dans chaque série, chaque plante, ayant son petit chapitre à part, sera placée d'après sa lettre alphabétique. Cet ordre, cette précaution, facilitera les recherches et permettra à notre volume de répondre plus promptement à tous ceux qui voudront bien l'interroger.

Enfin, comme il nous faut de l'analyse, de la méthode, le petit chapitre consacré à chaque plante sera partagé lui-même en trois subdivisions :

Article premier, *caractères botaniques* de la plante, c'est-à-dire moyen de la reconnaître, signalement ;

Article deuxième, *utilité* de la plante ;

Article troisième, *application* ou moyen d'en tirer parti.

PLANTES ADOUCISSANTES

ACANTHE. On appelle encore l'acanthe *inerme* et *branche-ursine*.

CARACTÈRES BOTANIQUES. — L'acanthe est facilement reconnaissable à ses fleurs blanches ou roses disposées en épi droit et compacte, que l'on trouve le plus souvent le long des sentiers ou dans les terrains agrestes et rocailleux.

On en voit quelquefois atteindre la hauteur d'un mètre; mais le plus souvent elle ne dépasse pas soixante centimètres.

La *tige* est fort droite et toujours simple, légèrement poilue, c'est-à-dire pubescente.

Les *feuilles* partent du sol, c'est-à-dire qu'elles sont radicales, très-grandes, très-larges, découpées par angle; nous en donnons ici un échantillon.

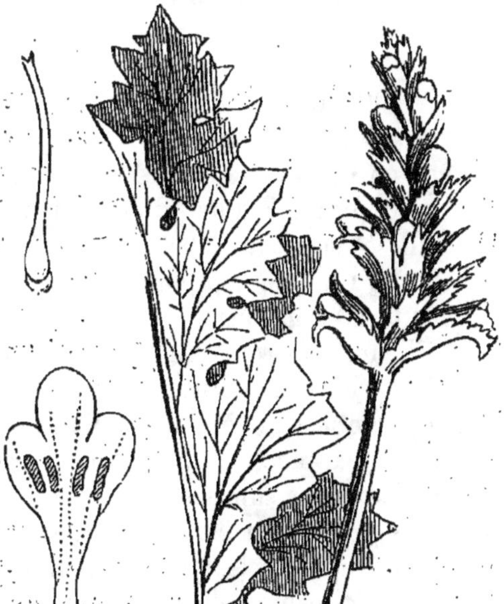

ACANTHE.
Pistil. — Fleurs. — Feuilles. — Épi floral.

Les *fleurs*, nous l'avons déjà dit, et notre gravure le démontre, sont disposées en épis. Chaque fleur est munie d'une bractée ou petite feuille épineuse (voyez encore). Calice à quatre divisions, dont deux latérales, une supérieure, l'autre inférieure. Corolle présentant un tube court et s'allongeant en une seule lèvre trilobée. Quatre étamines, un style très-haut.

Enfin la *racine* est brune, compacte et garnie d'un chevelu très-mince et très-vivace.

Utilité. — Bonne pour lotions, cataplasmes, lavements ou fomentations.

Application. — Les feuilles renfermant plus de mucilage quand elles sont fraîches, il faut préférer les vertes aux sèches.

On en met une poignée dans environ un litre d'eau ; on place sur le feu, on laisse bouillir au moins une demi-heure, et l'on obtient ainsi une décoction adoucissante.

ALLELUIA. — (Surelle, oxalide, pain de coucou.)

Caractères botaniques. — Qui ne connaît cette fausse oseille que l'on trouve le long des haies, et spécialement dans tous les lieux ombragés? Plus d'un enfant, quand il la rencontre, la cueille et la croque à belles dents. Elle est si commune, que nous avons cru inutile d'en donner une figure. On la trouve presque dans tous les gazons.

Elle forme gazon. En effet, point de tige.

Les *feuilles* naissent de la racine, et sont longuement pétiolées, trifoliées, légèrement pubescentes en dessous, ce qui fait qu'elles paraissent beaucoup plus pâles à la surface inférieure qu'à la surface supérieure.

Les *fleurs* sont blanches, et se montrent une à une sur des hampes aussi élevées que les pétioles des feuilles. Le calice est très-court, campanulé ; la corolle est campanulée aussi, mais beaucoup plus longue. Cinq pétales, dix étamines, cinq longues et cinq courtes, toutes réunies par leur base. Un ovaire surmonté de cinq styles.

La *racine* est souterraine, rampante, offrant de distance en distance des renflements auxquels s'attachent des fibres longues et résistantes.

Utilité. — Plante très-rafraîchissante et dépurative, hâtant la suppuration des abcès froids tout en calmant les douleurs.

Application. — Ou bien on emploie l'alleluia à l'intérieur, et alors on en fait une tisane en en faisant bouillir une poignée dans un litre d'eau, ou en en mettant une grosse pincée dans le vulgaire bouillon aux herbes.

Il est encore un moyen plus facile et plus commode, fort en usage dans certains cas. On mange la jeune feuille d'alleluia en salade, ce qui réussit assez bien dans les cas des scrofules douteux qui tiennent du scorbut.

Ou bien on fait de cette plante des cataplasmes comme on fait des cataplasmes d'oseille, en en faisant cuire les feuilles de façon à les réduire en bouillie.

AVOINE. — Je ne décrirai point l'avoine, tout le monde la connaît et la reconnaîtra partout.

Utilité. — L'avoine donne moyen de préparer des tisanes adoucissantes et en même temps légèrement nutritives. — On en peut faire des cataplasmes adoucissants et un peu résolutifs ; des topiques contre les douleurs de reins ; enfin sa menue paille sert à préparer des oreillers et des coussins précieux.

Application. — C'est avec le gruau de l'avoine, c'est-à-dire avec les grains d'avoine dépouillés de leur pellicule, que l'on prépare des tisanes douces et souvent excellentes pour les enfants. On en met cuire dans un vase à la dose de deux cuillerées pour un litre ; on laisse bouillir, on passe, on sucre et l'on sert aux malades à discrétion.

C'est avec la farine d'avoine que l'on prépare les cataplasmes, et cela comme tous les cataplasmes possibles ; seulement il faut avoir soin de faire bouillir la pâte assez longtemps, afin que la farine décomposée puisse fournir son mucilage, son sucre et son gluten.

Pour les topiques, on prend l'avoine entière, on la fait chauffer avec du vinaigre dans une poêle à frire, on la laisse rissoler un peu, on la verse sur une toile dont on l'entoure, et on applique le tout sur les douleurs, en exhortant le patient à le supporter le plus chaud possible.

Quant aux coussins et oreillers de paille d'avoine, j'en ai suffisamment parlé dans l'*Art de soigner les malades* et dans la *Médecine des accidents*.

BETTERAVE. — On l'appelle aussi *bette, bette blanche, poirée* surtout. — Encore une plante, on le comprend, qui n'a pas besoin de *description botanique*, mais dont il nous faut mentionner l'utilité.

Utilité. — Les feuilles de betterave ou de poirée sont bonnes pour les pansements des exutoires et de toutes les plaies extérieures. — On en peut retirer encore des tisanes et des lavements rafraîchissants.

Application. — Pour ce qui est des pansements, nous l'avons longuement expliqué à l'article Vésicatoire dans l'*Art de soigner les malades*. Pour les tisanes, on fait légèrement bouillir les feuilles de betteraves. Pour les lavements, il faut les faire bouillir plus longtemps; et ces deux genres de décoction peuvent rendre service.

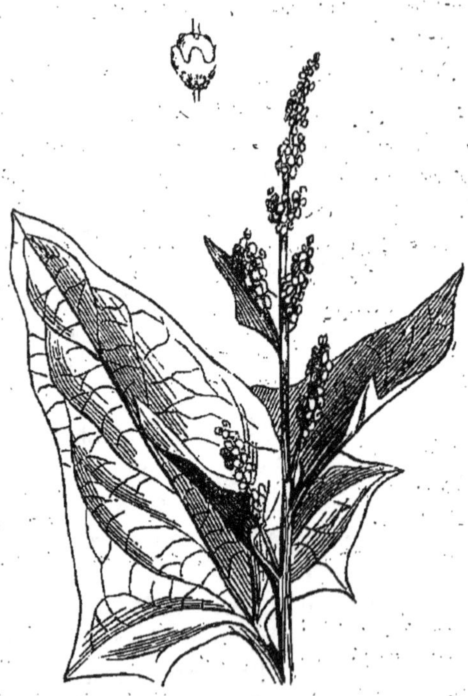

BON-HENRI.
Feuilles. — Tige. — Épi floral. — Petite fleur séparée.

BON-HENRI. — Le bon-Henri a bien d'autres noms : *toute-bonne* d'abord, puis *ansérine, épinard sauvage.* Le fait est qu'il ressemble beaucoup à l'épinard.

Caractères botaniques. — Voyez-le

avec sa *tige* droite; touchez, vous sentirez qu'elle est glabre, lisse, assez dodue.

Ses *feuilles* sont en fer de lance; elles sont pétiolées, alternes et ondulées; elles aussi sont moins foncées en dessous qu'en dessus.

Les *fleurs*, qui ressemblent beaucoup à celles de l'oseille, sont vertes, petites, disposées en épis; ces épis sont enlacés de petites feuilles ou bractées, comme le représente notre gravure.

. UTILITÉ. — Adoucissant, recommandé en cataplasme comme un remède contre la goutte.

PRÉPARATION. — Les cataplasmes de bon-Henri se préparent comme les cataplasmes de feuilles de betterave, dont il est parlé plus haut. Quant à leur efficacité contre la goutte, elle est au moins problématique.

BOUILLON-BLANC.

— On l'appelle encore *molène, herbe bonhomme, herbe de Saint-Fiacre.*

CARACTÈRES BOTANIQUES. — La *tige* est simple, svelte, toujours droite, assez épaisse et couverte d'un duvet cotonneux.

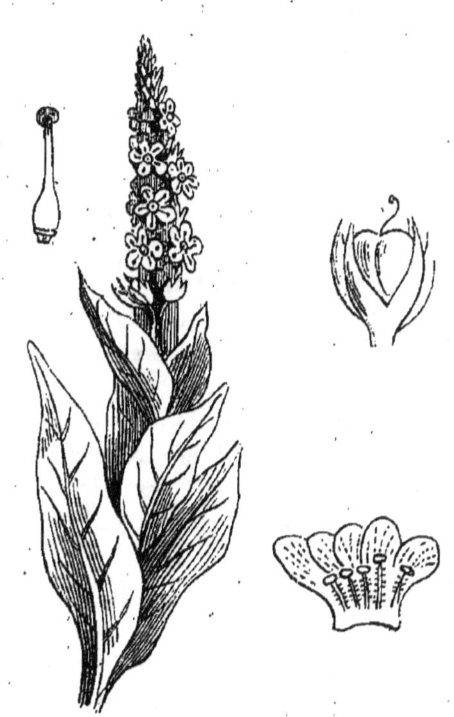

BOUILLON BLANC.

Style et son stygmate. — Feuille. — Épi floral. — Fleur ouverte montrant les étamines. — Ovaire montrant sa capsule ovoïde.

Les *feuilles* sont sessiles, grandes, longues, presque ovales, blanchâtres, comme veloutées.

Les *fleurs* sont jaunes, et, comme on peut le voir, elles forment un charmant épi terminal, épi que l'on rencontre si souvent dans les champs, dans les prairies, sur le bord des chemins. Le calice est à cinq divisions assez profondes, cinq étamines inégales, style élevant son stigmate au dessus des étamines ; ovaire ovoïde, bivalve, et partagé en deux loges.

Quant à la *racine*, elle est pivotante, compacte ; on n'en tire aucun parti.

Utilité. — Il est peu de mères de famille, peu de personnes qui s'occupent de soigner et de soulager les malades, qui ne connaissent les propriétés adoucissantes et du bouillon-blanc et de la bourrache, dont nous allons dire quelques mots, après en avoir fini avec celle qui nous occupe maintenant. — Tisanes excellentes pour les irritations de poitrine, pour les rhumes, pour les inflammations de gorge. Cataplasmes spécialement efficaces contre les hémorroïdes agaçantes, irritées. — Topique promptement bienfaisant contre les ulcères légers de la peau.

Application. — Pour faire la tisane de bouillon-blanc, on fait bouillir un litre d'eau ; quand l'eau est en ébullition, on la retire du feu, et on y projette deux grosses pincées de fleurs et feuilles de la plante.

Nous avons dit que les feuilles et les tiges étaient cotonneuses, et, afin de retirer de l'infusion obtenue les portions cotonneuses qui la remplissent, il faut, avant de faire boire cette tisane, avoir bien soin de la passer à travers un linge ou une passoire fine.

Le cataplasme contre les hémorroïdes se prépare en faisant bouillir des feuilles de bouillon-blanc dans du lait.

Enfin, c'est en écrasant les feuilles toutes fraîches et en les appliquant sur les ulcères vésiculeux de la peau que l'on obtient les bons résultats du topique, dit cataplasme de bouillon-blanc.

La tisane de bouillon-blanc est un vrai remède de famille, un médicament à bon marché. Elle a d'abord une qualité bien rare : c'est qu'elle coûte très-peu d'argent, et ce n'est pas seulement à cause de son bon marché, c'est qu'elle a une réputation tout à fait populaire.

Le bouillon-blanc est le remède le plus employé par les malades pauvres. Avis aux gens économes.

BOURRACHE.—Il est peu de commères qui ne vantent à grand renfort de paroles les vertus adoucissantes de la bourrache ; mais, comme tout le monde ne saurait la reconnaître, et, partant, la récolter, il faut bien la montrer et la décrire.

CARACTÈRES BOTANIQUES. — *Tige* herbacée, cylindrique, poilue, souvent rameuse. — *Feuilles* velues, alternes, les unes grandes, étalées, les autres rétrécies en un long pétiole. — *Fleurs* bleues perchées sur un long pédoncule et disposées comme il est montré dans la gravure. On le voit, divisée et monosépale, la corolle à cinq divisions, est rotacée : le calice, quoique largement divisé, est monosépale ; les étamines, rapprochées, forment une espèce de cône ; l'ovaire est triple.

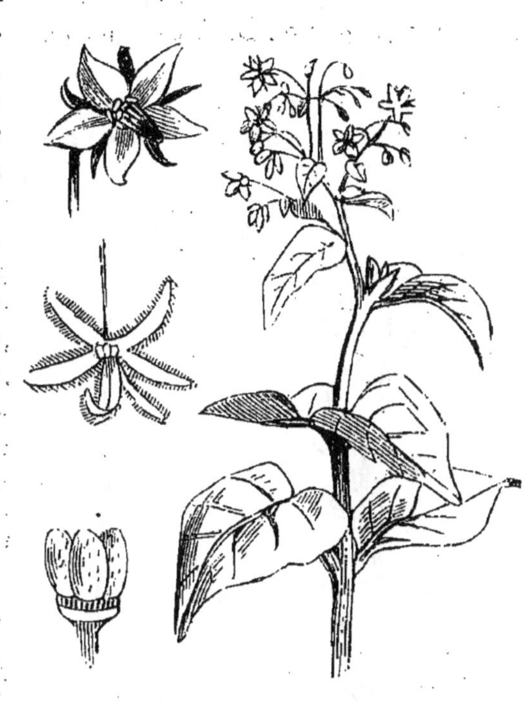

BOURRACHE.

Fleur entière. — Calice et pétiole. — Style dégarni des étamines. — Ovaire. — Branche de bourrache.

UTILITÉ. — L'utilité de la bourrache est connue de tout le monde. La tisane préparée avec cette plante est excellente dans toutes les maladies inflammatoires. On se sert des fleurs et des feuilles ; les unes et les autres ont à peu près la même vertu, mais elles sont d'une application différente.

APPLICATION. — Les fleurs servent à préparer une infusion, c'est-à-dire que, dans un demi-litre d'eau environ, arrivée au degré d'ébullition, on jette une pincée de fleurs de bourrache ; on laisse infuser pendant quelques minutes, on passe, et l'on sucre; c'est absolument identique à la vulgaire préparation du thé.

Quant aux feuilles, et je dirai même à la tige, à la plante tout entière, on en fait une très-adoucissante décoction en mettant bouillir trois ou quatre de ses rameaux, c'est-à-dire dix à quinze grammes dans environ un litre d'eau commune.

BUGLOSSE. — Pas d'autre nom, la circonstance est à noter.

CARACTÈRES BOTANIQUES. — Grande analogie avec la fleur précédente. — *Tige* herbacée cylindrique, couverte de poils. — *Feuilles* alternes et très-aiguës. — *Fleurs* bleues disposées en épis et tombant les unes sur les autres. Le calice a cinq divisions comme dans la bourrache; mais, au lieu d'être étalé, il est dressé et s'accole en quelque sorte à la corolle, c'est-à-dire à la fleur proprement dite; cette corolle, qui a cinq divisions très-obtuses, est hypocratériforme.

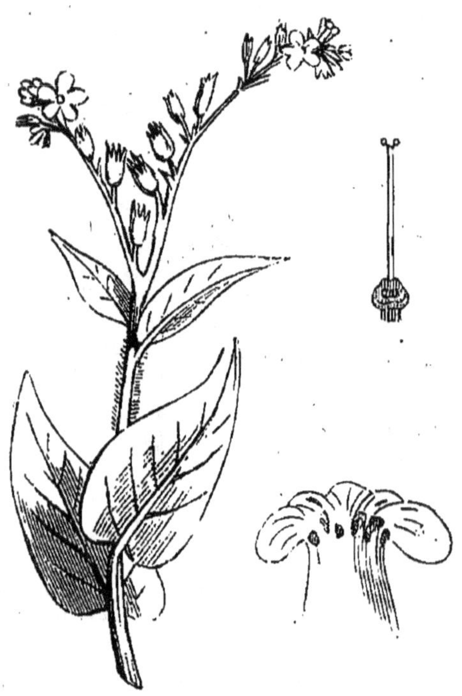

BUGLOSSE.

Rameau de la plante entière. — Ovaire et style. — Fleur détachée.

UTILITÉ. — Bonne contre toutes les maladies inflammatoires, et spécialement contre les maladies du cœur.

APPLICATION. — Récoltez la buglosse pendant qu'elle est encore fraîche, pilez le tout dans un mortier, tordez le tout dans un gros linge, exprimez-en le suc dans un verre à boire, de façon à en avoir quatre à cinq cuillerées, sucrez raisonnablement et faites prendre le soir, trois heures après le dernier repas.

CAPILLAIRE. — Le capillaire s'appelle encore *adianthe, cheveux de Vénus.*

CARACTÈRES BOTANIQUES.—C'est une fougère que le capillaire, sans fleurs, sans tige même ; car l'organe qui supporte ses feuilles n'est qu'un pétiole plus ou moins divisé. Sa *racine* est une souche, longue à peu près comme le doigt, pas plus grosse qu'un tuyau de plume, garnie à sa partie inférieure de radicules délayées, et donnant naissance à la partie supérieure au pétiole dont nous venons de faire mention. Ce pétiole est ténu, lisse, à peu près solitaire dans la moitié de sa longueur, mais garni de folioles nombreuses à la partie

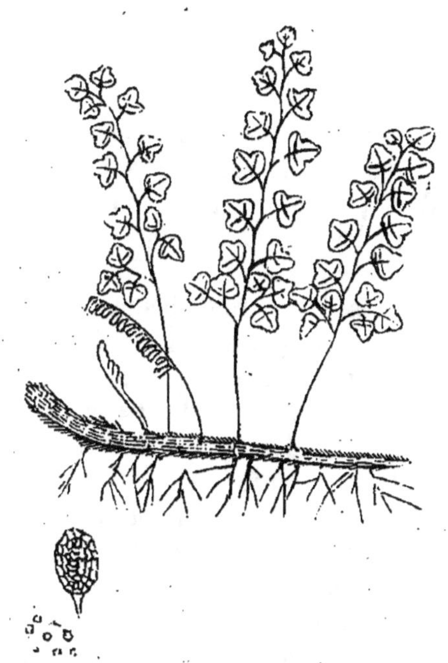

CAPILLAIRE.

Rameau. — Tige. — Racine. — Feuilles et fruits.

supérieure. Ces folioles sont glabres, alternes, lobées et parfaitement reconnaissables.

Ce qu'il y a de plus remarquable dans le capillaire, ce sont ses graines, sa fructification. Il arrive, en effet, que les folioles s'enroulent, et dans leurs replis s'accumulent une foule de petits grains ; notre figure en donne l'exemple.

UTILITÉ. — Très-bon dans toutes les irritations ou inflammations pectorales, c'est-à-dire ordinairement efficace dans les maladies concentrées vers la poitrine. Qui ne connaît l'usage du sirop de capillaire dans les rhumes ou dans les irritations de gosier ?

Application. — Le capillaire étant une fougère, il faut, pour en tirer tous les sucs adoucissants, non pas seulement faire infuser la plante, mais la faire bouillir pendant assez longtemps. On en met une poignée dans un litre d'eau, on laisse bouillir dix à quinze minutes, on décante et l'on sucre. Le sirop se fait comme tous les sirops possibles, mais avec une décoction beaucoup plus concentrée, c'est-à-dire longtemps bouillie et épaissie par l'ébullition.

COIGNASSIER. — Tout le monde connaît cette poire qu'on ne peut manger sans la cuire, et qui, cultivée dans un bon nombre de jardins, présente partout, au moment de la floraison, ses fleurs qui ressemblent à des roses sauvages.

Caractères botaniques. — Inutile de nous y appesantir beaucoup. — Les *fleurs* sont blanchâtres ou rosées, très-grandes, solitaires, et elles ont un calice très-cotonneux. La corolle a cinq pétales, et on ne compte pas moins de vingt étamines au milieu desquelles s'élèvent cinq styles sur un ovaire qui, en grossissant, devient le *fruit*, dont nous disions, en commençant, les petits avantages médicinaux.

Utilité. — Généralement on ne connaît que les vertus astringentes du sirop ou de la confiture de coing ; vertus fort problématiques à mon avis, puisque vous voyez que je range les coignassiers dans les plantes adoucissantes ; mais ce qui est le moins connu, c'est le mucilage excellent fourni par les pepins de coing, mucilage bon pour les maladies des yeux, bon pour les gerçures, bon même pour les plaies irritées, et par conséquent douloureuses.

Application. — Le sirop et la confiture de coing se font comme le sirop ou la confiture de groseille. Je renvoie, pour ce chapitre, aux recettes domestiques de la *Cuisinière bourgeoise*. Mais le mucilage de coing a besoin d'une petite explication ; ce n'est rien et c'est tout. On fait macérer, dans une demi-bouteille d'eau, deux ou trois pincées de pepins de coing, pas davantage ; on les y laisse vingt-quatre heures, quarante-huit heures s'il est besoin, en ayant soin d'agiter de temps en temps la fiole et son contenu. Il en résulte une macération tellement sirupeuse, qu'il faut se hâter d'en retirer les pepins, autrement on arriverait à de la colle forte.

FENU GREC. — On l'appelle encore *trigonelle* et *senégré*.

CARACTÈRES BOTANIQUES. — La *tige* est simple, creuse, couverte de poils très-légers. Les *feuilles*, alternées, sont profondément trifoliées, c'est-à-dire, partagées en trois, pétiolées, notre gravure vous le démontre. Chaque foliole est glabre, ovale, denticulée au sommet.

Les *fleurs*, que l'on prendrait pour des fleurs de genêt, sont jaunes, sessiles, axillaires. Le calice a cinq dents, la corolle est papillonnacée. Nous avons expliqué ce que voulait dire cette dénomination. Dans une fleur papillonnacée il y a un étendard, le pétale étalé et une carène

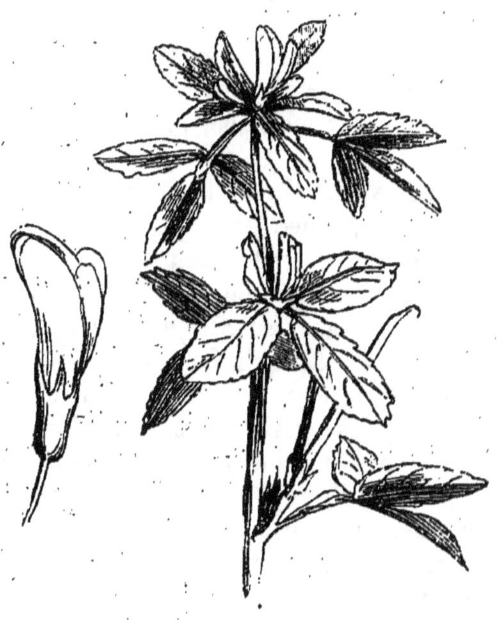

FENU GREC.

Fleur séparée. — Rameau complet de la tige, c'est-à-dire tige, feuilles et inflorescence.

de pétale recourbée en forme de navire. Or, chez le fenu grec, la carène est très-courte et l'étendard presque sans étalage.

UTILITÉ. — La graine seule du fenu grec est employée en médecine. C'est une espèce de graine de lin ; sa farine est très-adoucissante. La décoction n'est guère employée que pour lotions et lavements.

APPLICATION. — Employez les semences et la farine, c'est-à-dire les semences broyées de fenu grec, comme on emploie les semences et la farine de graine de lin.

FROMENT. — Ce qu'on appelle vulgairement le blé.

CARACTÈRES BOTANIQUES. — Vous comprenez bien que je ne vais pas m'arrêter à vous présenter une figure de la plante dont le nom est en tête de cet article. Qui ne connaît le blé ou le froment? Ce qu'il m'importe de noter ici, c'est qu'en dehors de son utilité alimentaire le froment et le pain qui en provient ont des applications médicales.

UTILITÉ. — Bon contre toute inflammation extérieure, absorbant précieux, bon, une fois devenu pain, non-seulement pour l'alimentation, mais pour préparer des cataplasmes et des tisanes.

APPLICATION. — La farine de froment est véritablement adoucissante. Appliquée sur la peau enflammée, elle en diminue l'irritation; appliquée sur les plaies, elle en pompe les liquides et sert de cataplasme en même temps. Il suffit de la projeter par pincées ou sur la peau enflammée ou sur la peau en suppuration, pour en obtenir les deux résultats que je viens d'énoncer. C'est une espèce de cataplasme sec qu'il faut savoir renouveler de temps en temps; or, pour le renouveler, il faut, avec de l'eau tiède et une éponge qu'on exprime, faire courir en quelque sorte un petit ruisseau là où se trouve la farine placée depuis toute une demi-journée. Avec le pain fait d'eau et de farine, on prépare de l'eau panée et des cataplasmes. Pour l'eau panée, il suffit de faire griller une croûte de pain, puis de verser dessus de l'eau chaude ; on laisse infuser, on sucre et l'on sert. Pour les cataplasmes, on fait, avec de la mie de pain et de l'eau bouillie sur le feu, une espèce de pâte que l'on emprisonne entre deux linges et que l'on applique bien chaude.

GUIMAUVE. — C'est une plante très-commune dans les prairies humides, le long des fleuves et des cours d'eau.

CARACTÈRES BOTANIQUES. — Les *tiges* sont droites et multipliées, tantôt vertes, tantôt rougeâtres, légèrement pubescentes, c'est-à-dire couvertes de poils. Les *feuilles* sont pétiolées, alternes, en forme de cœur, découpées en trois divisions principales. Les *fleurs*, blanches, roses ou violettes, sont disposées en panicules ; le calice est double ; le plus extérieur a neuf sépales ; celui qui touche à la fleur n'en a que cinq. Cinq pétales à la corolle,

étamines réunies, anthère pourprée, fruit représentant un me-
lon aplati, partagé en un grand nombre de petites coques qui
ne renferment aucune
graine. Racine épais-
se, charnue, nous en
voyons l'échantillon
dans la gravure.

UTILITÉ. — Plante
adoucissante au su-
prême degré et que
l'on peut considérer
à bon droit comme
l'un des plus efficaces
médicaments fournis
par la botanique.
Elle est bonne contre
toute espèce d'irri-
tations, catarrhe, dys-
senterie, plaies, sim-
ples roideurs. On se
sert de sa racine,
non-seulement pour
en faire une décoction
mucilagineuse excel-
lente dans tous les
cas que je viens de

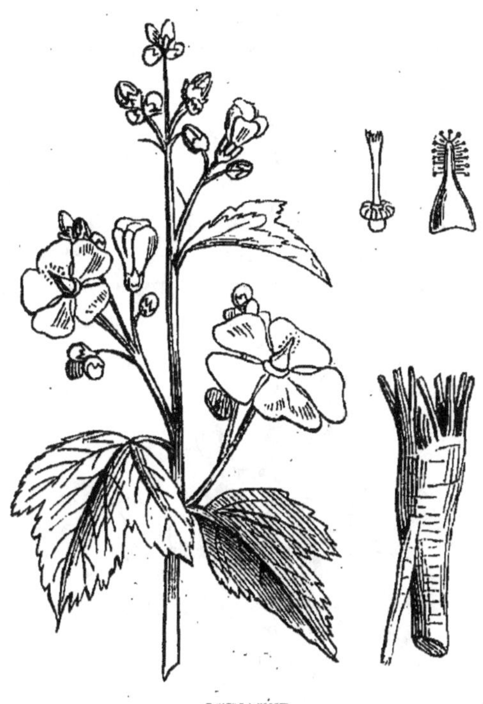

GUIMAUVE.

Sommités fleuries. — Ovaire. — Étamines. —
Racine (un morceau).

dire ; mais, en en faisant mâcher des morceaux aux tout petits
enfants et leur donnant ainsi le meilleur de tous les hochets, on
conjure les orages de la première dentition.

APPLICATION. — On se sert des fleurs pour infusion, des feuilles et de la racine pour décoction. Dans le premier cas, on met
trois à quatre pincées de fleurs dans un litre d'eau. Dans le second, on fait bouillir dans la même quantité d'eau de trente à
soixante grammes de feuilles et racines.

LAITUE. — Inutile, j'en suis persuadé, de donner la description de la laitue. Tout le monde la connaît pour l'avoir mangée

en salade; ce que l'on connaît moins, ce sont ses propriétés adoucissantes.

Utilité. — Calmante, rafraîchissante, et fournissant, à l'état frais, un suc dont les propriétés antinerveuses sont incontestables. C'est la thridas, fort en vogue et fort employée aujourd'hui par tous les praticiens

Application. — La laitue peut servir en décoction. C'est le moyen le plus simple. On en met soixante grammes dans un litre d'eau, on fait bouillir pendant près d'un quart d'heure, on passe, on sucre, et l'on a ainsi une excellente tisane. Les pharmaciens font avec la laitue une eau distillée qui est le véhicule ordinaire de la plupart des potions calmantes. Enfin, avec le suc qui s'obtient en faisant des incisions à la tige à l'époque où la laitue est en fleur, suc qui se sèche à l'air et qui a quelques qualités de l'opium, on prépare des pilules qui n'ont aucun des inconvénients des antinerveux proprement dits, et qui, à la dose de trente à cinquante centigrammes, rendent de véritables services.

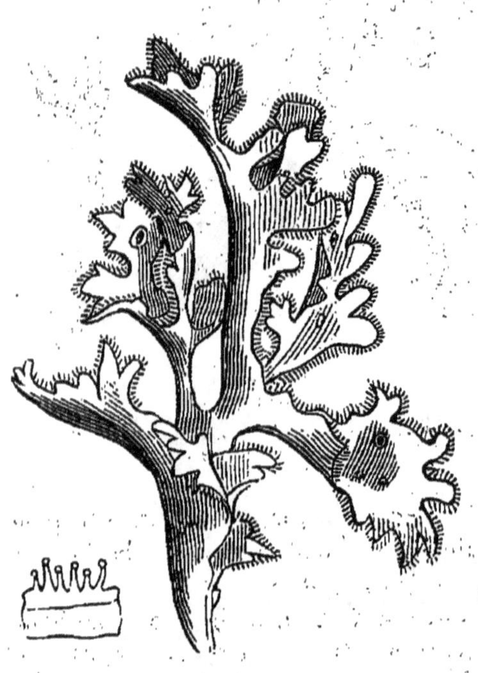

LICHEN D'ISLANDE.

Rameau de lichen. — Fructification. — Écussons étalés.

LICHEN d'ISLANDE. — C'est une mousse, mais si charnue, que je ne puis mieux la comparer qu'à ces herbes épaisses que l'on trouve sur le bord de la mer.

Caractères botaniques. — Elle est cependant d'une consistance sèche et cassante. Nous en avons fait représenter ici un simple rameau. Ces rameaux s'accumulent en touffes très-serrées et se dressent, s'enlacent, s'enchevêtrent en quelque sorte les uns dans les autres. Rouge à sa base, chaque rameau prend à sa partie supérieure une teinte grisâtre qui les fait reconnaître de loin par les observateurs. Comme dans toutes les mousses, la fructification offre des caractères particuliers, ce sont des espèces d'écussons situés le long des feuilles, des feuilles inférieures surtout, et d'une couleur pourpre très-prononcée.

Utilité. — Très-adoucissant, et surtout employé dans les affections de poitrine ou d'entrailles, le lichen d'Islande adoucit la toux, améliore les crachats ; mais il est tellement nutritif, qu'il faut en suspendre l'usage quand les maladies sont très-aiguës et la fièvre très-prononcée.

Application. — On fait bouillir de trente à soixante grammes de lichen dans un litre d'eau, on laisse bouillir jusqu'à réduction d'un tiers, on passe et on sucre à volonté. Il est une erreur, qui a filtré jusque dans le monde médical, que je dois relever ici et que je dénonce. Comme le lichen est très-amer, quelques bonnes mères de famille ont imaginé de le faire blanchir avant de le mettre en décoction, c'est-à-dire de laver préalablement le lichen à l'eau bouillante. Il perd ainsi une grande partie de son amertume, mais il perd aussi presque toutes ses propriétés médicales. C'est dans l'amertume même du lichen que réside sa vertu pectorale. Il faut donc bien prendre garde de la faire évaporer.

LIN. — Le lin est cultivé en grand dans plusieurs parties de la France ; il n'est personne qui ne le connaisse, et je ne le cite que pour constater son utilité et donner quelques avis sur ses diverses applications.

C'est la graine de la plante dont nous parlons qui est surtout employée en médecine.

Utilité. — Excellent, non-seulement en cataplasme, mais pour tisanes, lavages et fomentations.

Application. — Chacun sait combien la farine de graine de lin rend d'importants services ; employée en cataplasmes, elle sert dans toutes les maladies inflammatoires. Nous avons indiqué, dans l'*Art de soigner les malades*, la manière de faire un cataplasme à la minute ; mais, puisque l'occasion se présente de parler de cette émolliente farine, nous croyons de notre devoir de prévenir de quelques inconvénients qui surviennent par l'incurie, ou de ceux qui vendent la farine de graine de lin, ou de ceux qui la gardent pour s'en servir à l'occasion. Il est indispensable que cette farine soit récente, car, longtemps gardée, elle finit par rancir, et une fois rance, ce que l'on reconnaît à sa couleur blanchâtre, à son toucher sec et pulvérulent, elle devient presque irritante, et par conséquent ne peut plus être rangée dans les moyens adoucissants. En effet, si l'on a l'imprudence d'appliquer un cataplasme fait avec une assez vieille farine, ce cataplasme détermine à la peau une irruption de petits boutons qui causent des démangeaisons fort désagréables, et suragite de l'irritation aux régions enflammées sur lesquelles on l'applique. Quand la farine de graine de lin ne graisse pas promptement le papier qui la renferme, c'est qu'elle est vieille moulue et capable d'amener les inconvénients dont je viens de parler.

La graine de lin, jetée à la dose de cinquante à soixante grammes dans un litre d'eau, n'a pas besoin de bouillir très-longtemps pour donner une décoction épaisse, mucilagineuse, excellente pour le lavage des plaies, pour lavements et fomentations. Quant à la tisane de graine de lin, très-adoucissante et très-bonne, M. Récamier conseillait toujours de la faire préparer à froid. La consistance d'un dé à coudre était la dose qu'il prescrivait pour une carafe, et encore recommandait-il (et par conséquent je recommande), de renfermer cette petite dose dans un nouet de linge avant de l'introduire dans la carafe pleine d'eau.

LINÉAIRE. — On l'appelle encore *lin sauvage, muflier*.

Caractères botaniques. — *Tige* lisse, élancée, rameuse. *Feuilles* sessiles, étroites, d'un vert foncé, présentant une nervure longitudinale d'une épaisseur démesurée ; éparses, c'est-à-dire dispersées çà et là sur la tige. *Fleurs* jaunes se présentant en épis. Le calice a cinq divisions et peu d'importance. La co-

rolle est ventrue, tubulée, terminée en éperon et ouverte en
forme de gueule. La lèvre inférieure a trois divisions, comme le
prouve notre gra-
vure ; il y a quatre
étamines dont les an-
thères sont bilobées,
un style, un stigmate
obtus ; et enfin l'o-
vaire, c'est-à-dire la
capsule, renferme des
semences toutes noi-
res.

UILITÉ. — Bonne
pour fomentations,
cataplasmes et on-
guents.

APPLICATION.— Le
cataplasme se fait
avec les feuilles bouil-
lies dans de l'eau, ou
mieux encore dans
du lait. Il faut trente
à soixante grammes
de feuilles par litre
d'eau pour préparer
une décoction propre

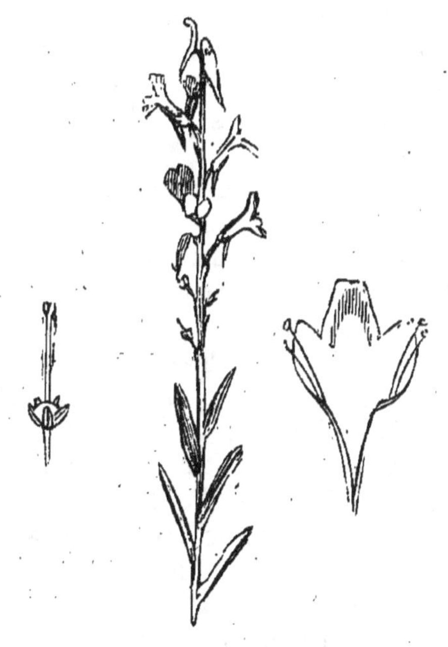

LINÉAIRE.

Pistil et ovaire. — Épi floral. — Fleur déployée.

à des fomentations. Quant à l'onguent de linéaire, en voici la
formule. On fait bouillir quatre à cinq poignées de feuilles avec
du saindoux ; au moment où la graisse a pris l'aspect d'un beau
vert, on y ajoute un jaune d'œuf ; on laisse refroidir, et l'on garde
pour l'usage.

ORGE. — *Orge mondé, orge perlé.* Elle est si commune dans
nos champs, dans nos campagnes, que je me garderai bien d'en
donner la description.

UTILITÉ. — Les semences d'orge sont éminemment alimentaires et servent à préparer la boisson de bien des villageois. Les

grains, dépouillés de leur écorce florale, s'appellent orge mondé; les grains dépouillés de leur enveloppe extérieure, c'est-à-dire de leur première peau, s'appellent orge perlé. Les graines d'orge, abandonnées à elles-mêmes dans un endroit humide, germent et se boursouflent, et cette orge germée devient l'un des éléments les plus importants de cette boisson vulgaire que l'on appelle bière, laquelle mousse, rafraîchit et grise quelquefois ceux qui en font abus.

Application. — Les cataplasmes de farine d'orge se préparent comme tous les cataplasmes farineux. Quant à la tisane d'orge, si employée dans les familles, je crois nécessaire de donner sur sa bonne confection une explication de circonstance. J'ai vu bien des garde-malades se contenter de jeter dans de l'eau qui bouillait devant le feu une cuiller pleine de grains d'orge. Ce n'est point ainsi que la tisane doit se faire. On projette d'abord sur les graines d'orge que l'on veut employer une certaine dose d'eau bouillante ; on laisse ce mélange agir pendant une à deux minutes. Pendant ce temps les graines travaillent et se crèvent, elles perdent leur première peau ; c'est-à-dire, pour me servir d'un grand mot botanique, qu'elles se décortiquent. On jette l'eau, et la graine, ainsi préparée, devient excellente pour préparer une tisane calmante et rafraîchissante.

OSEILLE. — On comprend que nous ne donnerons ici aucun caractère botanique ; mais nous avons tenu à constater les qualités rafraîchissantes de l'oseille, tout en prévenant des inconvénients qu'elle peut amener.

Utilité. — Bonne dans le scorbut, dans les scrofules, en suc, en jus, en cataplasmes.

Application. — Chacun sait que l'oseille est le principal élément du médicament rafraîchissant appelé bouillon aux herbes. Elle entre encore dans la préparation des jus d'herbes, lorsque ces jus d'herbes doivent combattre les accidents scorbutiques ou scrofuleux. Elle est l'antidote des substances âcres et brûlantes dont elle neutralise promptement les effets. Enfin, employée en cataplasmes, aiguisée surtout par de l'oignon de lis haché, elle devient un maturatif assez puissant pour hâter la suppuration des abcès. Ce cataplasme se prépare absolument comme la purée d'oseille que l'on sert sur nos tables. On a soin de ne l'appliquer qu'en le mettant entre deux linges, autrement il fuserait de tous les côtés.

PLANTAIN. — Le plantain est connu de tout le monde, et fort heureusement pour les petits oiseaux, on en trouve partout, fort heureusement aussi pour les malades, comme vous allez le voir.

CARACTÈRES BOTANIQUES. — Pas de tige, des feuilles sortant de terre en quelque sorte et s'étalant en très grand nombre ; leurs pétioles sont non seulement larges, mais ils ont cela de particulier, qu'ils sont creusés en dessous. Le plantain psyllium est celui qui est surtout employé en médecine. — Ses *feuilles* à lui n'ont plus la largeur du plantain ordinaire. — Ses *fleurs* et ses *fruits*, au lieu d'être disposés en longs épis, se présentent sous forme de petits épis terminaux environnés de feuillettes que l'on appelle en botanique des bractées. Le calice a quatre divisions ; la corolle, un peu tubuleuse, présente aussi quatre dentures, quatre étamines, un style assez obtus, stigmate simple.

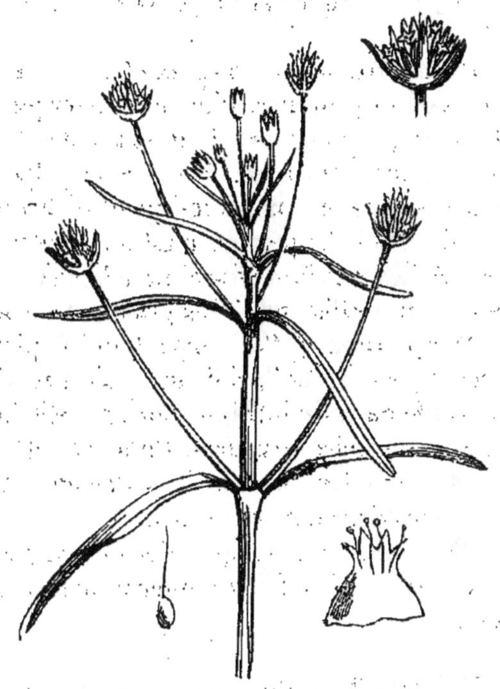

PLANTAIN PSYLLIN.
Branche de la plante entière. — Un des épis détachés. — Graine et calice muni de ses étamines.

UTILITÉ. — Excellent en collyre ; très-bon pour lotions faites sur les ulcères blafards.

APPLICATION. — On peut employer soit le suc de plantain, soit sa décoction, soit son eau distillée. Le suc ou jus se prépare en pilant la plante verte et en l'exprimant ensuite en la mettant dans un linge résistant que l'on tord avec le plus de force possible ; pour la décoction, on fait bouillir trente à quarante grammes de la plante entière dans un bon litre d'eau ; l'eau distillée ne peut être bien faite que par un pharmacien.

POMMIER. — Un arbre, des fleurs, des fruits surtout, qui sont trop connus pour nécessiter une description. Chacun sait que la fleur du pommier est d'un rose pâle et a beaucoup d'analogie avec les roses sauvages. Quant à la pulpe qui forme son fruit, tout le monde en connaît les qualités alimentaires.

UTILITÉ. — La pomme n'est pas seulement un aliment, mais un médicament fort adoucissant à l'aide duquel on prépare des tisanes rafraîchissantes, des gelées et des sirops laxatifs.

APPLICATION. — On coupe tout simplement une pomme en quatre et on la fait bouillir dans un litre d'eau ; c'est une tisane très-utile dans les inflammations de poitrine ou dans les cas d'irritation des voies urinaires. On a constaté, en effet, que dans les pays où l'on boit du cidre les *calculeux* étaient bien moins nombreux que dans tous les autres.

On a prétendu aussi que l'écorce de pommier donnait moyen de combattre les fièvres intermittentes, administrée en décoction.

POURPIER. — On l'appelle encore *pourcel'âne*, *pourcellaine*.

CARACTÈRES BOTANIQUES. — *Tige* rameuse, glabre, un peu rampante. — *Feuilles* sessiles, épaisses et opposées. — *Fleurs* sessiles aussi, sortant en groupe des aisselles des feuilles supérieures. Calice comprimé et ne présentant que deux divisions inégales ; cinq pétales.

UTILITÉ. — Le pourpier a beaucoup d'analogie avec la laitue, quoique plus dur à la bouche ; ses feuilles pilées fournissent un suc fort adoucissant.

APPLICATION. — On l'emploie en suc et en décoction. Le suc se prépare en pilant la plante et en l'exprimant dans un linge ; la décoction se fait comme toutes les décoctions possibles.

PULMONAIRE, — On l'appelle encore *herbe aux poumons, herbe au cœur, herbe au lait.*

CARACTÈRES BOTANIQUES. — La *tige* est anguleuse et couverte de poils, poils rudes et pressés. — Les *feuilles*, oblongues et très-aiguës, sont remarquables par les taches dont elles sont parsemées. — Les *fleurs* sont blanches ou bleues et, sans former un épi proprement dit, sont réunies plusieurs ensemble tout en haut de la tige. Cinq divisions au calice ; corolle en forme d'entonnoir ; cinq étamines, quatre fruits réunis ensemble.

UTILITÉ. — Le nom de la plante et tous ses surnoms indiquent assez le parti que l'on en peut tirer dans les irritations de poitrine.

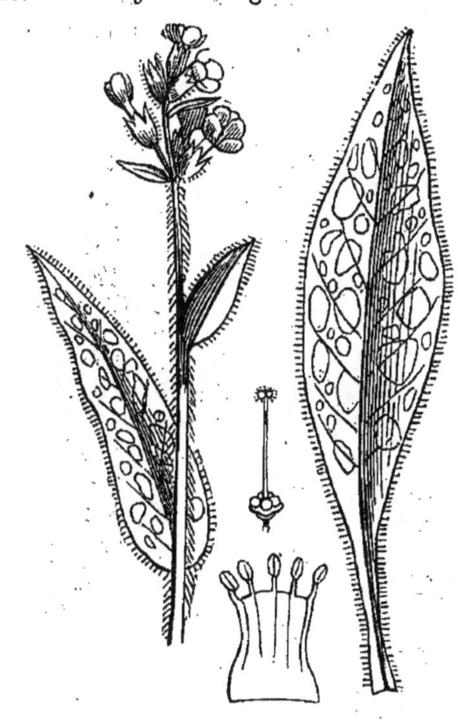

PULMONAIRE.
Rameau de pulmonaire. — Épi floral. — Fleur dépliée. — Étamine. — Grande feuille.

APPLICATION. — Un botaniste moderne raconte qu'avec le chou rouge, des oignons blancs, du mou de veau et de la pulmonaire, les habitants de la campagne préparent un bouillon éminémment pectoral ; ce bouillon, analogue à celui dont nous avons parlé dans nos *Formules et Recettes*, doit être sucré au lieu d'être salé.

RÉGLISSE. — Appelé encore *bois doux, bois sucré*.

Pour reconnaître cette plante, sur la description de laquelle nous ne voulons pas nous étendre, il suffit d'en goûter la racine.

UTILITÉ. — De la racine, en effet, on tire un sucre excellent pour édulcorer toutes les tisanes à administrer dans les maladies inflammatoires. Qui n'a pas fait dans sa vie de la tisane de réglisse, soit par nécessité, soit par gourmandise?

APPLICATION. — C'est en macération surtout que la racine de réglisse est employée; on la coupe en morceaux longs comme le doigt, mais on ouvre ces morceaux de façon, en quelque sorte, à les effiler. Il est nécessaire de gratter l'écorce de la racine, quand il s'agit de maladies inflammatoires; car l'écorce contient un principe amer qui a ses avantages comme légèrement purgatif, mais qui aurait des inconvénients dans le cas d'irritation intestinale.

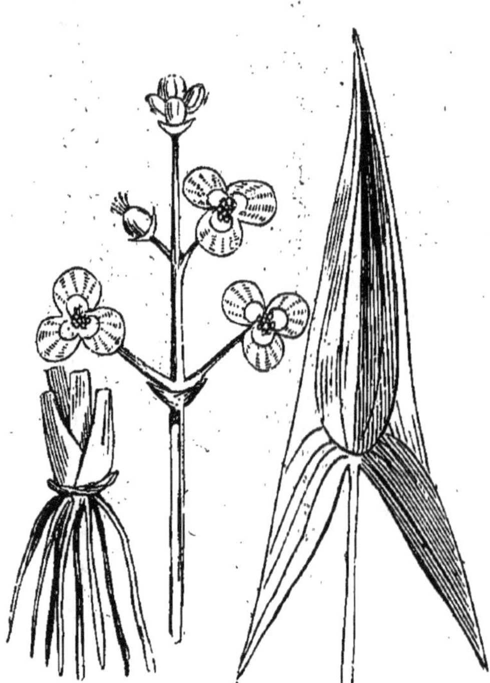

SAGITTAIRE.

Racine. — Tige. — Fleurs. — Une feuille séparée.

SAGITTAIRE. — Appelée aussi *fléchiaire, flèche d'eau*, CARACTÈRES BOTANIQUES. — Vous n'avez qu'à bien regarder la figure que nous vous représentons, et vous reconnaîtrez la sagittaire partout où elle se rencontre; c'est dans les prés inondés et sur le bord des cours d'eau. — Ses *feuilles*, taillées en fer de lance, sont tellément caractéristiques, qu'elles ont fait donner à cette plante le nom qu'elle porte et ses surnoms aussi. — Ses *fleurs* sont jaunes, trilobées. — Sa *racine* est d'une épaisseur dont on ne se douterait guère ; elle contient une fécule assez semblable à celle de l'arrow-root, beaucoup moins alimentaire et beaucoup moins agréable, mais très-bonne pour faire des cataplasmes.

Utilité. — Employée en cataplasme et même parfois en aliment.

Application. — Le cataplasme de sagittaire se prépare comme tous les cataplasmes féculents.

TUSSILAGE. — *Pas - d'âne, taconnet, crocheton, herbe de Saint - Cuirin, Béchion.*

La plus commune de toutes ces dénominations est bien certainement celle de pas-d'âne, surnom donné parce que les feuilles de cette plante, larges, grandes, foncées, ressemblent assez à l'empreinte que laisse le pied d'un âne sur un terrain argileux.

Caractères botaniques. — Qui n'a pas rencontré, au printemps, des bouquets jaunes entourés des larges feuilles dont je parlais tout à l'heure ? — Les *fleurs* sont disposées en hampe et garnies d'écailles bien remarquables. — La *tige* est cotonneuse. — Les *feuilles*, plantées sur un long pé-

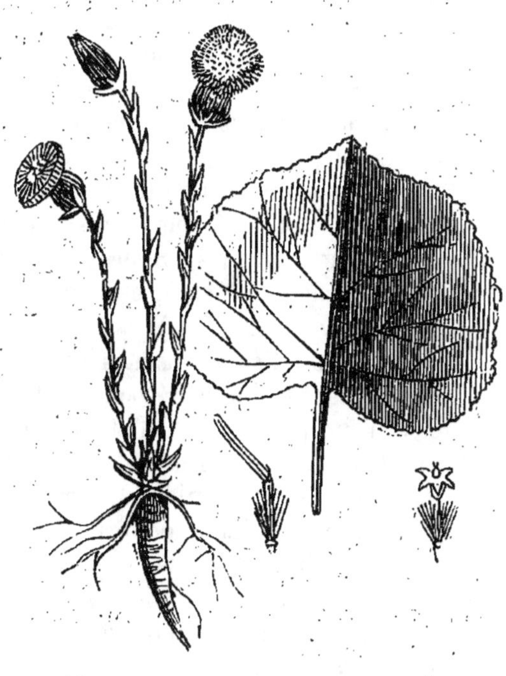

TUSSILAGE.

Plante entière. — Semence surmontée de son aigrette. — Feuille. — Fleuron.

tiole, sont toutes radicales et représentent assez la forme d'un cœur ; cette large fleur jaune, qui semble unique aux observateurs trop superficiels, est formée par la réunion d'une foule de petits fleurons tubuleux, ayant chacun cinq étamines dont les anthères sont soudées ensemble. Un style, deux stigmates.— Les *fruits*, c'est-à-dire les semences, sont tous couronnés par des aigrettes fort remarquables. — *Racine* grêle, traçante, blanchâtre.

UTILITÉ. — Le tussilage a été fort préconisé par les anciens. Au dire de certains auteurs, la feuille de tussilage guérirait radicalement toutes les maladies de poitrine ; le suc des feuilles récentes, exprimé au printemps, guérirait l'asthme, les dartres et les scrofules. Il y a là une exagération ; le tussilage n'est point une panacée ; mais l'infusion de ses fleurs est un excellent médicament à opposer au rhume d'abord, et à ces catarrhes interminables qui secouent tant de vieillards.

APPLICATION. — Nous ferons remarquer que les éloges donnés au tussilage dans les auteurs anciens le sont expressément à la plante fraîche (*recens*), et même à celle qu'on cueille au printemps (*verno tempore*). Cette remarque pourrait expliquer les insuccès que l'on a constatés avec la fleur desséchée, et il n'est pas impossible que la décoction concentrée de la plante fraîche ou son suc produise un effet palliatif remarquable chez les personnes atteintes de la maladie de poitrine, qui voient précisément leurs accidents redoubler à l'époque peu avancée du printemps où cette plante s'élève de terre.

Mais la façon la plus simple est de recueillir les feuilles et fleurs, et d'en faire une infusion légère chaque fois que l'on en veut faire usage. — Du thé de pas-d'âne, pas autre chose. — On sucrera à volonté.

Si l'on veut administrer ce médicament à des enfants délicats et dégoûtés, on pourra *faire blanchir* avant d'infuser.

PLANTES FORTIFIANTES

AGRIPAUME. — Encore appelée *cardiaque*.

Caractères botaniques. — *Tige* striée, presque carrée, et malgré la moelle qu'elle renferme, paraissant solide et ferme. *Feuilles* palmées, opposées l'une à l'autre, disparaissant en pétioles à la partie moyenne, et perdant toutes leurs dents à la partie supérieure. — La *fleur* présente des caractères bien tranchés ; car l'agripaume fait partie de cette grande famille que les botanistes appellent labiées ; le calice à cinq divisions ; la corolle représente une espèce de gueule dont la lèvre supérieure est arrondie, dont la lèvre inférieure a trois lobes, trois découpures ; la moyenne étant

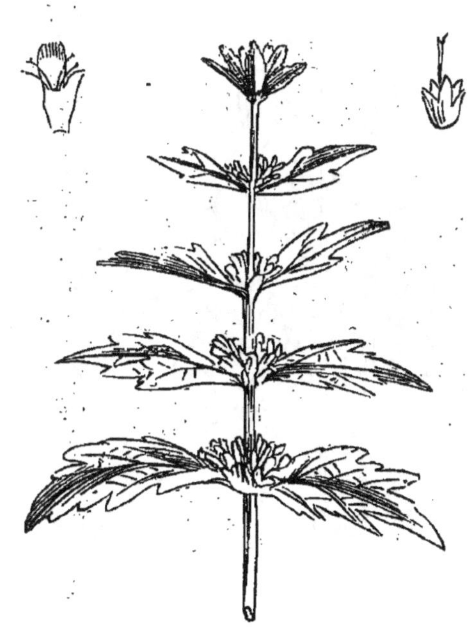

AGRIPAUME.

Fleur détachée. — Rameau floral. — Calice et ovaire.

plus grande que les deux qui se trouvent à ses côtés. Quatre étamines, dont deux moins longues ; stigmate bifide. — *Fruit* en gousse oblongue et triangulaire.

UTILITÉ. — Cette plante excite et réveille en quelque sorte la vitalité ; elle est douée de ce que les anciens appelaient vertu cordiale. C'est de là que lui est venu son surnom.

APPLICATION. — L'agripaume n'est guère employée qu'en infusion ; mais il est important de prendre la plante la plus fraîche possible, car en se desséchant elle perd beaucoup de ses propriétés. On en met une petite poignée dans la valeur d'un litre d'eau ; on laisse infuser peu de temps ; on passe, et l'on sucre à volonté.

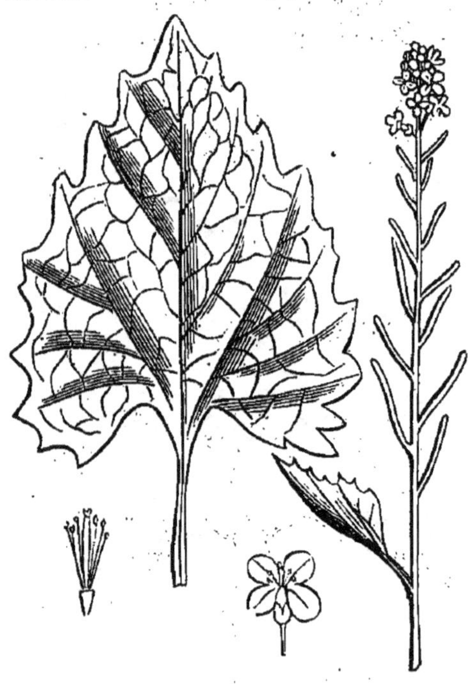

ALLIAIRE.

Ovaire surmonté des étamines et du pistil. — Feuille. — Fleur détachée. — Rameau floral.

ALLIAIRE. — On l'appelle encore *julienne, herbe aux aulx.*

CARACTÈRES BOTANIQUES. — *Tige* poilue, ferme et dressée. — *Feuilles* pétiolées, largement crénelées et découpées en forme de cœur. Elles sont alternes, c'est-à-dire placées çà et là sur la tige. — Les *fleurs* sont petites, ramassées en grappes, présentant chacune la forme d'une petite croix. Cinq divisions au calice ; quatre pétales par corolle, pétale ayant chacun un petit onglet à la partie inférieure ; pétales entourant six étamines, dont deux sont beaucoup plus courtes que les autres. L'ovaire est une silique, c'est-à-dire qu'il ressemble au fruit des haricots verts et des petits pois; notre figure, du reste, en représente la conformation et le grand nombre. —Les *fleurs* sont en haut du rameau, et, sauf une feuille placée à la partie inférieure, tout le reste représente des fruits.

UTILITÉ. — Bonne comme antiscorbutique. L'alliaire a une grande analogie avec l'ail, ce qui lui a fait donner son nom. Prenez une de ses feuilles si vous la rencontrez, et si vous parvenez à la reconnaître, écrasez-la entre vos doigts et vous sentirez une odeur d'ail bien caractéristique.

APPLICATION. — L'alliaire est employée comme succédanée de l'ail proprement dit, l'ail, dont nous avons vanté, dans nos *Formules et Recettes*, les vertus vermifuges, fébrifuges et tonifiantes; l'ail enfin, dont on fait une si grande consommation dans les pays méridionaux. Les petites graines que contiennent les siliques d'alliaire pourraient très-bien servir à préparer des sinapismes.

ANGÉLIQUE. — On en fait une grande consommation dans la branche industrielle de la confiserie; on en trouve dans bien des jardins, et quelques habitants de nos campagnes ont pris le parti de la cultiver comme une précieuse denrée.

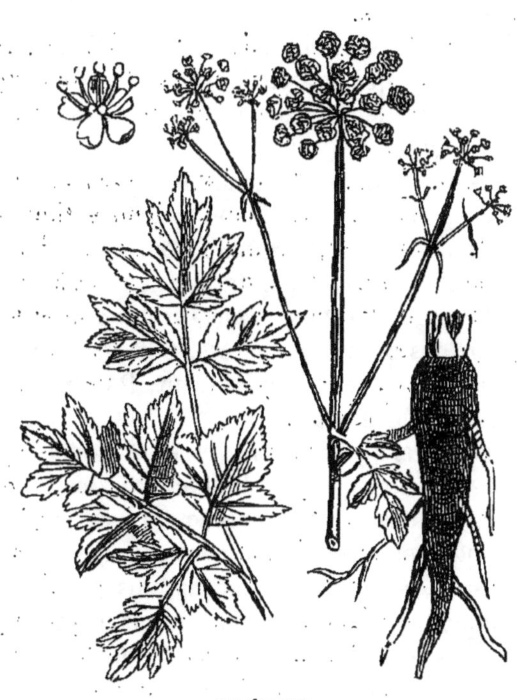

ANGÉLIQUE.
Fleur détachée. — Feuille. — Tige. — Ombelles. — Racine.

Caractères botaniques. — La *tige* est épaisse, rameuse, striée, assez semblable à la tige du légume appelé céleri. — Les *feuilles* sont grandes, plantées sur d'épais pétioles, partagées en deux ou trois lobes, garnies de folioles à leur naissance, d'espèces de bractées qui semblent des expansions du pétiole lui-même. — La *racine* de l'angélique est grosse, épaisse, et représente assez bien un énorme et disgracieux fuseau. — Les *fleurs* sont disposées en ombelles; elles sont pourvues d'involucres et d'involucelles; chacune a son calice, mais si ténu, qu'on peut à peine le reconnaître. Chaque corolle a cinq pétales, et elles encadrent cinq étamines fort longues au milieu desquelles se trouvent deux styles divergents et obtus.

Utilité. — Bonne dans les affections muqueuses ou fièvres catarrhales, qui laissent après elles une grande langueur d'estiomac; excellente dans certaines convalescences qui paraissent interminables.

Application. — L'angélique se prend en infusion, en poudre, en conserve; on emploie les jeunes tiges pour infusion; on en met douze à quinze grammes pour la valeur d'un litre d'eau. La poudre se prépare avec la racine, et la conserve avec la racine préalablement grattée; mais surtout avec les tiges principales on prépare des conserves sucrées. Cette conserve est un bonbon fort agréable pour ceux qui l'aiment. De plus, c'est un bonbon spécialement fortifiant.

Nous avons une autre espèce d'angélique, c'est l'*angélique sauvage*, encore appelée l'*angélique des bois*.

Ses caractères botaniques sont à peu près les mêmes que ceux de l'angélique des jardins, dont elle n'est en quelque sorte qu'un diminutif. Sa *tige* est beaucoup plus petite, ses *feuilles* notablement plus exiguës, sa *racine* beaucoup moins épaisse; par contre, ses fleurs sont comparativement plus multipliées; les ombelles n'ont pas moins de vingt-cinq à trente ombellules. Qui n'a pas rencontré dans les bois, sur le bord des fossés, ces espèces de parapluies blancs qui sont cueillis avec joie par bien des promeneurs?

L'utilité de cette ciguë sauvage est moindre, on le conçoit, que celle de la ciguë des jardins, attendu que ses sucs sont en plus petite quantité et ses vertus fortifiantes bien plus faibles.

AUNÉE. — O l'appelle encore *hélénine*, *inule*, *lionne*, *œil-de-cheval*.

Caractères botaniques. — La *tige* de l'aunée est couverte de poils ou duvet, elle est ronde, mais assez irrégulièrement, robuste d'ailleurs, et dressée presque toujours d'une façon plus ou moins majestueuse.

Ses *feuilles* diffèrent suivant leur situation ; il en est qui semblent partir du sol, très-larges, supportées par un pétiole creusé en gouttière ; elles sont molles, cotonneuses, crénelées ; les *feuilles*, au contraire, qui partent de la tige, sont sessiles et diminuent de largeur à mesure qu'elles approchent du sommet de la plante.

Les *fleurs* sont d'un jaune éclatant, disposées en capitule,

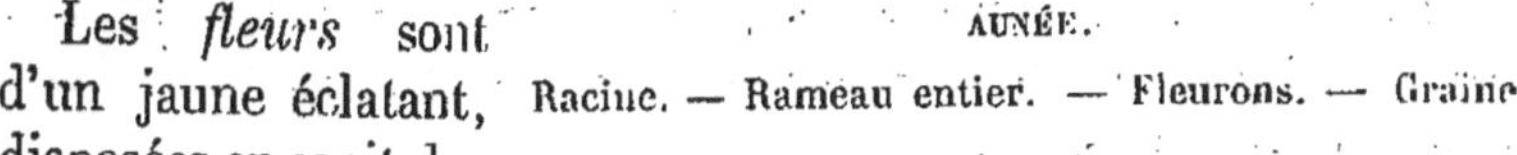

AUNÉE.

Racine. — Rameau entier. — Fleurons. — Graine.

lequel capitule est supporté par un involucre commun composé de folioles imbriquées les unes sur les autres, quelque chose, en un mot, analogue à la fleur du chardon ; seulement les briques végétales qui forment le réceptacle en question sont très-lâches et très-cotonneuses. De chaque alvéole du réceptacle, s'élèvent les petits fleurons jaunes dont nous avons eu soin de représenter ici et la corolle et les étamines.

La *racine* est grasse, épaisse, un peu analogue au panais ou navet ; c'est elle qui est spécialement employée en médecine ; elle est douée d'une odeur aromatique, pénétrante et très-agréable ; on la garde en la faisant sécher ; mais elle est quelquefois si grosse, qu'il est nécessaire de la couper longitudinalement en deux ou en quatre, pour empêcher qu'elle ne pourrisse au lieu de se dessécher.

UTILITÉ. — Un des meilleurs médicaments, une des plantes le plus franchement fortifiantes que nous ayons en France.

APPLICATION. — On prépare, avec la racine desséchée de l'aunée :

De la décoction,

De la poudre,

Du vin,

Une pommade.

La décoction est bien facile à faire : on met trente à soixante grammes dans un litre d'eau ; on laisse bouillir pendant vingt à trente minutes, et l'on obtient une espèce de bouillon excellent pour laver les plaies blafardes, bon même pour frictionner les jointures trop fatiguées.

La poudre ne peut guère être préparée que par un pharmacien ; il s'agit de faire dessécher au four la racine d'aunée, de la piler et de la passer par un très-lâche tamis. On s'en sert comme de la poudre de quinquina ou de la poudre de rhubarbe.

C'est avec la poudre de la racine d'aunée que l'on prépare la pommade dont nous avons fait mention. On prend une grande cuillerée à bouche d'axonge, c'est-à-dire de graisse de porc fondue ; on mêle à cette graisse une petite cuillerée à café de la poudre d'aunée ; on tourne, on bat ; en un mot, on incorpore, et la pommade se trouve prête.

Quand au vin d'aunée, l'un des meilleurs stomachiques que l'on puisse proposer aux personnes débilitées, ce n'est autre chose qu'une macération alcoolique ; il s'agit de faire macérer dans du vin blanc une partie de racine sur seize parties de vin, on remue convenablement ; on laisse en contact pendant vingt-quatre heures, puis l'on décante ou l'on passe. La dose de cette liqueur cordiale, c'est-à-dire tonique ou fortifiante, est d'un petit verre à liqueur ou même un verre à bordeaux, pris une ou deux fois par jour. En résumé, c'est un vin fort analogue à celui de quinquina.

BARBARÉE. — On l'appelle encore *cresson de terre*, *herbe de Sainte-Barbe*, *herbe au charpentier*.

CARACTÈRES BOTANIQUES. — La *tige* est glabre, cannelée, simple à sa partie inférieure, rameuse à la partie supérieure.

Les *feuilles* aussi sont de deux natures : les unes et les autres sont sessiles, mais les inférieures, grandes, larges, pinnatifides, présentent un lobe terminal dont l'évasement est très-remarquable; à côté des dentelures des lobes latéraux, les feuilles supérieures sont beaucoup plus petites.

Les *fleurs*, jaunes, petites, sont disposées en grappes ou plutôt en épi. Le calice a quatre sépales caduques ; la corolle présente quatre pétales en croix, six étamines, dont deux plus courtes que les autres.

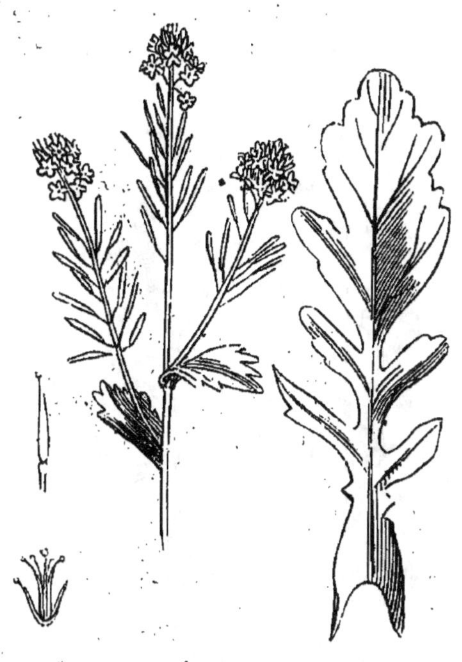

BARBARÉE.

Silique. — Étamine. — Rameau. — Grande feuille.

Les *fruits* sont des siliques allongées.

UTILITÉ. — Grande analogie avec le cresson de fontaine ; plante tonifiante et antiscorbutique.

APPLICATION. — On prend les feuilles vertes de la barbarée, on les pile.

On en exprime le jus, que l'on verse dans une tasse ; on fait boire ce suc par quart de verre ou demi-verre.

Dans bien des pays même on mange les feuilles de barbarée en salade.

CARDAMINE DES PRÉS. — On l'appelle encore *cresson des prés, cresson sauvage, passerage sauvage*, c'est assez dire qu'elle a une grande analogie avec le cresson.

CARACTÈRES BOTANIQUES. — La *tige* est herbacée, ronde, glabre. — Les *feuilles* sont ici encore de deux espèces différentes. Celles qui partent de la racine sont ce que l'on appelle, dans toute la force du terme, des feuilles composées, car à la suite de folioles pointues arrive une foliole terminale, large et ronde ; les feuilles, plantées sur la tige, sont composées de folioles beaucoup plus petites, très-étroites, allongées, ressemblant un peu à des brins d'herbe. — Les *fleurs*, variant du blanc au lilas, sont disposées en grappes, mais chacune d'elle se trouve pédonculée. Le calice a cinq sépales très-courtes ; la corolle a cinq pétales plus longs. Au milieu enfin, comme dans la fleur dont nous parlerons tout à l'heure, se trouvent six étamines, dont deux sont plus courtes que toutes les autres. — Le *fruit* est une silique courte, grosse, ventrue. — La *racine* est une souche à rhizome.

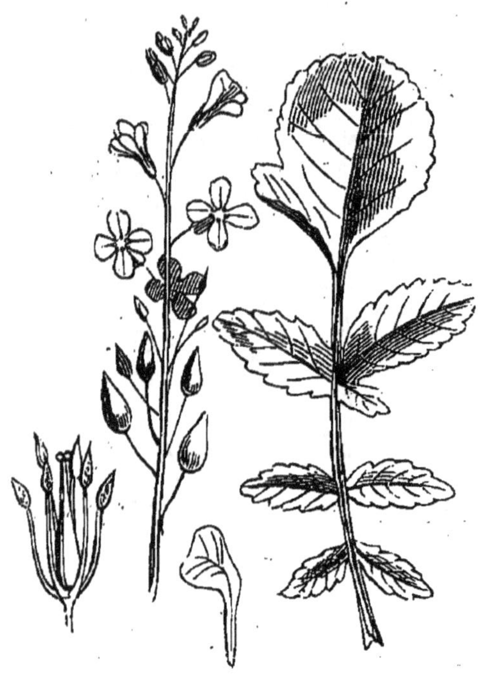

CARDAMINE DES PRÉS.
Étamine. — Rameau. — Pétale détachée. — Grande feuille.

UTILITÉ. — Bonne comme tonique et même comme dépuratif.

APPLICATION. — On la prend en suc exprimé ou tout simplement en salade.

CAMOMILLE. — Encore appelée *camomille noble, camomille romaine*.

CARACTÈRES BOTANIQUES. — Chacun connaît la camomille ; mais tout le monde peut-être n'a pas remarqué que ses *fleurs*, don

nous allons dire quelques mots, sont des fleurs composées, c'est-à-dire de véritables capitules. — La *tige* est mince, faible et velue. — Les *feuilles* présentent un assemblage de petits filaments longs et grêles, qui se distribuent sur des pétioles et des pétiolules. La fleur est d'un vert blanchâtre, ronde souvent comme une petite boule, douée d'une odeur toute spéciale, et surtout d'une amertume très-prononcée.

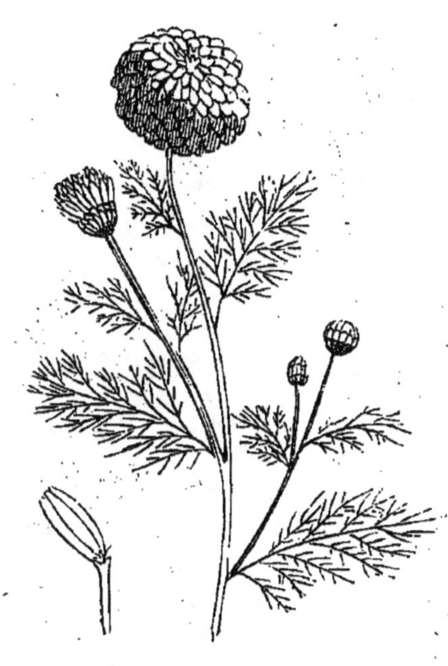

CAMOMILLE.

Fleuron. — Branche avec feuilles et fleurs.

UTILITÉ. — La camomille est excellente pour combattre les faiblesses d'estomac, les météorismes du ventre ; mais souvent même on en a tiré parti comme fébrifuge. Quelques médecins ont vanté la décoction de camomille comme très-efficace contre les spasmes nerveux.

APPLICATION. — C'est en macération, en infusion légère, en poudre ou en eau distillée que doivent être employées les fleurs de camomille. Pour la macération, il suffit de mettre quinze à vingt fleurs de camomille romaine dans une carafe remplie d'eau froide et contenant à peu près un litre. L'infusion de camomille se fait absolument comme du thé.

CARVI. — Que l'on appelle encore *cumin des prés.*

Caractères botaniques. — Regardez-le bien avec ses fleurs en ombelles, ses feuilles découpées ; le carvi, très-commun dans les montagnes et dans les prairies du midi de la France, a une grande analogie avec le persil et la ciguë. — Sa *tige* est glabre, cylindrique, fistuleuse. — Ses *feuilles,* longuement pétiolées, sont pinnatifides. — Ses *fleurs,* comme la plupart de celles disposées en ombelles, ont cinq pétales, lesquels sont munis, chacun à leur sommet, d'une espèce de languette repliée en dedans. — Le *fruit* est allongé, d'une odeur très-pénétrante, et contient des semences pleines d'une huile précieuse. — La *racine* est charnue, filandreuse et fort aromatique aussi.

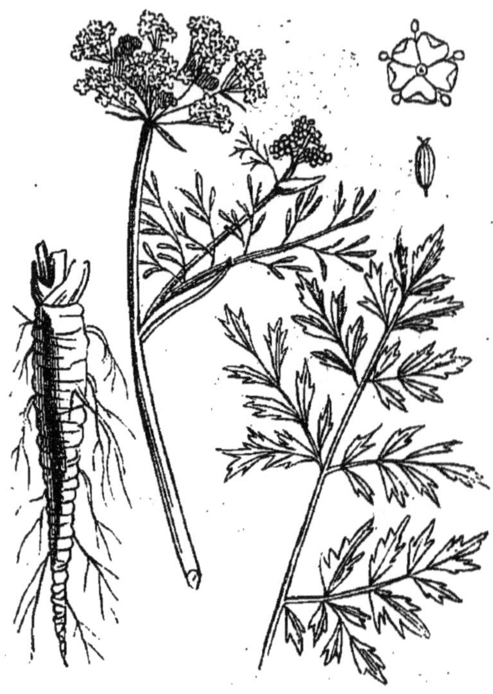

CARVI.

Racine. — Rameau. — Fleur détachée. — Fruit. — Feuilles.

Utilité. — Ce sont surtout les semences de carvi qui sont employées en médecine ; elles sont propres à combattre toutes les faiblesses du tube digestif, détruisent les coliques et donnent du ton à l'estomac.

Application. — Dans bien des pays, on emploie les graines de carvi dans les pâtisseries, dans les sauces. On peut prendre ces graines en nature comme celles de la moutarde blanche ; le plus souvent on en fait une infusion en mettant quatre grammes de graines par litre d'eau chaude, ou bien, exprimant l'huile que renferme la semence, on projette ce jus, véritable huile essentielle, sur le morceau de sucre qui doit sucrer les tisanes fortifiantes ; on en met de quatre à dix gouttes, et l'on obtient des tisanes ainsi préparées de très-encourageants résultats.

CASSIS. — Qui ne connaît ce groseiller à fruits noirs, donnant des feuilles spécialement odorantes, et qui se trouve dans presque tous les jardins ? Nous n'avons pas besoin de le décrire ; mais nous tenons beaucoup à en dire toute l'utilité.

UTILITÉ et APPLICATION. — Le cassis guérit les coupures d'instruments, ferrements et autres, quoique très-profondes. Il est souverain pour fortifier l'estomac, il en fait cesser la douleur, et donne grand appétit, de quelque façon qu'on le prenne pendant quelques jours. Il est spécifique pour guérir la jaunisse, les pâles couleurs et les incommodités qu'elles causent ; il désopil· la rate et le foie, et empêche que l'opilation n'ait des suites fâcheuses ; il guérit les enflures du visage, de l'estomac et de l'hydropisie, si on s'en sert de bonne heure, en le prenant en sirop ou en conserve, ou en buvant du vin blanc, ou l'eau chaude dans laquelle les feuilles ont bouilli ; il a une vertu particulière de guérir du sable et de la gravelle, et même fait rendre des pierres, ce qui a été expérimenté.

Le cassis est antivenimeux. Lorsque quelqu'un se sent piqué de quelque bête venimeuse ou mordu de chiens enragés, si on a des feuilles de cassis, il faut aussitôt en piler deux bonnes poignées et en exprimer le suc dans du vin blanc, et le faire prendre au malade.

Pour les blessures ou piqûres venimeuses, de moucherons, frelons, guêpes ou abeilles, il faut faire infuser tant soit peu quelques feuilles sèches de cassis dans du vin blanc, après avoir fait saigner la plaie, appliquer les feuilles dessus.

Le cassis sert encore pour guérir les panaris ou les tumeurs qui viennent à l'extrémité des doigts, causées par une humeur maligne, en exprimant les feuilles dessus avec le marc, et enveloppant bien le bout des doigts couverts de ces feuilles.

C'est un remède des plus puissants contre les nodosités de la goutte. Prenez une bonne poignée de feuilles de cassis, autant de laurier commun, de la sauge et du romarin, de même ; mettez le tout dans un pot de terre bien vernissé, et remplissez-le de vin blanc ; mettez-le ensuite sur des cendres chaudes pour les faire infuser sans les faire bouillir, comme on fait infuser le séné ou la rhubarbe. Après vingt-quatre heures d'infusion, servez-vous de cette liqueur en frottant bien les mains l'une contre l'autre, surtout aux endroits où sont les nœuds, et réitérez d'heure en heure ; le plus fréquemment est le meilleur. Il faut que cette liqueur soit chaude quand vous vous en lavez, ce qu'on peut se procurer aisément, en tenant toujours le pot près du feu, en prenant garde qu'il soit bien couvert et qu'il ne bouille pas ; cela dissipera peu à peu les nœuds et rendra le mouvement à vos doigts, si vous ne vous rebutez pas d'en faire usage.

Celui qui a inventé le secret s'en est servi si utilement pendant quatre ou cinq mois, que les nœuds qu'il avait à deux doigts de chaque main, dont il ne pouvait faire aucun mouvement, se sont dissipés, en sorte qu'il a les mains comme il les avait avant d'avoir la goutte ; ses pieds mêmes, qu'il prend soin de frotter de cette liqueur, chacun un bon demi-quart d'heure avant de se coucher, et de les envelopper d'un chausson et d'un linge par-dessus, se sont dégagés ; en se levant, il les frotte de même, et il les a beaucoup plus libres. Il a expérimenté que plus les herbes infusent, plus le remède est efficace ; en sorte qu'il a laissé les mêmes herbes un mois tout entier dans le pot sans les changer, mettant seulement de nouveau vin à mesure qu'il diminuait ; et même quand il a renouvelé les herbes, il a remis le vin des anciennes sur les nouvelles. A la vérité, l'odeur est un peu forte, mais il s'en est beaucoup mieux trouvé, et n'a presque pas ressenti les douleurs de la goutte.

Vin de cassis. La façon la plus commode de s'en servir pour les maux qui ne pressent pas, c'est de le mettre infuser avec d'excellent vin blanc ou rouge pendant vingt-quatre heures, dans une bouteille de verre qui ait le col large, afin qu'on puisse plus aisément en retirer les feuilles. On met deux poignées de ces feuilles, on scelle bien la bouteille, afin qu'elle ne s'évente point ; il faut en boire une ou deux fois le jour, et davantage, s'il est nécessaire, quatre ou cinq doigts dans un verre, et remettre aussitôt du vin à proportion dans la bouteille, en sorte que le vin surnage toujours au-dessus des feuilles; autrement il aigrirait. Les mêmes feuilles peuvent servir quinze jours, si on les tient dans un lieu frais et qu'on ne les laisse pas éventer.

Eau de cassis. Ceux qui ont de l'aversion pour le vin peuvent prendre le cassis avec de l'eau, dans laquelle on fera bouillir les feuilles comme on fait bouillir le café; si ces feuilles sont sèches, on fera l'infusion plus forte ; si elles sont en poudre, il faudra prendre l'eau avec la poudre après que l'un et l'autre auront illi ensemble; mais, en ce cas, on en prendra moins pour la dose. On peut en prendre un verre le matin, un autre le soir avant le souper, et plus souvent si le mal presse.

Sirop de cassis. Il faut avoir un grand coquemar avec son couvercle, le remplir de feuilles de cassis, et les bien presser avec la main, ne laissant que quatre doigts de vide en haut du coquemar; mettre sur ces feuilles le meilleur vin blanc qu'on pourra trouver, le laisser surnager de deux doigts sur les feuilles; ensuite mettre le couvercle et du papier qui le ferme si bien, qu'il ne puisse prendre l'air en aucune façon ; le tenir dans un lieu frais, pendant huit ou neuf jours, pour le faire macérer ou fermenter. Il est nécessaire de le visiter chaque jour pour y ajouter du vin, afin que les feuilles ne demeurent jamais découvertes et ne se moisissent pas. Après qu'il sera bien macéré, il faut mettre à la presse le vin et les feuilles. Quelques-uns le repassent plusieurs fois sur le marc pour en tirer toute la teinture; d'autres font bouillir un peu de vin blanc avec les feuilles avant de les mettre à la presse. Sur une livre de la liqueur, on peut mettre une livre et demie ou deux livres de sucre et faire bien cuire le tout pour le conserver longtemps. On en a vu de trois années aussi bon que les premiers. Si on n'a point de vin blanc, on peut faire ce sirop comme les autres, avec de l'eau toute pure.

Conserves de cassis. Il faut, dans la saison où les feuilles de cassis ont le plus de vigueur, qui est dans le mois d'août et de septembre, en faire sécher à l'ombre une bonne quantité pour faire la conserve; il ne faut en mettre en poudre que ce qu'on veut actuellement employer, parce que les feuilles entières conservent mieux l'esprit et la qualité de la poudre. Il faut ensuite faire cuire le sucre jusqu'à ce qu'étant froid, il durcisse en roche; pour lors il faut le tirer du feu, et, étant encore bouillant, mettre sur une demi-livre de sucre un sixième ou un peu plus de poudre, et les bien mêler ensemble avec une spatule ou cuiller d'argent, jusqu'à ce qu'il soit presque froid; puis les retirer, donnant à la conserve telle figure qu'on veut pour la garder dans un lieu sec; elle se conservera ainsi plusieurs années sans rien perdre de sa vertu.

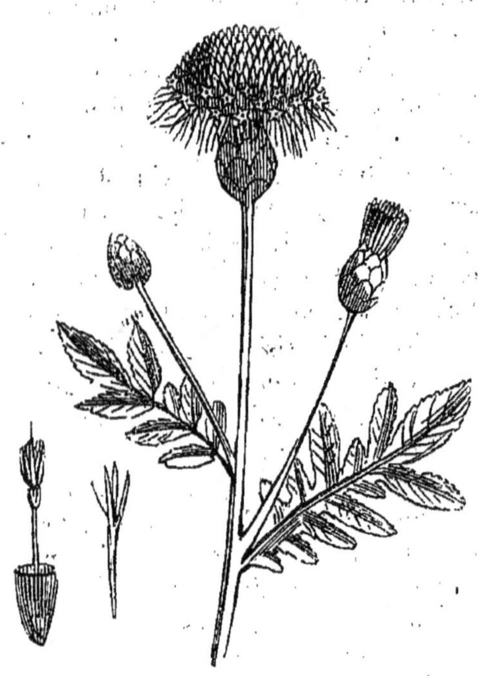

GRANDE CENTAURÉE.

Graine et aigrette. — Fleuron détaché. — Tige, feuilles et fleurs.

CENTAURÉE (GRANDE). — *Centaurée commune.*

CARACTÈRES BOTANIQUES. — *Tige* ferme, glabre et rameuse. — *Feuilles* finement dentelées, composées, pinnatifides. — *Fleurs* orange foncé et disposées en capitules; comme dans la plupart des capitules, l'involucre ou réceptacle commun est composé d'écailles abritées les unes sous les autres; or ces écailles sont très-obtuses et très-lisses; chaque fleuron du capitule est un petit tube à cinq dents. Les graines sont surmontées d'une aigrette. — La *racine* est grosse, brune à l'extérieur, rougeâtre en dedans.

UTILITÉ. — C'est encore un fort bon tonique, et c'est spécialement dans la racine que l'on trouve les qualités médicamenteuses, les propriétés fortifiantes.

APPLICATION. — On peut employer la racine fraîche ou la racine sèche, l'une et l'autre peuvent servir à préparer une décoction tonifiante. On fait bouillir quarante à cinquante grammes de racine fraîche ou quatre-vingts à cent grammes de racine sèche dans un demi-litre d'eau.

CHARDON BÉNIT. — *Centaurée bénite.* On conçoit que ce nom de bénit provient d'une réputation médicale répandue depuis fort longtemps. Il ne s'agit pas de ce chardon piquant que nous apercevons à chaque pas dans la campagne. Le chardon bénit ne se trouve guère que dans les jardins ou dans les prairies des départements méridionaux.

CARACTÈRES BOTANIQUES. — La *tige* est herbacée, un peu rougeâtre. — Les *feuilles*, assez profondément dentelées, présentent de petites épines à chacune de leurs dents. Elles

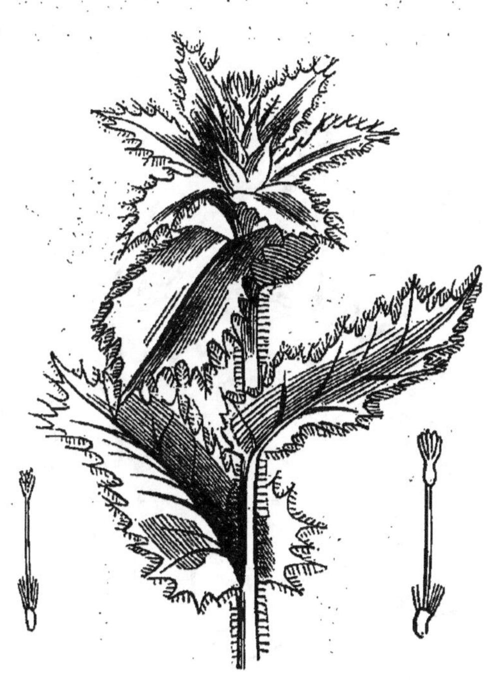

CHARDON BÉNIT.

Aigrette. — Plante entière. — Fleuron.

sont disposées çà et là sur la tige, c'est-à-dire qu'elles sont alternes. Là encore, les *fleurs* sont en capitules, capitules renfermant une grande quantité de beaux fleurons jaunes. Les écailles de l'involucre sont toutes terminées par une épine. Chaque fleuron a cinq divisions, et se trouve garni à sa base de poils doux et soyeux qui sont vraiment caractéristiques. Chaque semence est garnie d'une aigrette.

UTILITÉ. — Bonne comme stimulant, la plante du chardon bénit a la réputation de guérir les vieux ulcères, les faiblesses générales, jusqu'aux catarrhes et aux lentes inflammations de poitrine.

APPLICATION. — C'est avec les sommités fleuries de la plante, quelques-unes de ses plus jeunes feuilles, les unes et les autres séchées au soleil, que l'on prépare une infusion fortifiante qui se prend par cuillerées avant le repas. On en met un petit paquet dans environ un litre d'eau; on laisse quelque temps, puis l'on passe à clair comme toutes les infusions possibles. Mais, si l'on fait bouillir la plante entière, bouillir jusqu'à réduction d'un tiers, on obtient une décoction bonne pour laver et bassiner les plaies blafardes et les ulcères languissants.

C'est le suc de la plante fraîche pilée, broyée, puis exprimé, qui, pris par cuillerées, amène de bons résultats dans les affections catarrhales.

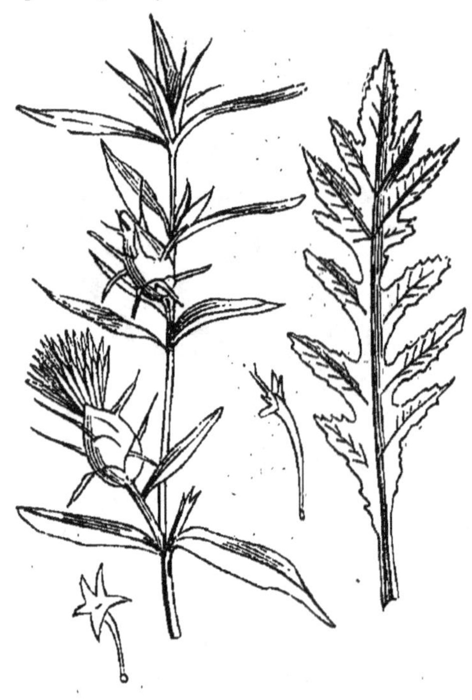

CHAUSSE-TRAPE.

Fleur détachée. — Fleuron. — Plante entière. — Feuille.

CHAUSSE-TRAPE. — On l'appelle encore *chardon étoilé*, *calcitrapa* et *pignerol*.

Caractères botaniques. — *Tige* très-rameuse et formant des buissons épais. — Les *feuilles* sont de deux espèces ; celles qui partent de la base sont singulières, pinnatifides d'une certaine façon, elles ont des lobes très-dentés, d'autres lobes larges et arrondis. — Les *feuilles* supérieures, au contraire, sont entières, petites et sessiles. Elles sont disposées çà et là sur la tige, c'est-à-dire alternes. — La *fleur* encore est en capitule, capitule oblong et remarquablement épineux. Chaque écaille, en effet, qui forme le réceptacle commun, semble plutôt une épine, une bractée qu'une écaille. Le réceptacle est poilu à sa partie supérieure, et les fleurons qui s'en échappent semblent la cime ou le plumet d'un casque.

Utilité. — Ce sont les fleurs et les feuilles qui, douées d'une amertume peu commune, possèdent des qualités fortifiantes. C'est, comme le dit un botaniste moderne, un de nos meilleurs amers indigènes. On l'a même proposé comme fébrifuge.

Application. — On peut le donner en infusion, mais on l'emploie surtout en macérations alcooliques, c'est-à-dire que l'on fait macérer et quelquefois bouillir une poignée de fleurs et de jeunes feuilles de chausse-trape dans environ quinze cents grammes de vin. L'on obtient ainsi un tonique alcoolisé analogue au vin de quinquina.

Le suc exprimé de la plante fraîche rend encore de véritables services.

On prétend que la chausse-trape était fort appréciée par les anciens, et que l'on s'en servait pour l'assaisonnement de l'agneau pascal.

On ne l'a pas seulement vantée comme fortifiante, on a prétendu qu'elle était fébrifuge et on la mettait sur la même ligne que le quinquina.

On l'a recommandée contre la gravelle, contre toutes les affections des reins.

Nous l'avons vu souvent employer par M. Récamier, notre vénéré maître ; mais nous n'avons pu constater aucunes de ses prétendues vertus vermifuges ou diurétiques.

C'est pourquoi nous avons cru rester dans la vérité en rangeant la chausse-trape parmi les plantes fortifiantes.

CHICORÉE SAUVAGE. — Caractères botaniques. — La chicorée sauvage est une plante très-commune, qui, partout à nos regards, le long des chemins et sur les bords des champs, offre ses jolies fleurs bleues.

La *tige* est peu élevée, droite, médiocrement rameuse, glabre et striée. — Les *feuilles*, un peu velues, plus souvent glabres, alternes, sessiles, allongées et profondément découpées à la base de la plante, deviennent plus petites à mesure qu'elles approchent du sommet des tiges, y prennent un aspect cordiforme et ne sont plus découpées que par des légers festons. — Les *fleurs*, sessiles, d'un beau bleu, quelquefois blanches ou rougeâtres, surtout quand elles sont à l'état de bouton, sont très-souvent réunies deux ensemble, le long des rameaux et des tiges; involucre double, l'extérieur à huit folioles droites,

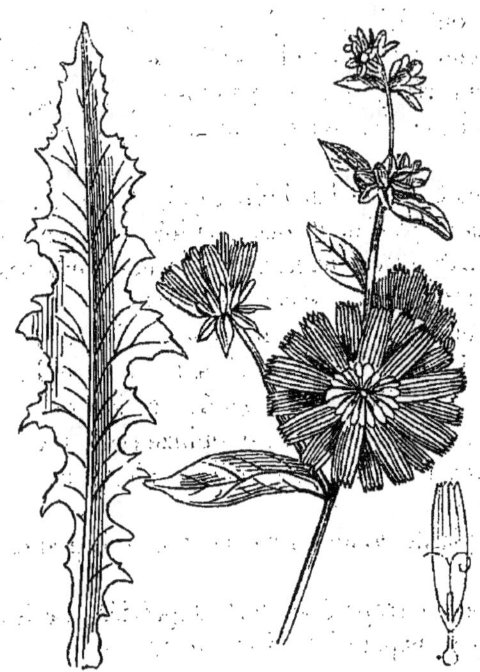

CHICORÉE SAUVAGE.

Feuille. — Plante entière. — Fleuron détaché.

soudées à la base, l'intérieur à cinq folioles ouvertes; réceptacle garni de paillettes; calice composé d'un double rang d'écailles ciliées, les extérieures courtes, les intérieures étroites, allongées, de même longueur, rapprochées du cylindre, corolle composée de demi-fleurons, prolongés en languette linéaire, tronquée, à cinq dents au sommet, renfermant cinq étamines, dont les anthères réunies en cylindre sont traversées par un style à deux stigmates.

Les *semences* sont petites, anguleuses, surmontées d'un petit rebord à cinq dents.

La *racine* de la chicorée est longue, fusiforme, remplie d'un suc laiteux. Elle est épaisse et charnue dans la chicorée cultivée.

UTILITÉ. — Tonique léger et très-ami des entrailles.

APPLICATION. — En médecine, on emploie la feuille et la racine de chicorée. Cette dernière s'emploie fraîche en infusion, et sèche en décoction à la dose d'une ou deux poignées pour une pinte d'eau ; la racine, en décoction, à la dose de trente à soixante grammes.

La meilleure manière d'administrer la chicorée est celle, à mon avis, qu'employait Récamier :

On jette deux à trois feuilles dans une théière ;

On y verse environ cinq cents grammes d'eau bouillante, et l'on fait prendre cette infusion, sucrée ou non, en deux fois, le matin à jeun.

Ce seul moyen combat souvent la constipation.

CRESSON DE FONTAINE. — Plante que tout le monde connaît, à fleurs blanches, disposées en grappes; à feuilles épaisses renfermant une saveur piquante et une amertume si légère, qu'elle n'est point désagréable.

UTILITÉ. — On l'entend crier dans toutes les rues: « Le bon cresson de fontaine, c'est la santé du corps! » C'est, en effet, un tonique fort remarquable ; et, ce qui est moins connu, une plante excellente contre les catarrhes et les maladies de poitrine.

APPLICATION. — On mange le cresson en nature ou l'on en boit le jus exprimé. Je l'ai jadis raconté quelque part, dans le journal le *Pays*, je crois : Récamier, en faisant déjeuner chaque matin, avec deux bottes de cresson assaisonnées d'huile et de sel, certains malades regardés comme atteints de phthisie, est parvenu à les guérir, seulement il recommandait toujours de boire un verre de lait après ce déjeuner au cresson.

Le cresson est la partie la plus importante de ce que l'on appelle les jus d'herbes.

On prend une grosse laitue, une poignée de chicorée sauvage, une botte de cresson et un peu de cerfeuil.

On jette le tout dans un mortier.

On pile, on pile, de façon à réduire toutes ces plantes en une espèce de pulpe. De cette pulpe sort une quantité notable de liquide, mais qui a la plus grande tendance à rentrer dans les plantes dont on cherche à le faire sortir.

Liquide et pulpe, on verse le tout dans un linge de notable résistance, on tord ce linge, et, moyennant cette torsion, on exprime, on fait sortir à travers les mailles du linge un suc trouble, coloré en vert.

Il faut piler assez de plantes pour obtenir un bon demi-verre du liquide en question.

Le liquide ainsi exprimé peut être bu tel quel; mais, s'il doit être servi à une personne délicate, à un enfant de goût difficile, on peut très-bien le clarifier en le filtrant. C'est le matin, à jeun, que l'on doit avaler les sucs d'herbes. Pourquoi? Parce que l'estomac se trouve vide, et que le médicament, une fois avalé, ne se mélange pas avec des aliments; de cette façon, il est plus vite absorbé, il est plus sûrement efficace.

On doit prendre d'un demi-verre à un verre de jus d'herbes.

Enfin il est bon d'en continuer l'usage pendant au moins trois semaines de suite, souvent même pendant six semaines.

FRAXINELLE. — *Dictame.* — Charmante plante à fleurs blanches ou rouges, qui forme dans nos jardins de beaux épis dont les jardiniers ont grand soin. Elle a des racines très-rameuses, dont l'écorce-est douée de propriétés médicales; cette écorce, une fois desséchée, est épaisse, roulée sur elle-même, d'une odeur de citron et d'une saveur amère très-prononcée.

UTILITÉ. — Vantée contre les fièvres intermittentes, la peste et l'épilepsie, l'écorce de fraxinelle n'a de vertus bien positives que ses qualités stimulantes.

APPLICATION. — On la donne en poudre ou en décoction comme la plupart de tous les bois amers : en décoction, il ne faut pas plus de seize grammes pour un litre d'eau ; en poudre, généralement on ne doit pas dépasser la dose de trois à quatre grammes pris dans une cuillerée de soupe, ou plus commodément dans du pain à chanter.

GERMANDRÉE.— Que l'on appelle encore *petit chéne, sauge amère, calamandrié, chasse-fièvre* même, ce qui indique que, dans certains pays, on regarde la germandrée comme un véritable fébrifuge.

Caractères botaniques. — *Tige* un peu couchée vers le bas, grêle, rameuse et couverte de légers poils. — *Feuilles* crénelées, oblongues, supportées par un court pétiole et partant de la tige d'une façon opposée ; c'est à la naissance des feuilles supérieures que l'on voit surgir les charmantes fleurs roses de la germandrée. — *Fleurs* rapprochées en petites grappes dont le calice a cinq divisions, dont la corolle, à tube plus ou moins allongé, s'étale en deux lèvres distinctes, l'une supérieure très-courte, l'autre inférieure beaucoup plus large

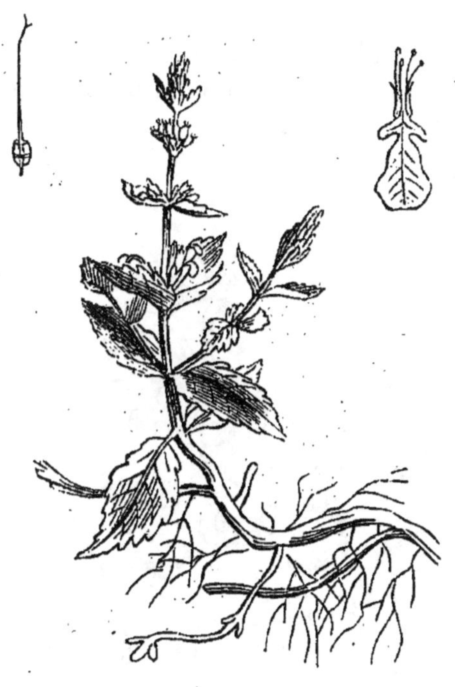

GERMANDRÉE.

Style. — Plante entière. — Fleur séparée.

et découpée en trois lobes inégaux ; quatre étamines ; le fruit en akène.

Utilité. — Excellente dans les affections scorbutiques et scrofuleuses, la germandrée convient dans les convalescences de toutes les maladies digestives, et parfois elle peut être un fébrifuge qui n'est point à dédaigner.

Application. — Il faut choisir, parmi les plantes de germandrée que l'on recueille, pour les faire dessécher, celles qui sont les plus courtes en tiges et les plus garnies de feuilles. On les emploie en infusion à la dose de huit à seize grammes par litre d'eau ; en poudre ou en eau distillée, dans les quantités ordinaires de ces médicaments.

HOUBLON. — Caractères botaniques. — *Tige* grêle, grimpante, anguleuse et couverte de poils crochus. — *Feuilles* profondément dentées, présentant de quatre à cinq lobes, et supportées par un pétiole à la base duquel se trouvent des stipules. Du reste, ces feuilles sont opposées. — *Fleurs* en grappe, présentant chacune un calice à cinq sépales ; cinq étamines à filet très-court, et contenues dans des réceptacles ou cônes écailleux, qui sont supportés chacun par un pédoncule de variable dimension. — Le *fruit* est un akène chargé de glandes résineuses qui développent une odeur pénétrante.

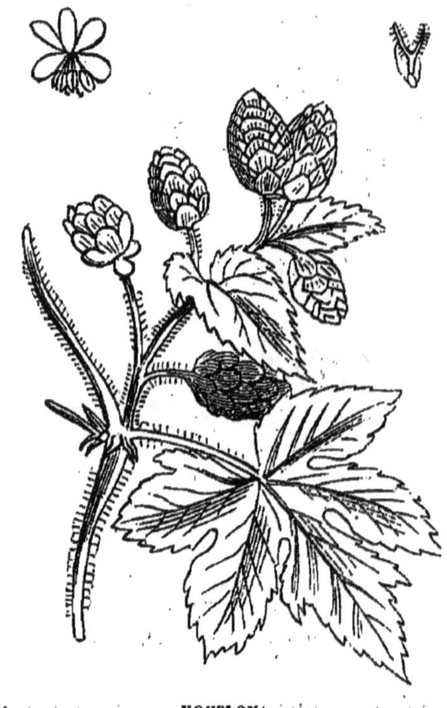

HOUBLON.
Fleur séparée. — Branche entière. — Fruit.

Utilité. — Ce sont les fleurs de houblon ou plutôt le réceptacle qui les supporte, cône écailleux, résineux, qui sont spécialement employés comme toniques et fortifiants ; tonique très-bon dans toutes les maladies lymphatiques ou dans les longues affections qui occasionnent des pertes, des souffrances, et conséquemment une faiblesse générale. Chacun sait que le houblon est un des éléments de la bière.

Application. — On prend le houblon en infusion, c'est-à-dire que l'on projette dans un litre d'eau vingt-cinq à trente grammes des cônes écaillés dont nous avons dit toutes les vertus. On peut prendre cette infusion aux repas comme entre les repas ; on peut même la mélanger au vin dont on a l'habitude de faire consommation en mangeant. Mais il est une autre application des cônes de houblon que nous ne pouvons passer sous silence. Ces cônes, écrasés, puis passés au tamis, fournissent une poudre blanchâtre que l'on a appelée lupuline. Or la lupuline, prise, le soir, à la dose de quelques grains, vingt-cinq à trente centigrammes, est un des meilleurs calmants ou plutôt un des meilleurs modérateurs des organes situés à la partie inférieure du ventre. En un mot, c'est, au dire de certains auteurs, le plus efficace de tous les anaphrodisiaques.

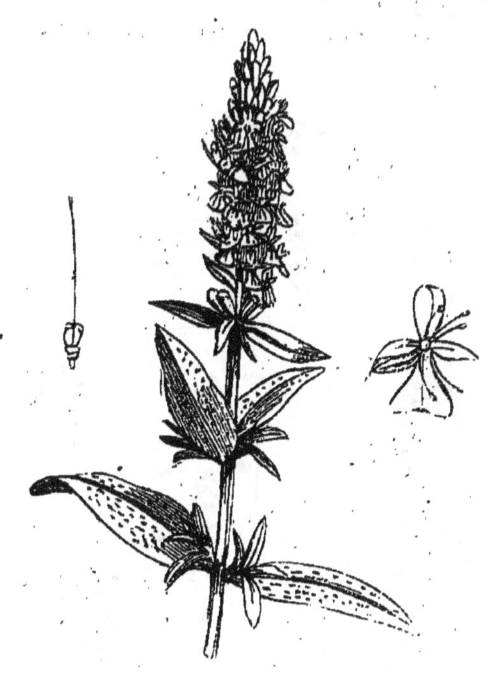

HYSOPE.

Style et ovaire. — Branche entière avec épi floral. — Fleur séparée.

HYSOPE. — Caractères botaniques. —*Tige* d'un vert remarquable, ligneuse cependant à sa base, mais couverte dans ses sections supérieures d'un duvet qui la rend pubescente ; elle est rameuse et forme des touffes assez considérables. — Les *feuilles* sont sessiles, tachetées sur les deux faces, disposées d'une façon

opposée, et garnies d'espèces de bractées qu'on appelle fascicules.
— *Fleurs* bleues et en épis ; calice allongé, strié, présentant cinq divisions ; corolle tubuleuse ; quatre étamines ; un stigmate ; quatre petits fruits.

UTILITÉ. — La réputation de l'hysope comme plante fortifiante remonte bien haut dans l'histoire, et se trouve encore bien populaire aujourd'hui. On prétend que l'hysope agit surtout contre les faiblesses déterminées par les affections catarrhales ; moi j'en ai vu employer la décoction avec grand succès sur des coups et des meurtrissures.

APPLICATION. — Infusion, eau distillée, sirop : telles sont les différentes manières d'user de la plante hysope avec quelque avantage. L'infusion n'est point bonne en tisane ; mais, préparée à la dose de trente grammes pour un litre d'eau, elle est excellente pour des frictions, des lotions. Le sirop et l'eau distillée servent de véhicule, c'est-à-dire de base à bon nombre de potions toniques.

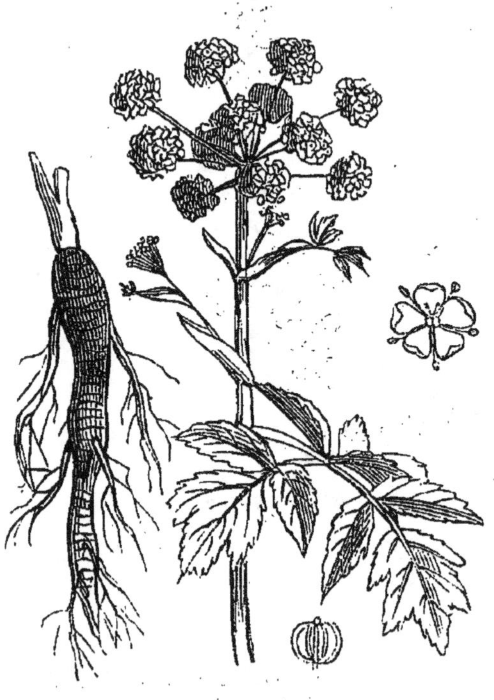

IMPÉRATOIRE.

Racine. — Branche et touffe de fleurs. — Fleur séparée.

IMPÉRATOIRE. — On l'appelle encore *benjoin français, otruche* ou *ostrute.*

CARACTÈRES BOTANIQUES. — *Tige* très-forte, bien droite, creuse à l'intérieur. — *Feuilles* de deux sortes, les inférieures plantées sur un long pétiole et partagées en trois folioles dentées ; les supérieures, étroites, membraneuses, analogues à des bractées. — *Fleurs* disposées en ombelles, touffues, d'une remarquable blancheur. La corolle a cinq pétales à extrémités repliées en dedans, cinq étamines et deux styles. — La *racine*, qui est spécialement employée comme médicament, est un gros et long tubercule rugueux, sillonné d'un brun foncé, d'une saveur chaude et d'une odeur très-pénétrante.

UTILITÉ. — Excellent stimulant, bon dans les accidents hystériques, et contre les flatuosités.

APPLICATION. — On la prend en décoction à la dose de quinze à trente grammes pour un litre d'eau.

LAVANDE. — Lavande des jardins.

CARACTÈRES BOTANIQUES. — *Tige* ligneuse à sa partie inférieure, nue en haut, feuillée en bas. — *Feuilles* longuettes, étroites, sans pétioles. — *Fleurs* en épi, d'un bleu violet ; mun à la base de petites bractées. Calice velouté à deux lèvres ; la lèvre inférieure se présentant plus longue et plus arrondie que la supérieure, laquelle est à trois divisions ; quatre étamines ; style très-ténu.

LAVANDE.

Fleur séparée. — Tige. — Feuilles. — Épi floral. — Ovaire et style.

UTILITÉ. — Bonne en lotions dans tous les accidents de faiblesse, dans la chlorose, spasmes, vapeurs, asthme, etc., en un mot, tout ce qui tient à l'anémie. Fort employée comme désinfectante, donnant une huile essentielle qui détruit la vermine, et qui serà des frictions ; précieuse dans les rhumatismes et les couvulsions.

APPLICATION. — On prend encore la lavande en infusion, mais seulement ses sommités fleuries, à la dose d'une grosse pincée pour la valeur d'un litre d'eau. La décoction se fait avec la racine desséchée ; on en met vingt à trente grammes dans un litre. L'huile est le suc que l'on exprime des rameaux et des racines fraîches pour en faire des frictions ; on la mêle à l'huile de camomille et de mille-pertuis.

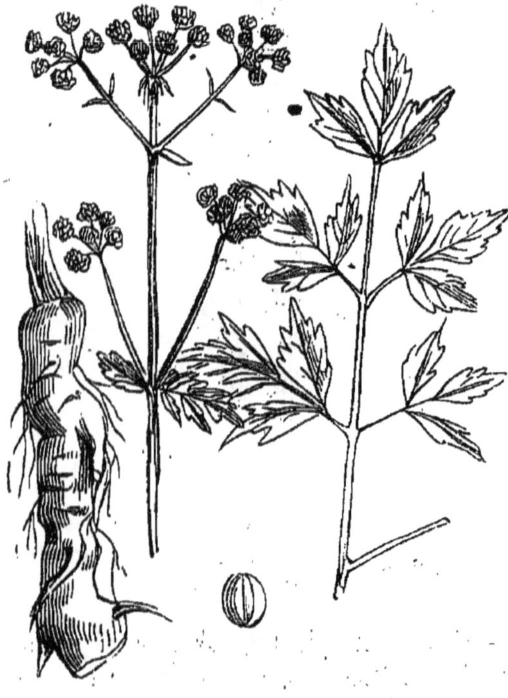

LIVÈCHE.

Racine. — Rameau de fleurs. — Feuilles.

LIVÈCHE. — On l'appelle encore *ache des montagnes*, *seseli*.

CARACTÈRES BOTANIQUES. — De loin on confondrait facilement la livèche avec le céleri que l'on sert sur nos tables. — Sa *tige* est moins cannelée ; mais elle est glabre, verte, peu rameuse. — Les *feuilles*, longuement pétiolées, s'étalent en trois folioles planes, luisantes et très-dentées. — *Fleurs* en ombelles, d'un blanc jaunâtre, portées sur des involucres et des involucelles ; corolle à trois pétales repliés en dedans à leur partie supérieure, cinq étamines, deux styles. — *Fruits* ronds et nombreux. — La *racine* est grosse, tuberculeuse, contournée, d'une saveur chaude et stimulante.

Utilité. — Bonne contre les digestions difficiles, employée contre la jaunisse. Un vétérinaire prétend que les feuilles mêlées avec le fourrage sont excellentes pour calmer la toux des bestiaux.

Application. — On n'emploie guère que les graines et la racine. Avec les unes ou les rondelles de l'autre, on fait une infusion. On met une poignée de rondelles et une grosse pincée de semences pour un litre d'eau.

MARRUBE. — Plante que l'on rencontre dans tous les lieux incultes, le long des vieux murs et dans les routes abandonnées.

Caractères botaniques. — *Tige* carrée, grisâtre, couverte de poils longs et serrés. — *Feuilles* cotonneuses, épaisses, comme chiffonnées, n'ayant qu'un fort court pétiole, et ayant la disposition opposée. Aux aisselles de chaque feuille, les *fleurs* s'agglomèrent et s'élèvent en touffe. Elles sont blanches, petites, accompagnées chacune de fortes bractées; calice à cinq divisions, corolle à deux lèvres, dont la lèvre supérieure est très-pointue et partagée en deux; quatre étamines, dont deux plus petites; style déposé sur le faisceau des étamines.

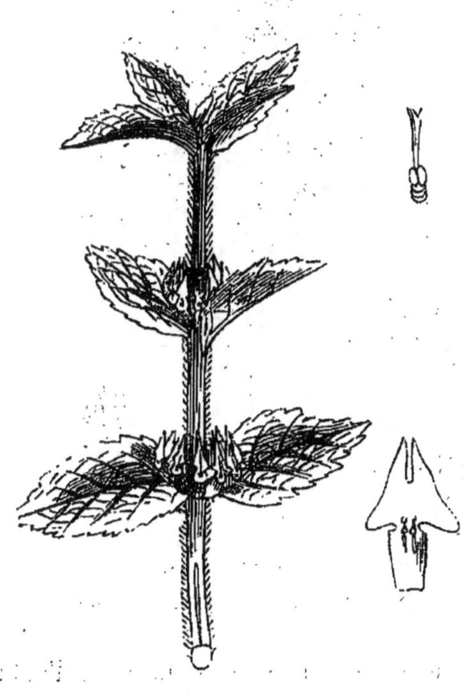

MARRUBE.

Plante entière. — Style. — Fleur ouverte.

UTILITÉ. — Excellente dans les affections de poitrine lentes et chroniques, dans la chlorose et les fièvres marécageuses. Plus d'un botaniste considère le marrube comme une des plantes les plus rationnellement appliquées à la médecine.

APPLICATION. — On l'emploie en infusion, pour lotions ou fomentations, en poudre ou extrait pour pilules ; la préparation des extraits et des pilules doit être exclusivement réservée aux pharmaciens. Quant à l'infusion, comme son usage est tout extérieur, chacun peut la préparer; il suffit d'une petite poignée de feuilles et sommités fleuries dans environ un litre d'eau.

NIGELLE DE DAMAS. — Encore appelée *cheveux-de-Vénus, patte-d'araignée, toute-épice*.

CARACTÈRES BOTANIQUES. — *Tige* grêle, mais dressée, rameuse, résistante. — *Feuilles* si étroites,

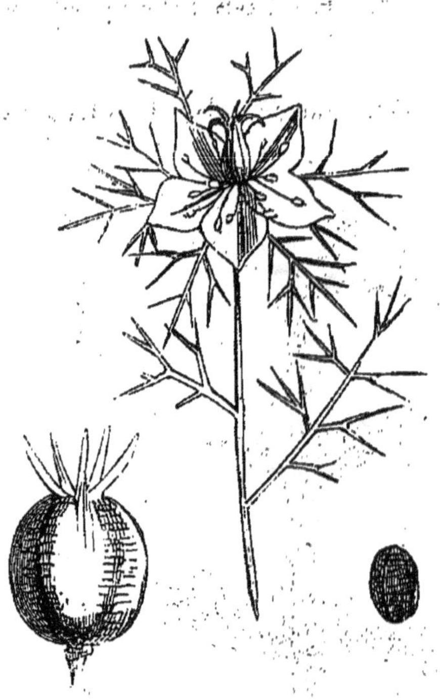

NIGELLE DE DAMAS.

Fruit. — Fleur. — Feuilles. — Graine.

qu'elles ressemblent à des cheveux, d'autant mieux que chacune d'elles est partagée en trois crans très-aigus et très-minces. Une fleur seulement au bout de chaque rameau; cinq sépales au calice, lesquels sont colorés; cinq pétales à la corolle, lesquels sont armés d'un onglet à leur sommet, et préservés par une écaille à leur base. L'ovaire est une des parties les plus remarquables de la plante; c'est une espèce de globe partagé en cinq compartiments et surmonté de cinq cornes à son sommet. Les graines sont chagrinées, rondes ; ces graines ont une odeur de fraise assez prononcée.

UTILITÉ. — Bonnes dans les affections catarrhales, les vertiges, les maux de tête, les graines de nigelle sont les seules parties de la plante employées comme médicament. Dans le midi de la France, on les emploie quelquefois comme assaisonnement.

APPLICATION. — C'est ordinairement avec du vin, tantôt pur, tantôt coupé d'eau, que l'on met macérer les graines de nigelle pour en extraire les qualités fortifiantes. On met quatre grammes de ces graines dans un litre de liquide, on laisse en macération pendant plusieurs jours, on décante et l'on fait prendre à petites doses, tout simplement ou avec du sucre.

ORCHIS MALE. —

CARACTÈRES BOTANIQUES. — C'est une charmante fleur qui croît dans les bois et se montre dès les premiers jours de mai. — La *tige*, nue

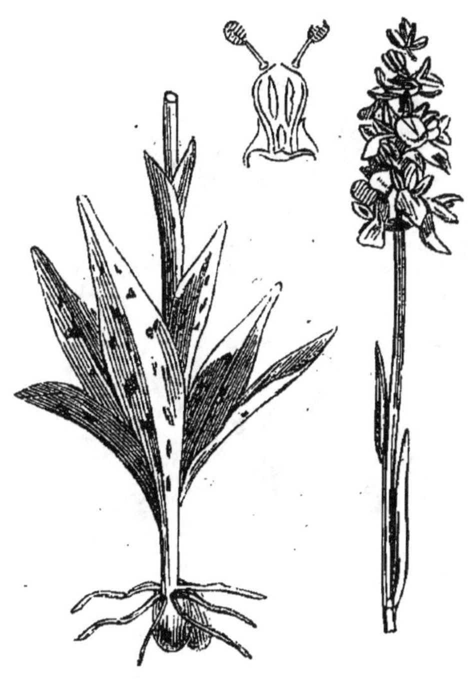

ORCHIS MALE.

Plante entière. — Fleur. — Épi floral.

à la partie supérieure, feuillée à la partie inférieure, est simple, très-ronde et lisse. — Les *feuilles* sont remarquables par leur tacheture noire sur le vert tendre qui forme leur couleur ; elles sont engaînantes, longues, pointues et alternes. — La *racine* est un tubercule, tubercule double, gros tout au plus comme une bille d'écolier. Les *fleurs*, larges, rouges, s'étalent au haut de la tige en un bel épi terminal. Point de calice ; six pétales à la corolle, dont trois extérieurs et deux intérieurs, relevés et réunis ensemble ; le dernier, intérieur, pend sur les trois extérieurs, forme lèvre, langue, et se trouve garni d'un éperon à l'extrémité où il s'attache aux autres.

UTILITÉ. — Ce sont les tubercules de l'orchis, c'est-à-dire sa racine, qui seuls sont utiles en médecine, car ils fournissent une fécule alimentaire d'une saveur gommeuse, qui est très-légère et cependant nourrissante.

APPLICATION. — Avec la fécule tirée de la racine d'orchis, on prépare d'excellents potages que l'on donne aux convalescents ; ces potages conviennent surtout aux personnes qui ont subi quelques maladies d'estomac.

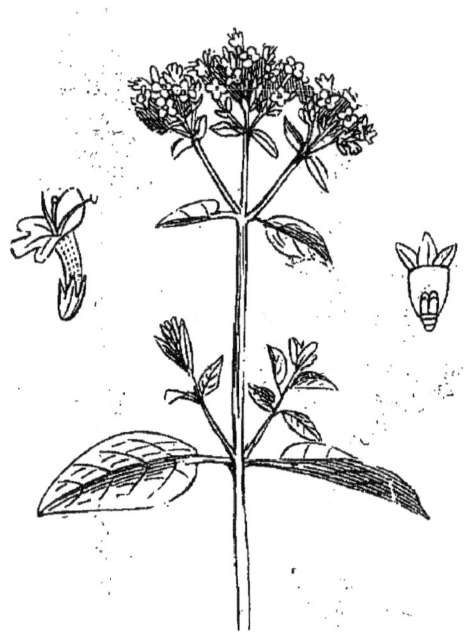

ORIGAN.

Fleur séparée. — Plante entière. — Ovaire.

ORIGAN. — Encore appelé *marjolaine, bâtarde sauvage.*

CARACTÈRES BOTANIQUES. — La *tige*, d'une teinte rosée, le plus souvent est roide et pubescente. — Les *feuilles*, qui sont placées en regard sur cette tige, sont garnies de pétioles et d'une figure ovale ; sans être veloutées sur toute leur surface, elles sont cependant couvertes de duvet sur les bords. — Les *fleurs* sont petites, supportées par des pédoncules opposés, comme les feuilles le long et en haut de la tige ; elles forment de petits bouquets que les botanistes appellent panicules ; ces bouquets sont munis de bractées qui sont colorées. Le calice a cinq dents ; la corolle est tubuleuse et s'ouvre en deux lèvres, dont la supérieure est échancrée et dont l'inférieure s'étale en trois découpures égales ; quatre étamines. — Les *fruits* sont des gousses ou akènes, courts et presque globuleux.

UTILITÉ. — Bon contre les douleurs, bon contre toutes les maladies languissantes où les plantes fortifiantes ont leur application : glaires, mauvaises digestions, asthmes, etc.

APPLICATION.—C'est avec les sommités fleuries, préalablement desséchées, que l'on prépare une infusion fortifiante à l'aide de la plante d'origan. Cette infusion peut être faite avec de l'eau simple ou de l'eau légèrement rendue vineuse : on en met une ou deux pincées tout au plus pour chaque litre de liquide. Mais c'est surtout en applications extérieures que l'on tire de l'origan les meilleurs partis. On fait bouillir trente grammes environ de sommités fleuries d'origan dans un litre de vin pur, et l'on obtient ainsi un vin aromatique excellent pour frictions, fomentations. Pour en faire des cataplasmes résolutifs, on prend la plante tout entière, que l'on jette à sec dans une poêle mise sur le feu ; on la grille ainsi quelques instants, et on l'applique le plus chaudement possible sur les régions douloureuses.

Il est à remarquer que la dessiccation n'enlève aucune des qualités fortifiantes de l'origan ; aussi a-t-on l'habitude de récolter la plante lorsqu'elle est encore en fleur.

Mais il faut s'en servir à l'état frais si l'on veut en tirer le parti que je vais dire. J'ai donné dans mon livre de *Formules et Recettes* un certain nombre de recettes plus ou moins vantées contre le mal de dents ; or je n'ai point enregistré celle que voici pour ne pas faire double emploi.

On pile des tiges d'origan, on en exprime le jus, on s'en rince la bouche quand on souffre pour cause de dent cariée.

Bien plus, on imbibe de ce jus un petit morceau de coton que l'on introduit dans la dent malade.

Quelques paysans mettent dans leurs dents gâtées un morceau de tige fraîche d'origan.

POLYGALA. — *Laitier, herbe au lait.*

Caractères botaniques.—*Tige* herbacée, tantôt droite, tantôt rampante, formant une touffe dans les prairies. — Ses *feuilles* sont sessiles, taillées en lance, mais très-étroites; elles sont disposées d'une façon alterne sur la tige, et, singularité qui n'arrive pas souvent, les feuilles supérieures sont plus longues que les inférieures. — Les *fleurs* sont d'un beau bleu, rangées en grappes qui sont magnifiques, du mois de mai au mois de juillet. Le calice a cinq sépales, et les deux plus grands, développés, colorés, semblent faire partie de la fleur. La corolle, d'abord s'élançant en tube, s'élargit et s'évase en deux divisions importantes. Deux des pétales représentent une lèvre supérieure; un autre pétale, excessivement étroit, représente une lèvre inférieure, d'autant mieux qu'il se présente accompagné, à droite et à gauche, par les deux autres pétales qui se trouvent de chaque côté. Huit étamines; style simple et dilaté; capsule cordiforme.

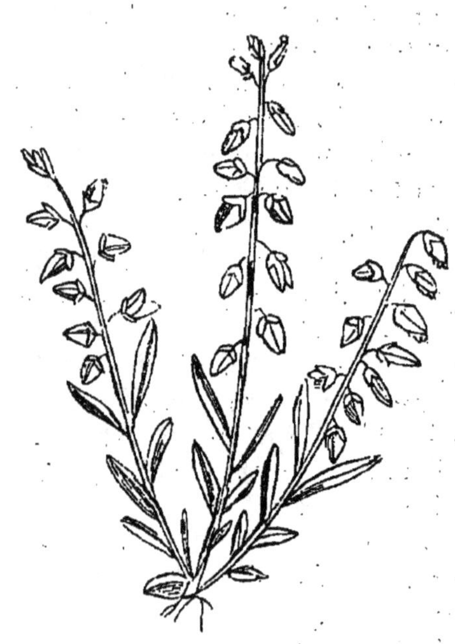

POLYGALA.

Plante entière, sauf la racine. — Feuilles, tige et fleurs.

Utilité. — Les anciens pensaient que le polygala augmentait le lait des bestiaux. C'est un amer très-peu prononcé, et qui, tout en fortifiant dans les cas de maladies de poitrine, est assez doux pour ne pas amener une trop grande exacerbation.

APPLICATION. — On ne se sert en médecine que des semences du polygâla: trente à soixante grammes de semences, mis infuser dans un litre d'eau, fournissent les bases d'une tisane précieuse pour les pulmoniques; on sucre cette tisane et on la coupe avec du lait tiède par parties égales. Si le malade la digère bien, on peut lui en donner à discrétion.

ROQUETTE. — *Choux roquette.* Effectivement, cette plante a quelque analogie avec le chou montant de nos jardins.

CARACTÈRES BOTANIQUES. — *Tige* cylindrique, rude, couverte de poils à sa base, se divisant en plusieurs rameaux à sa partie supérieure. — Les *feuilles* sont découpées d'une façon si bizarre, qu'elles ont occasionné la dénomination toute spéciale de feuilles lyrées. En effet, par les échancrures et les languettes qu'elles présentent à la partie moyenne de leur bord droit et de leur bord gauche, elles représentent, grossièrement sans doute, mais enfin elles représentent une lyre.

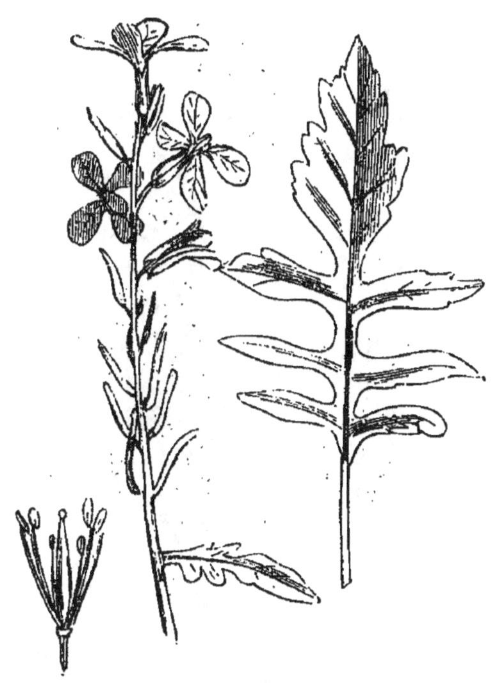

ROQUETTE.
Étamines et pistil. — Rameau floral. — Feuille détachée.

— *Fleurs* en grappes, mais en grappes très-peu fournies; chacune des fleurs a son support, son pédoncule. Calice à quatre divisions, dont deux plus courtes; corolle disposée en croix et garnie à chacun de ses pétales d'un onglet de notable dimension;

six étamines. — Le *fruit* est une cosse renfermant plusieurs graines.

UTILITÉ. — Bon stimulant, puissant antiscorbutique.

APPLICATION. — On mâche tout simplement les feuilles de roquette. Dans le Midi, ses feuilles servent d'assaisonnement ; c'est le meilleur moyen d'en tirer parti.

SAUGE. — On lui a donné bien des épithètes, on l'a appelée *petite sauge, sauge franche*, que sais-je, moi? On l'a décorée du beau nom de *thé de France*. Et, tandis que, dans certains pays, on l'intitule *herbe sale*, dans d'autres on la désigne sous le nom d'*herbe sacrée*.

CARACTÈRES BOTANIQUES. — *Tige* quadrangulaire, couverte de duvet.—*Feuilles* dentées, chiffonnées, pointillées à leur surface, tomenteuses quand elles apparaissent ; taillées en lance, portées sur un pétiole, et prenant la disposition

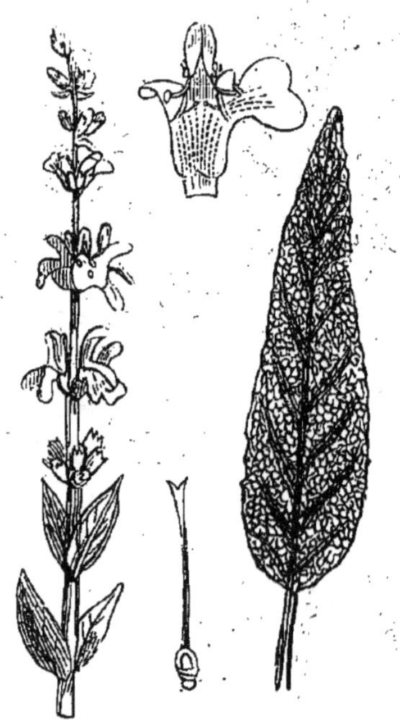

SAUGE.

Rameau floral avec ses fleurs en épis. — Fleur détachée. — Ovaire et feuille.

opposée. —Les *fleurs* se présentent en un long épi bâtard formé de bractées et de verticilles, mais paré de corolles lilas ou d'un charmant violacé. Le calice a cinq dents très-pointues; la corolle s'ouvre en deux lèvres, dont la supérieure forme casque, et dont l'inférieure, découpée en trois, forme une espèce de sablier ; l'intérieur de la corolle est garni de poils. Quatre étamines, dont deux presque imperceptibles.

UTILITÉ.—Excitant parfait, remède contre les sueurs nocturnes et les diarrhées débilitantes; excellente en lotions, fomentations et gargarismes toniques.

APPLICATION.— L'infusion de sauge, qui se fait en mettant quinze à trente grammes de feuilles de sauge dans un litre d'eau bouillante, est le meilleur remède à donner aux malades dont le système nerveux est frappé de stupeur, comme aux malades dont les forces vitales présentent tous les caractères de la débilité. C'est encore une excellente tisane pour arrêter les sueurs débilitantes. Enfin on voit souvent les vieux ulcères des jambes se fermer et se cicatriser en les couvrant de compresses imbibées de vin cuit avec de la sauge et du miel.

THYM. — On appelle encore le thym *pote* et *frigoule*.

On le rencontre à l'état sauvage, mais on le trouve surtout dans les jardins de ceux qui aiment les plantes aromatiques. Rien de plus agréable que l'odeur répandue non-seulement par les fleurs, mais par les feuilles de thym, et les abeilles, qui sont très-friandes, s'acharnent tout particulièrement sur les fleurs de la petite plante qui va nous occuper.

CARACTÈRES BOTANIQUES.— *Tige* rameuse, mais petite, quadrilatère et redressée avec assez de présomption. — *Feuilles* sessiles, un peu rabattues sur les côtés, ce qui les fait paraître très-étroites, mais bien étalées; elles sont lancéolées, disposition opposée. — Les *fleurs*, roses ou rouges, quelquefois blanches, forment des épis terminaux verticillés. Cinq divisions inégales au calice; corolle tubuleuse, s'ouvrant en deux lèvres; quatre étamines recourbées et divergentes; pistil dépassant la corolle. — *Fruit* composé de quatre akènes.

UTILITÉ. — Très-employée dans l'art culinaire, excellente dans toutes les maladies qui doivent être combattues par les toniques francs et les stimulants sans danger, bonne en fumigation, la plante de thym est encore précieuse pour les lotions, matelas ou litières. Peut-être ne l'emploie-t-on si rarement en médecine que parce qu'elle est mise si souvent en usage par les cuisinières.

APPLICATION. — Le thym fournit les matériaux nécessaires, avec ses fleurs, ses feuilles et ses branches desséchées, pour confectionner une gracieuse et fortifiante tisane. C'est vraiment cette plante qu'on aurait dû surnommer le *thé de France*. Par exemple, il ne faut pas surcharger l'infusion; quatre, huit ou dix grammes pour un demi-litre d'eau. — On tire encore de la plante toute fraîche un suc, une espèce d'huile essentielle, dont quatre à cinq gouttes, jetées sur un morceau de sucre, suffisent pour apaiser les coliques venteuses et fortifier l'estomac On prétend même que cette huile de thym suffit pour arrêter la douleur terrible occasionnée par les dents cariées.

VÉRONIQUE. —

Encore appelée *thé d'Europe*.

CARACTÈRES BOTANIQUES. — *Tige* presque ligneuse, rampante à la partie inférieure, mais redressée à son sommet. — *Feuilles* tendres, velues, d'un vert douteux, dentelées, ovales, supportées par un pétiole, et naissant dans la

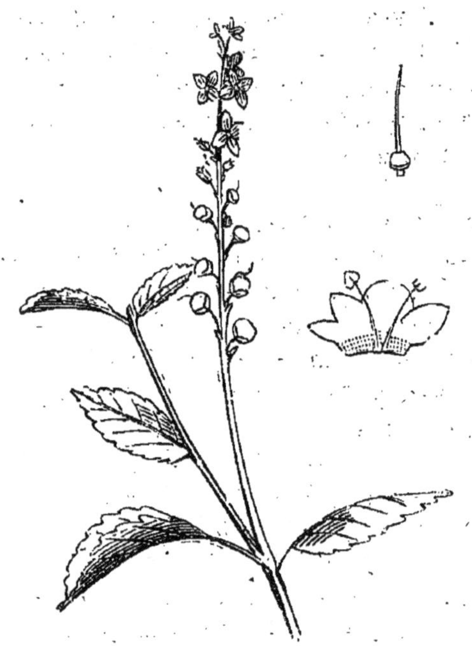

VÉRONIQUE.
Rameau entier présentant tige, feuilles et fleurs.

disposition opposée. C'est de l'aisselle des feuilles que s'élance un pédicelle chargé de supporter les *fleurs*, qui se présentent en grappes sous la couleur bleue ou rose. Le calice, garni de poils, a quatre divisions; la corolle, s'élevant en entonnoir, s'étale aussi en quatre pétales bien distincts. Deux étamines, qui dépassent la fleur tout entière. Un ovaire en cœur, contenant deux loges qui fournissent les graines.

UTILITÉ. — Ce sont les feuilles de véronique qui sont spécialement employées. Elle est vantée, et sagement, comme un bon digestif; elle a été vantée, peut-être imprudemment, contre les affections calculeuses et les maladies de la peau. La plante est employée comme remède excellent contre les catarrhes chroniques et les engouements pulmonaires. Circonstance à noter, la plante séchée a la même propriété que la plante fraîche.

APPLICATION. — Nous l'avons dit, la véronique est encore appelée thé d'Europe, et dans nos campagnes l'infusion de véronique est prise souvent comme l'infusion de thé ; cette infusion rend les digestions moins laborieuses, donne de la force aux personnes débilitées, et ne présente aucun inconvénient, c'est-à-dire qu'on n'en peut pas faire abus. On comprend de quelle importance elle est pour le convalescent. Il suffit de mettre infuser trois ou quatre branches, c'est-à-dire quinze à trente grammes de véronique desséchée dans un litre d'eau bouillante.

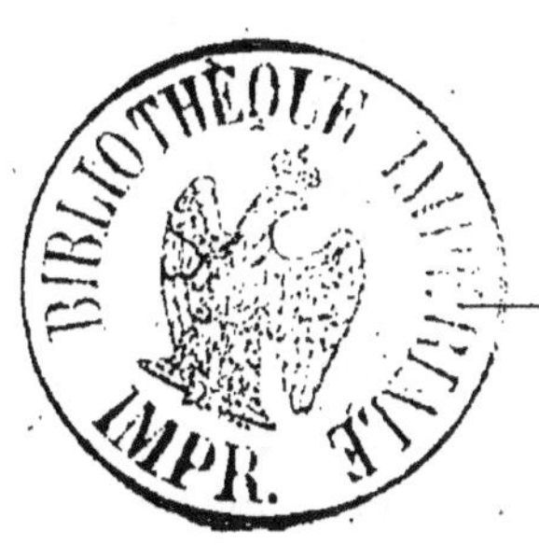

PLANTES ANTINERVEUSES

CAILLE-LAIT. — Encore appelé *gaillet*.

Caractères botaniques. — *Tige* grêle, affectant la forme quadrilatère, mais n'étant pas parfaitement carrée. — *Feuilles* ressemblant plutôt à des bractées qu'à des feuilles proprement dites; elles sont d'autant plus étroites, que leur bord de droite et de gauche s'enroule par-dessous; tandis que la face supérieure est lisse, luisante, la face inférieure est blanche et velue. Disposition verticillée. — *Fleurs* d'un beau jaune, se présentant en panicules allongées, offrant des rameaux à plusieurs fleurs opposées les unes aux autres. Calice très-petit, n'ayant que quatre divisions; corolle rosacée, mais n'offrant que quatre pétales ovales très-pointus. Quatre étamines; style partagé en deux; ovaire entouré d'une enveloppe glabre et lisse.

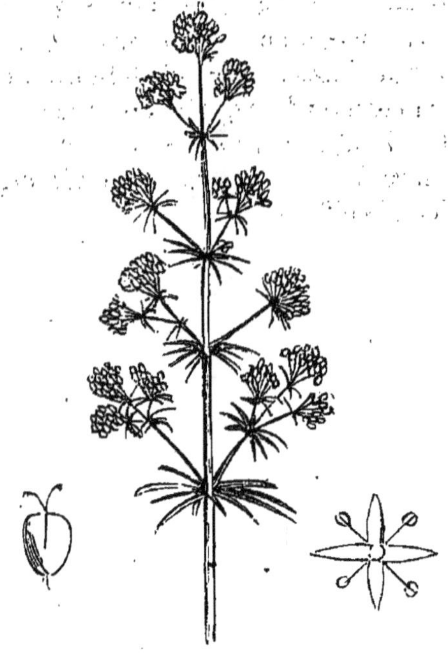

CAILLE-LAIT.
Ovaire. — Tige et fleurs en panicule. — Fleur détachée.

Utilité. — On croyait jadis que les fleurs du caille-lait avaient la propriété de faire cailler le liquide nutritif fourni par les vaches ou les chèvres. Il n'en est rien. Le caille-lait donne une teinte jaune au fromage, mais c'est tout. Il est très-employé pour la teinture des étoffes; mais ce n'est pas ce qui doit nous occuper ici. Le caille-lait a beaucoup d'analogie avec le tilleul; il est employé dans les affections convulsives, les sueurs rentrées.

Application. — Il y a deux manières d'employer le caille-lait : en infusion, et alors on en met quinze à trente grammes pour un litre d'eau chaude, ou bien en jus, en suc, en essence. On pile la plante, on verse dans un linge et on tord les liquides et les résidus ; c'est là ce qu'on appelle user d'une plante par expression.

CAMOMILLE-MATRICAIRE. — En antagonisme avec la camomille romaine. On l'appelle encore *camomille ordinaire*.

Caractères botaniques. — Elle a quelque ressemblance, en effet, avec la camomille dont nous avons déjà parlé. — *Tige* rameuse, c'est-à-dire se multipliant dès la racine. — *Feuilles* multiples, étroites, pinnatifides au suprême degré; plus épaisses cependant que celles de la camomille romaine. — *Fleurs* multiples, c'est-à-dire rassemblées sur un capitule, composées de fleurons et de demi-

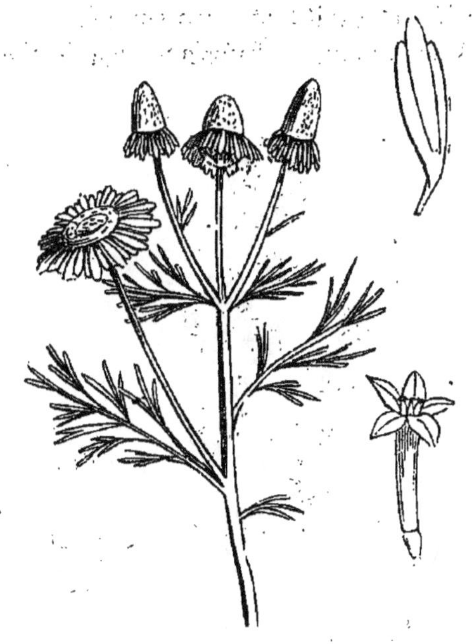

CAMOMILLE-MATRICAIRE.

Tige. — Feuilles et fleurs. — Fleuron. — Demi-fleuron.

fleurons ; les fleurons sont jaunes, tubuleux, coniques ; les demi-fleurons sont blancs, et servent de cadre, en quelque sorte, à la masse des fleurons susindiqués.

Utilité. — Bonne dans toutes les maladies de l'estomac, dans tous les désordres des nerfs, bonne même contre les vers qui encombrent souvent le tube digestif, la camomille-matricaire a été vantée comme fébrifuge. Nous n'admettons pas son efficacité en pareil cas, puisqu'elle ne se trouve pas rangée dans la catégorie des fébrifuges. C'était la seule camomille des anciens, dit un botaniste ; d'accord, mais la camomille romaine en a fait oublier les services et a fait tort à son emploi.

Application. — Infusions, macérations, c'est-à-dire deux espèces de tisanes : pour l'infusion, il suffit de mettre dix à douze fleurs de camomille dans un litre d'eau chaude ; pour la macération, il faut en mettre vingt à trente, et laisser travailler pendant au moins vingt-quatre heures.

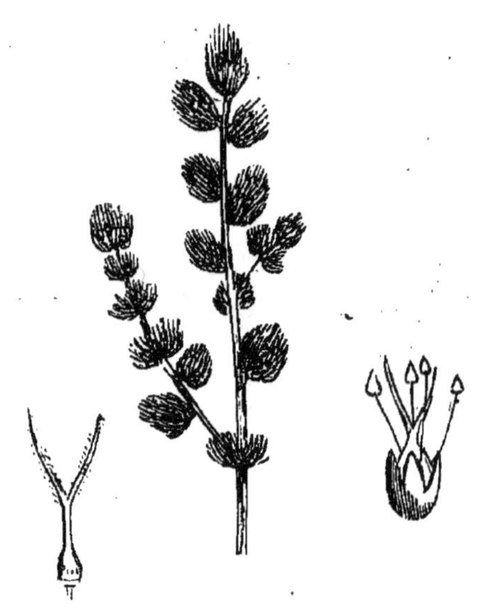

CAMOMILLE CAMPHRÉE.

Ovaire surmonté de son style bifide. — Tige et feuilles. — Fleur détachée.

CAMOMILLE CAMPHRÉE.

Caractères botaniques. — La camomille camphrée est une espèce d'arbrisseau que l'on trouve spécialement dans les régions méridionales de la France, dans les terrains secs et sablonneux. Quelques botanistes la cultivent dans leurs jardins. — J'ai dit espèce d'arbrisseau, parce qu'en réalité la camomille n'est qu'un sous-arbrisseau. — La *tige*, arrondie, glabre et dressée, est rameuse, c'est-à-dire partagée en plusieurs branches. — Les *feuilles*, velues, très-nombreuses, d'une couleur de poussière, sont tellement petites, que les botanistes les appellent linéaires. — Les *fleurs* sont axillaires, c'est-à-dire qu'elles s'élancent en forme d'épi de la jointure de chaque rameau. Le calice, persistant, est urcéolé, couvert de poils, présentant quatre dentelures très-pointues; il n'y a pas de corolle. Quatre étamines; ovaire ovale; style bifide, c'est-à-dire s'évasant supérieurement en deux languettes allongées.

UTILITÉ. — Très-bonne dans l'asthme, dans les flatuosités et dans toutes les complications nerveuses, la camomille camphrée, broyée entre les doigts, répand une odeur de camphre qui explique son efficacité dans la plupart des maladies nerveuses. Nous ne sommes pas de l'école Raspail, nous n'opposons point le camphre à toutes les maladies ; mais, à notre avis, le camphre est un antispasmodique précieux.

APPLICATION. — On peut se servir de la camomille camphrée en tisane, c'est-à-dire en infusion ; mais surtout on peut utiliser son suc, c'est-à-dire son huile essentielle. En infusion, il ne faut que dix à douze grammes de la plante dans un litre d'eau. Le suc et l'huile ne peuvent être employés que pour fomentations, onctions, frictions extérieures. La dose alors n'en est point limitée : on n'a à craindre aucun danger; il faut aller jusqu'aux effets calmants.

Pour préparer l'huile de camomille, il suffit de mettre une partie de fleurs sèches avec huit parties d'huile d'olive ; on fait chauffer au bain-marie pendant quelques heures, puis on passe par expression.

J'ai vu employer et j'ai employé bien souvent moi-même l'huile de camomille camphrée en embrocations extérieures sur des douleurs de ventre ou d'articulations. Pour rendre ces embrocations plus efficaces, j'ai soin, dès qu'elles sont faites, de faire recouvrir les régions graisseuses avec de la ouate de coton ; par-dessus le coton je fais mettre une toile imperméable de caoutchouc ou de taffetas gommé, et, par ces précautions, l'absorption du médicament et son action antinerveuse sont beaucoup plus promptes.

CAMOMILLE PUANTE. — Autrement appelée *maroute*. Il est assez remarquable que les corps à odeurs nauséabondes deviennent des médicaments antinerveux. C'est assez singulier, mais c'est comme cela.

Caractères botaniques. — La camomille puante ressemble beaucoup, par les caractères, à la camomille-matricaire dont nous avons parlé. — *Tige* rameuse. — *Feuilles* linéaires. — *Fleurs* en capitules, composées de fleurons jaunes et de demi-fleurons blancs, etc., etc. Mais la camomille puante, qui se plaît surtout le long des ruisseaux nauséabonds et dans les champs en friche, est très-reconnaissable à l'odeur qu'elle répand, à la saveur amère qu'on lui trouve.

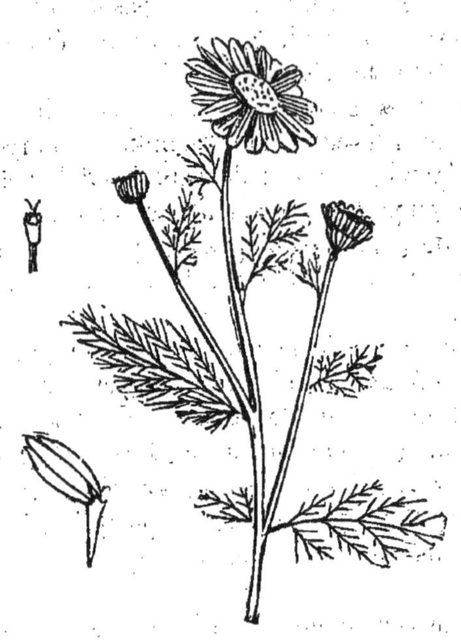

CAMOMILLE PUANTE.

Fleuron. — Tige. — Feuilles. — Capitule de fleur.

Utilité. — Bonne contre les maladies du tube digestif déterminant des flatuosités, efficace dans bien des névroses, et spécialement dans l'hystérie, la camomille puante avait sa place marquée dans les plantes antinerveuses; et, bien qu'on l'ait vantée comme fébrifuge, nous croyons, en la mettant ici, la placer à son véritable rang.

Application. — On la prend en infusion, et en suc absolument aux doses et suivant les préparations de la camomille ordinaire. *Voyez* ci-dessus.

CORIANDRE.—Plante assez rare, que l'on rencontre dans les vignes et dans les prairies du midi de la France et des environs de Paris. — *Tige* ronde, glabre, se partageant en plusieurs branches à sa partie supérieure. — Les *feuilles* sont de deux espèces; celles qui partent de la base sont larges, presque entières. A mesure qu'elles ont leur point de départ plus rapproché de la tête de la plante, elles deviennent plus étroites, présentent des segments considérables, jusqu'à ce qu'enfin, partant près du sommet, elles prennent un caractère presque chevelu. —Les *fleurs* sont en ombelles, composées de trois à six groupes. Les fleurs qui forment la circonférence de l'ombelle sont plus larges que celles qui se trouvent au milieu. Pétales rayonnants au nombre de cinq, cinq étamines aussi, ovaire infère. — *Fruits* globuleux.

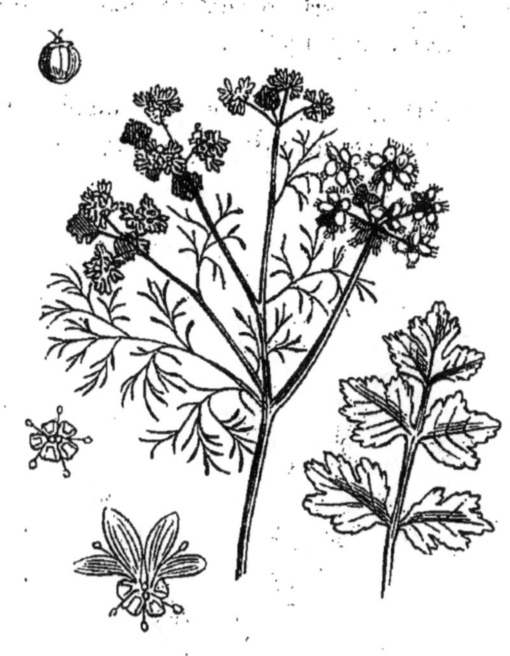

CORIANDRE.

Ovaire. — Fleur du milieu. — Fleur de la circonférence. — Tige et ombelles. — Feuille détachée.

UTILITÉ. — Bonne comme stomachique, antinerveuse. La coriandre, en effet, entre dans la composition de la fameuse eau de mélisse, surnommée eau des Carmes.

APPLICATION. — Chose singulière ! la coriandre, à l'état frais, exhale une odeur nauséeuse. Si on en écrase quelques feuilles entre les doigts, il semble que l'on vient d'écraser une punaise, et la coriandre desséchée répand un parfum qui plaît à tout le monde. Il est donc bien important, avant de s'en servir, de mettre la coriandre se dessécher en la pendant dans des greniers, ou en l'exposant au soleil. Son infusion, pour laquelle il ne faut pas mettre plus de quatre grammes de coriandre dans cinq à six cents grammes d'eau, est agréable au goût, digestive; c'est pourquoi on s'en sert souvent comme de véhicule quand il s'agit de préparer une purgation.

CYNOGLOSSE. — Nommée vulgairement *langue de chien*.

CARACTÈRES BOTANIQUES. — *Tige* herbacée, très-velue et couverte d'un grand nombre de feuilles. — Ces *feuilles* sont précisément la cause qui a fait donner à cette plante le nom de langue de chien. Elles sont ovales et longues, terminées en pointe. A mon avis, elles ressemblent plus à un fer de lance qu'à la langue d'un animal. Aussi poilues que la tige, elles ont un aspect velouté, leur teint est grisâtre; elles sont alternées. Celles qui partent de la partie inférieure sont supportées par un pétiole. Les supérieures, au contraire,

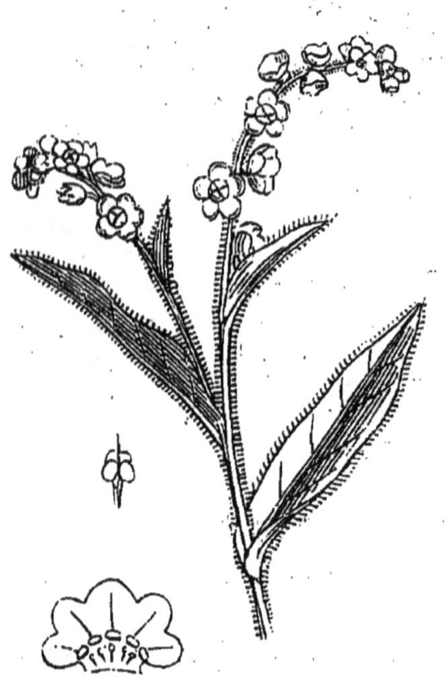

CYNOGLOSSE.

Ovaire et pistil. — Fleur étalée. — Branche florifère montrant les feuilles et la tige.

sont sessiles, plus étroites, et embrassent une partie de la tige à leur point d'insertion, alternes. — Les *fleurs* sont en grappes, grappes axillaires et grappes terminales. Le calice a cinq divisions; il est pubescent, c'est-à-dire velu aussi. La corolle est hypocratériforme; sa gorge est peu longue, et elle s'évase en cinq limbes arrondis, cinq étamines cachées dans le tube; style persistant. — Le *fruit* est un tétrakène velu comme la tige et les feuilles. — La *racine* est longue, charnue, d'une odeur agréable, d'une saveur très-prononcée.

UTILITÉ. — Bonne comme sédative, en même temps mucilagineuse et adoucissante, la plante cynoglosse passe pour avoir des propriétés narcotiques. Bien des auteurs les lui refusent.

APPLICATION. — C'est du suc de la racine que l'on tire ordinairement parti. On la taillé en rondelles et on en met jusqu'à soixante grammes dans un litre d'eau que l'on fait bouillir pendant assez longtemps. On peut encore se servir des feuilles, mais lorsque la plante est à sa première année.

GALÉGA. — On l'appelle encore *lavanèse, rue de chèvre.*

CARACTÈRES BOTANIQUES. — *Tige* dressée et divisée en plusieurs rameaux. — *Feuilles* pinnatifides à folioles très-nombreuses. — *Fleurs* papillonnacées; calice monosépale; corolle à cinq divisions, une pour l'étendard, deux pour la carène, et les deux dernières, latérales, formant aile de chaque côté; dix étamines soudées ensemble, dont une libre, une gousse pour *fruit.*

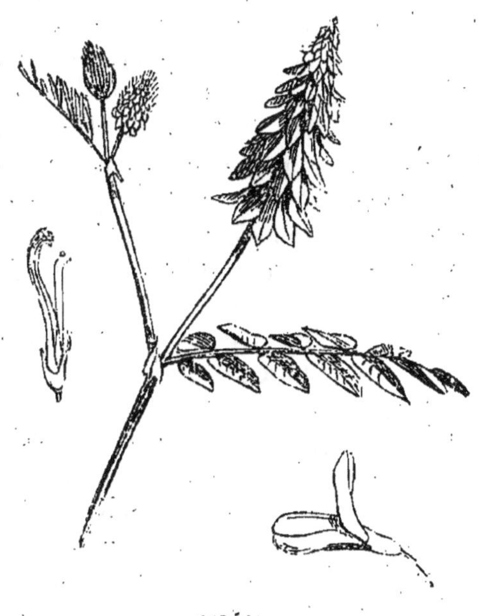

GALÉGA.

Ovairé avec le calice, les étamines. — Rameau avec la tige et les feuilles. — Fleur détachée.

Utilité. — Peu considérable; mais enfin, les feuilles de galéga sont douées d'une légère amertume qui réussit souvent dans les spasmes et les flatuosités.

Application. — C'est en infusion ou en décoction qu'on peut tirer parti de cette plante, d'ailleurs peu commune.

GUI. — *Gui de chêne, gui blanc*. Le gui est cette plante parasite qu'on aperçoit non-seulement sur les chênes, mais sur les vieux pommiers, sur les vieux poiriers.

Caractères botaniques. — *Tige* ligneuse, se divisant et se subdivisant beaucoup. Rameau arrondi, présentant de distance en distance des nœuds, des espèces d'articulations. — *Feuilles* d'un vert sale, épaisses, nombreuses, sans dentelures, mais présentant à leur centre une nervure épaisse très-caractéristique. Insertion opposée. Il y a deux espèces de *fleurs* : les unes dont le calice a quatre divisions assez longues, mais qui ne présentent aucune corolle, au milieu du calice se trouvent quatre étamines; les autres, qui n'ont qu'un calice presque imperceptible, mais une corolle à quatre pétales, jaune sale et assez épais.

Utilité. — Bon dans les convulsions, l'asthme, la coqueluche, le hoquet et la toux rebelle.

Application. — C'est à la fin de l'automne qu'il faut avoir soin de recueillir le gui. On le fait dessécher et puis on le renferme dans des vases de faïence convenablement recouverts. On peut tirer parti de cette plante, soit en décoction, soit en nature, c'est-à-dire en poudre. La décoction sert de tisane. Il ne faut pas mettre plus de trente grammes pour un litre d'eau, et il ne serait pas bon de faire prendre à un malade plus d'un litre de cette tisane dans une seule journée. Quant à la poudre, on l'obtient en pilant les branches sèches préalablement nettoyées et séparées de leur écorce. On peut prendre de cette poudre de trois à quatre grosses pincées par jour, ou même plein une cuiller à café. Il est bon de l'enfermer dans du pain à chanter.

LAURIER. — On l'appelle encore *laurier sauce, laurier franc, laurier d'Apollon*. Il est peu d'observateurs qui n'aient remarqué le laurier sauce dans les jardins ou qui n'en aient vu traîner quelques rameaux dans la cuisine.

CARACTÈRES BOTANIQUES. — Le laurier est un arbre, ce qui signifie que sa *tige* et ses rameaux sont ligneux. Les rameaux sont en grand nombre. — Les *feuilles*, taillées en ovales allongés, très-pointues à leur sommet, supportées à leur pétiole, sont d'un vert si vif, qu'elles paraissent enduites d'un vernis. Insertion alterne. — Les *fleurs* sont de deux natures différentes. Les unes, garnies de douze étamines, sont réunies en petits faisceaux, et entourées de quatre bractées qui ne restent pas fort longtemps, quatre divisions au calice, quatre divisions à la corolle ; les autres se présentent sous la forme de petits capitules avec involucres bien caractérisés. Leur calice est turbiné, à quatre divisions peu profondes. Celles-là ne referment pas d'étamines ; elles ont un style qui surmonte un ovaire. Le style est épais et court, et l'ovaire devient plus tard ce que l'on appelle plus ordinairement parmi les gens du monde un fruit ; c'est un drupe allongé, assez semblable aux petites cerises des merisiers.

UTILITÉ. — Très-bon contre les débilitations d'estomac, les maladies venteuses, les gastralgies, les spasmes et les faiblesses. Excellent pour aiguiser l'appétit et faciliter la digestion.

APPLICATION. — On n'emploie du laurier sauce que les feuilles et les fruits. On met deux à trois grandes feuilles dans le lait, dans les ragoûts.

Mais disons bien vite que dans les ragoûts le laurier n'est plus employé que pour aromatiser, et ne pourrait convenir sous cette forme que pour calmer les ardeurs et les malaises des estomacs trop impressionnables.

Les fruits ou baies fournissent par l'expression une espèce d'huile grasse, verdâtre, et dont on obtient de très-bons résultats pour faire des frictions, des embrocations.

En supposant qu'on veuille se servir des feuilles de laurier pour préparer une tisane calmante, il suffit d'en mettre cinq à six feuilles dans une théière, et le malade en boit à volonté.

Quant au suc exprimé, comme son usage est tout extérieur, on peut en prendre autant que l'on veut, sans crainte d'en faire abus.

LAVANDE SPIC. — On l'appelle encore *grande lavande, lavande mâle, aspic*. Nous avons déjà parlé de la lavande dans le chapitre des plantes fortifiantes. Il s'agissait de la lavande vulgaire, de la lavande des jardins.

Caractères botaniques. — Ils sont à peu près les mêmes que ceux de la lavande des jardins. Ainsi la *tige* est ligneuse et divisée en un grand nombre de rameaux. — Les *feuilles* sont sessiles et très-étroites. — Les *fleurs* se présentent en épis. Dans la lavande ordinaire, nous avons constaté de petites bractées s'élevant à la base des épis. Dans la lavande spic, nous en avons de très-longues. Les fleurs de l'une et l'autre plante ont beaucoup d'analogie; mais l'odeur de la lavande spic est beaucoup plus prononcée. Aussi l'huile retirée des fleurs, des feuilles et des tiges de la lavande spic, huile que,

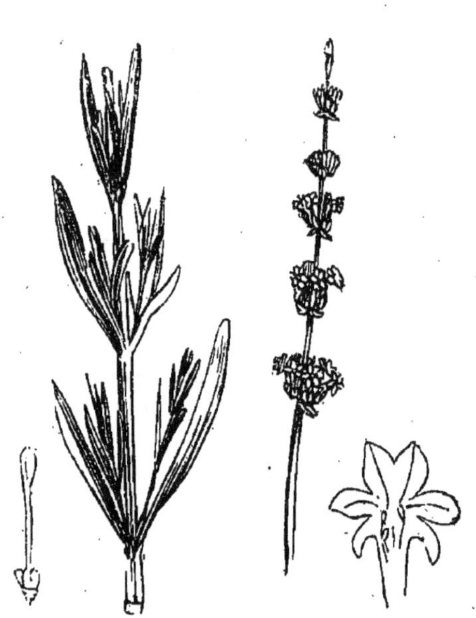

LAVANDE SPIC.

Ovaire. — Tige et feuilles. — Épi floral. — Fleur détachée.

par corruption de langage, le peuple nomme huile d'aspic, huile jaunâtre, très-aromatique, et donnant à l'analyse une portion notable de camphre; cette huile, dis-je, est le remède unique fourni par la plante qui nous occupe.

Utilité. — Bonne contre les fatigues excessives, les douleurs articulaires et faiblesses nerveuses.

Application. — C'est en frictions ou en embrocations que l'on emploie l'huile ou plutôt le suc de la lavande spic. Inutile d'indiquer, par conséquent, des doses, des limites, des proportions.

MÉLISSE. — On l'appelle encore *citronnelle, herbe au citron, ponchirade, piment des ruches.*

CARACTÈRES BOTANIQUES. — *Tige* carrée, rameuse, se cassant comme du bois sec.

— *Feuilles* crénelées, recouvertes d'un léger duvet, d'un vert plus pâle en dessous qu'en dessus, ovales et pointues, supportées par un pétiole; insertion opposée.

— *Fleurs* verticillées ou agglomérées en touffes qui partent de l'aisselle des feuilles, flanquées de bractées qui semblent leur servir de cadre. Calice à deux divisions; corolle tubuleuse s'évasant en deux lèvres dont la supérieure est découpée en deux et dont l'inférieure est découpée en trois; quatre étamines, dont deux plus courtes et deux plus longues; ovaire à quatre lobes.

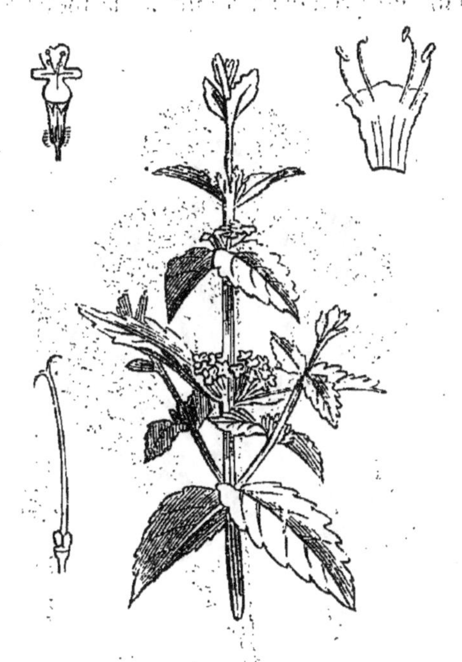

MÉLISSE

Fleur détachée. — Ovaire et pistil — Rameau entier avec feuilles et fleurs. — Fleur ouverte montrant les étamines.

UTILITÉ. — La mélisse est bien certainement de toutes les plantes celle qui jouit de la meilleure réputation antinerveuse. Bonne contre les vertiges, les défaillances et les syncopes; elle est encore employée contre la migraine et les étourdissements.

APPLICATION. — Les pharmaciens préparent des eaux distillées, des alcoolats; mais ce n'est point là ce que nous devons recommander aux familles. L'infusion, la simple infusion de mélisse, peut rendre des services signalés. On choisit parmi les rameaux de mélisse ceux qui sont les plus garnis de fleurs et qui ne sont pas trop montés; on réunit les bouquets, on les monde, c'est-à-dire que l'on en sépare les bractées trop rudes et les feuilles dénaturées; on les dispose en guirlandes et on les fait sécher dans un grenier; l'odeur de la mélisse diminue pendant ce desséchement. Mais, quand on en fait une infusion, qui doit être préparée absolument comme se prépare le thé, tout le parfum de la fleur se réveille, toutes ses qualités sont conservées.

MILLEFEUILLE. — *Herbe aux coupures, herbe aux charpentiers, aux militaires, aux voituriers, sourcil de Vénus.* Tels sont les surnoms de la millefeuille.

CARACTÈRES BOTANIQUES. — Sa *tige* est simple, droite, découpée en cannelures. — Ses *feuilles* sont longues, assez étroites et composées de folioles nombreuses et presque linéaires. — Les *fleurs* se présentent en capitules, capitules si nombreux, qu'ils forment des corymbes bien caractérisés. Nous avons dit qu'en pareille circonstance on trouvait des fleurons et des demi-fleurons. C'est au centre que se trouvent les

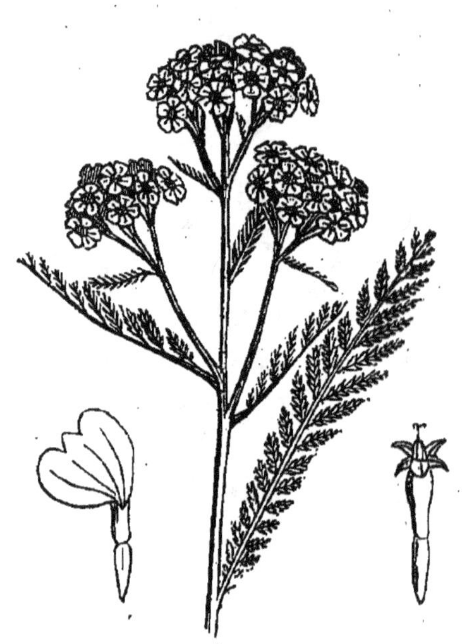

MILLEFEUILLE.

Demi-fleuron. — Rameau avec feuilles. — Tige. — Inflorescence. — Fleuron.

fleurons de la millefeuille, petit tube découpé à leur évasement en cinq divisions ; les demi-fleurons, ordinairement au nombre de cinq, représentent assez bien cinq pétales à trois dents. L'involucre est composé d'écailles. — Le *fruit* est un akène sans aigrette.

UTILITÉ. — Bonne dans les coliques d'estomac, les flux muqueux, les maladies nerveuses, la millefeuille est encore vantée comme un excellent topique à employer dans les coupures, blessures, bref, dans le pansement de toutes les plaies. Elle a des propriétés éminemment cicatrisantes ; on l'a préconisée encore comme un remède au mal de dents. C'est M. le docteur Richart, de Soissons, qui a essayé de réhabiliter la millefeuille en publiant le résultat de ses expériences. Il la regarde comme très-utile dans les fièvres éruptives, les menstruations difficiles et douloureuses, etc. « Son infusion, dit-il, est un puissant calmant du système nerveux ; elle calme la douleur sans augmenter l'inflammation et fait cesser la fièvre symptomatique ; ces heureux effets me l'ont fait adopter comme boisson principale chez toutes les femmes en couches, disposées généralement aux irritations nerveuses et aux inflammations. J'en fais aussi un heureux usage au début des maladies, durant le trouble nerveux qui le précède, et souvent cette infusion a suffi pour rétablir la santé. » Le même praticien ajoute qu'il a eu beaucoup à se louer de l'usage de l'infusion et de la décoction de millefeuille, qu'il employait en boissons, lavements, topiques, etc., dans une épidémie de dyssenterie très-grave.

APPLICATION. — Pour faire une tisane avec la millefeuille, on projette deux ou trois pincées de ses sommités préalablement desséchées dans environ un litre d'eau. Pour les coupures et les plaies, on fait, avec les feuilles, les jeunes tiges et les fleurs de la millefeuille, un topique froid ou chaud ; froid, il suffit de piler la plante et d'en appliquer le résidu sur les blessures que l'on veut faire cicatriser ; chaud, il est urgent de la faire cuire et d'en composer ensuite un cataplasme comme on prépare tous les cataplasmes végétaux. Pour calmer les douleurs de dents, on pile les feuilles, et on en introduit une portion dans les conduits auditifs.

MORELLE. — On l'appelle encore *morelle noire, morette, raisin de loup, crève-chien, herbe aux magiciens.*

Caractères botaniques. — *Tige* à rameaux diffus, glabre, anguleuse, un peu rude. — *Feuilles* d'un vert si foncé, qu'elles paraissent noires. Elles le sont moins en dessous qu'en dessus; supportées par un assez long pétiole, elles sont ovales, molles et dentées. — Les *fleurs* sont en ombelles. Calice très-petit à cinq divisions ; corolle à cinq divisions aussi. Presque rosacés, les cinq pétales se replient intérieurement à leur sommet. — Le *fruit* est une baie qui passe du vert au jaune, du jaune au rouge, et finalement devient noir.

Utilité. — Bonne pour lotions, injections, cataplasmes et fumigations, la morelle demande à être récoltée et employée avec sagacité. Jeune, elle est tellement inoffensive, que bien des médecins bota-

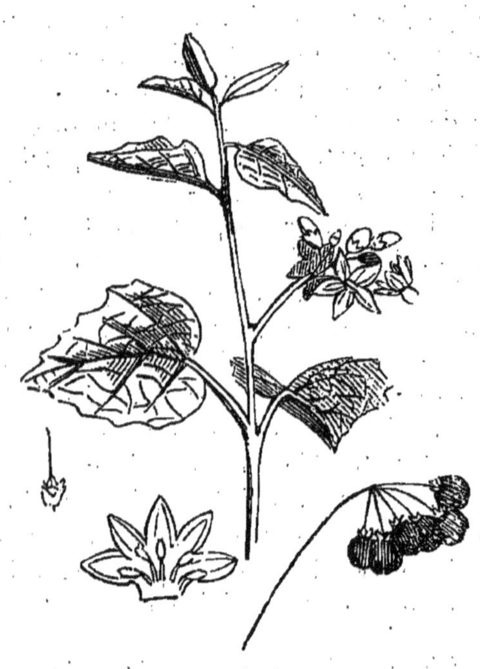

MORELLE.

Ovaire et style. — Fleur ouverte. — Rameau avec tige, feuilles et fleur. — Fruits.

nistes l'ont placée parmi les adoucissants. En vieillissant, elle prend des qualités narcotiques qui sont assez considérables dans ses fruits. Ce n'est cependant pas un poison.

Application. — Les vertus de la morelle sont plus franches quand elle est desséchée que lorsque la plante est dans son état frais. En conséquence, il est bon de soumettre cette plante au travail préalable de la dessiccation. Comme il ne s'agit que d'usage extérieur pour lotions ou injections, on fera bouillir soixante, quatre-vingts, voire même cent grammes de morelle dans un litre d'eau. Pour les cataplasmes, on les prépare comme tous les cataplasmes végétaux. Pour les fumigations, il suffit de projeter quelques baies de morelle sur des charbons incandescents.

MUGUET. — Encore appelé *muguet de mai, lis des vallées.*

CARACTÈRES BOTANIQUES. — C'est une plante à hampe grêle, striée, naissant du pied d'un bouquet de feuilles longues et assez larges, qui ressemblent un peu aux feuilles de lis. La hampe est haute ordinairement de quinze à vingt centimètres, et elle porte à son sommet une douzaine de petites fleurs suspendues à un léger pédoncule. — Les *fleurs* imitent à peu près la forme d'un grelot fléchi sur leur pédoncule ; elles ressemblent à de petites cloches, et sont toutes placées de manière à retomber du même côté. Les fleurs qui n'ont point été modifiées par la culture, les fleurs naturelles, si j'ose m'exprimer de la sorte, sont d'un blanc mat, tendant un peu à la couleur verte. Chacune naît à l'aisselle d'une spathe particulière. Elles ont un périgone pétaloïde à six dents. Les étamines sont au nombre de six, attachées à la base du périgone. L'ovaire est simple, à un style ; trois stigmates.

UTILITÉ. — Bon contre les spasmes et les vertiges. On l'a même préconisé contre les fièvres intermittentes et l'épilepsie. Son rôle véritable, sa vertu vraiment précieuse, est, une fois desséché, mis en poudre (les fleurs spécialement), de stimuler la peau intérieure du nez, ce que les anatomistes appellent membrane pituitaire. En la stimulant, elle en active le travail, et cette poudre détermine dans les fosses nasales une sécrétion muqueuse, voire même des saignements qui rendent de véritables services en médecine.

Les saignements de nez, comme les sueurs de pieds, comme les hémorroïdes, sont une sorte de maladie complémentaire, une sorte d'émonctoire, c'est-à-dire de dégagement naturel.

APPLICATION. — Ce sont les fleurs prises en infusion qui sont employées contre les accidents nerveux. Comme sternutatoire, on fait sécher la plante tout entière, on la broie et on la prise en guise de tabac. Il est important qu'elle ne soit pas trop finement pulvérisée, afin qu'elle s'arrête dans les cavités nasales, et qu'elle ne tombe pas dans l'arrière-gorge.

Si le nez s'échauffe par l'usage de cette poudre sternutatoire, on peut en adoucir l'irritation en prisant de l'amidon en poudre ou en reniflant du lait.

Il est suffisant, d'ordinaire, de prendre quatre à cinq prises de poudre de muguet pour accélérer l'écoulement du nez et pour déterminer de légers saignements.

NÉNUFAR. — On l'appelle encore *baratte*, *volet*, *lis des étangs*, *lune d'eau*.

CARACTÈRES BOTANIQUES. — Point de *tige*, mais des pétioles très-longs qui conduisent les feuilles à la surface des eaux. — Ces *feuilles*, tout le monde en connaît la forme, elles sont rondes et en forme de cœur. — Les *fleurs* sont blanches ou jaunes, solitaires, supportées par un pédoncule très-épais. Le calice a quatre sépales. La corolle a de douze à quinze pétales rangés sur deux rangs; étamines en nombre indéfini. — *Fruit* analogue à celui du pavot. — La *racine* est un rhizome souterrain qui acquiert parfois une épaisseur considérable.

UTILITÉ. — Antinerveux tout spécial; vertu narcotique incontestable.

APPLICATION. — On n'emploie en médecine que la décoction de la racine, et le sirop se fait avec les fleurs de nénufar. Les fleurs perdent une grande partie de leur efficacité par la dessiccation. On met quinze à trente grammes de la racine pour la décoction. Quant au sirop, on le boit à volonté.

ORANGER. — Inutile bien certainement de décrire l'oranger; tout le monde le connaît, et, si je le mentionne, c'est pour engager à utiliser ses propriétés antinerveuses.

UTILITÉ. — Bon contre les digestions pénibles, contre les migraines, les spasmes et même les convulsions.

APPLICATION. — On emploie de l'oranger et les feuilles, et les fleurs, et les fruits.

Les feuilles d'oranger ont une saveur chaude et amère : elles exhalent, quand on les presse, une odeur fragrante, agréable, qui est due à l'huile volatile renfermée dans les nombreuses petites vésicules transparentes dont elles sont parsemées. La présence du principe amer et de cette huile essentielle, odorante et âcre, leur donne une propriété essentiellement tonique ; les feuilles d'oranger sont, en résumé, antispasmodiques, stomachiques, toniques, fébrifuges, vermifuges et sudorifiques. On les emploie avec avantage dans la débilité des organes digestifs.

Les fleurs d'oranger (et non d'*orange*, comme on est arrivé à dire généralement par corruption), remarquables par l'extrême suavité de l'odeur qu'elles exhalent au loin, ont aussi une saveur très-amère. Elles renferment une huile essentielle qui par la distillation passe entièrement dans l'eau, à laquelle elle donne les propriétés des fleurs elles-mêmes : c'est l'*eau de fleur d'oranger* (appelée *eau de fleurs d'orange*), d'un usage si vulgaire. Cette eau exerce spécialement son action sédative sur le système nerveux. On en fait un fréquent usage dans la plupart des maladies ou des simples anomalies nerveuses.

L'écorce d'orange et les jeunes oranges, cueillies longtemps avant maturité et convenablement desséchées, jouissent à un haut degré de propriétés toniques, excitantes, stomachiques. Les fruits verts de l'oranger, particulièrement, constituent, au rapport de Cullen et de Murray, un des plus excellents toniques de la matière médicale, et sont préférables à tous les amers, dans les affections atoniques du tube digestif.

Est-il besoin de parler des oranges mûres, dont le parenchyme fait les délices de nos tables par son suc aqueux, composé de plusieurs acides végétaux, de mucilage et de sucre? L'orange est rafraîchissante, délayante, adoucissante et légèrement nourrissante, ce qui la rend très-propre à calmer la soif, à diminuer la sécheresse, à apaiser la chaleur fébrile dans la plupart des maladies chroniques. On pourrait presque dire, en ce qui concerne les premières, qu'elles conviennent à toutes, sauf aux maladies de la poitrine et du larynx, à cause de la toux qu'elles pourraient exciter ; et encore n'est-ce pas toujours une contre-indication formelle, car la limonade s'emploie malgré la toux dans la fièvre typhoïde. L'orangeade est plus agréable que la limonade préparée avec le citron ; mais celle-ci est d'un usage plus économique et plus vulgaire.

Il est d'observation toutefois que, soit en santé, soit en maladie, l'usage de l'orangeade ou de la limonade peut rarement être continué longtemps sans interruption, dans nos climats du moins, à cause de l'agacement que l'acide qui en fait la base exerce sur l'estomac. L'impossibilité de fabriquer avec l'orange une boisson habituelle met ce fruit, au point de vue de l'économie domestique, bien en arrière de celui de la vigne et du pommier.

PAVOT. — CARACTÈRES BOTANIQUES. — La *tige* du pavot est glabre, cylindrique, glauque et presque simple ; elle s'élève à une hauteur de deux à trois mètres.

Les *feuilles* sont larges, alternes, sessiles, amplexicaules, incisées, inégalement dentées, glabres à leurs deux faces et d'un vert glauque.

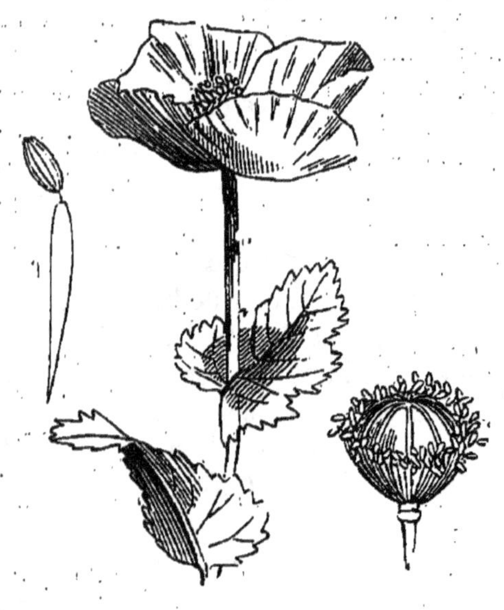

PAVOT

Style avec son stigmate orbiculaire. — Tige, feuilles et fleurs. — Étamines et capsule.

Les *fleurs* sont terminales, solitaires, très-grandes, blanches ou violacées avec une tache noire à la base, inclinées sur la tige avant leur épanouissement.

Le *calice* à deux folioles caduques ; corolle à quatre pétales ouverts, presque ronds, plus étroits à leur base, se colorant de différentes nuances, depuis le blanc le plus pur jusqu'au pourpre le plus vif ; onglet des pétales marqué d'une tache d'un violet foncé; étamines très-nombreuses, à peu près au nombre de cent; stigmate orbiculaire étoilé.

Le *fruit* consiste en une capsule ovoïde ou globuleuse, à une seule loge polysperme, du volume d'un œuf de poule et au delà, couronnée par le stigmate, qui est sessile, persistant, rayonné, et au-dessus duquel se forment de petites ouvertures à l'époque de la maturité. Cette capsule est d'une texture sèche ou papyracée après la dessiccation; jaunâtre, lisse à l'extérieur; blanchâtre à l'intérieur, où elle offre huit à quatorze demi-cloisons ou trophospermes, qui supportent une multitude de semences réniformes ou blanchâtres, dont le nombre a été évalué de douze à trente-deux mille.

UTILITÉ. — Narcotique prononcé. Le pavot sert en fomentations, en injections et en lavements, contre toutes espèces de douleurs; on en fait même une tisane légère, qui, à la campagne, devient une potion précieuse. C'est dans la capsule des pavots que résident spécialement les vertus médicamenteuses de cette plante.

APPLICATION. — Pour en tirer tout le parti possible, il faut avoir soin de recueillir les têtes de pavot avant leur complète maturité. On n'emploie en décoction et en tisane que la pulpe, jamais les graines. Nous avertissons que ce n'est point un médicament toujours facile à manier.

Lors donc que l'on voudra employer la décoction de têtes de pavot en lavement, on devra d'autant plus diminuer la dose de la plante, que celle du véhicule sera plus faible, les petits lavements étant le plus souvent gardés. Nous pensons aussi que la décoction d'une tête de pavot dans cinq cents grammes d'eau devra servir pour deux lavements, au moins en commençant. On pourra laisser les semences dans la tête soumise à la décoction, parce qu'elles ajouteront leurs propriétés émollientes à la vertu anodine des têtes de pavot.

On fait encore dans la médecine populaire grand usage des infusions de capsules de pavot, contre les rhumes, les douleurs d'estomac ou d'entrailles. Ici encore on devra ne pas dépasser la dose d'une infusion d'une tête dans un demi-litre d'eau par jour, et même commencer par une quantité moitié moindre.

PIVOINE. — *Rose sainte, herbe chaste, péonne.*

Caractères botaniques. — Il est peu de personnes qui n'aient vu des pivoines dans les jardins. — La *tige* est dressée, glabre, et tient le milieu entre la tige ligneuse et la tige herbacée. Quant aux *feuilles*, elles sont à trois lobes, très-ovales, pointues et très-larges. Tout le monde en connaît les *fleurs*, tout le monde en connaît les ovaires, ces espèces de capsules cotonneuses renflées, contenant des petites graines noires avec lesquelles jouent bien des enfants. Mais ce que tout le monde ne connaît pas aussi bien, ce sont les racines de la pivoine. — *Racines* tuberculeuses, ramassées en paquets, et présentant, à chacun de leurs embranchements, la forme caractéristique du fuseau.

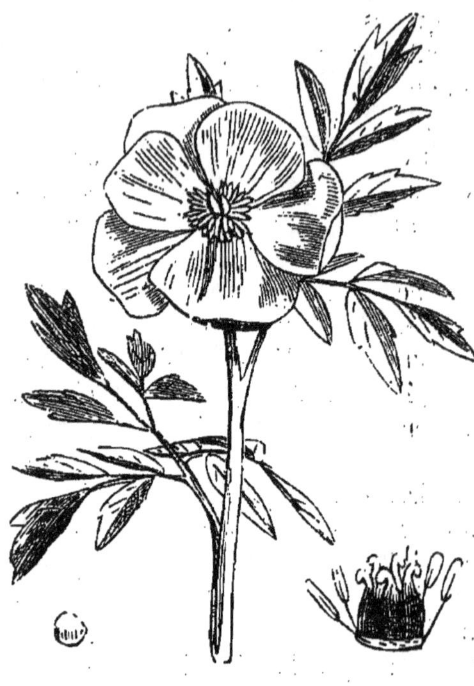

PIVOINE.

Ovaire, tige, feuilles et fleur. — Étamines et pistils.

Utilité. — Antinerveux incontestable, vanté comme excellent moyen contre les plaies meurtrières et les morsures de serpent.

Application. — On ne tire guère parti que des graines et des racines ; on en prépare des infusions et des décoctions. Les praticiens les plus expérimentés conseillent de n'employer en décoction que la racine à l'état frais, et, comme il s'agit d'une plante vivace, d'une plante très-commune, on peut se procurer de ses racines pendant toute l'année. Il suffit d'en faire bouillir de vingt à trente grammes dans un litre d'eau. L'infusion se prépare avec les graines, mais est presque sans effet.

ROMARIN. — On l'appelle encore *encensier, herbe aux couronnes, plante des troubadours.*

CARACTÈRES BOTANIQUES. — *Tige* ligneuse se divisant et se subdivisant en nombreux rameaux ; ces rameaux sont grêles, d'une couleur grisâtre, d'une division anguleuse et opposée. — Les *feuilles,* très-étroites, d'un aspect arrondi, attendu que chacun de leurs bords se replie en dessous, sont beaucoup plus pâles à la face inférieure qu'à la face supérieure ; elles partent de la tige, où leur insertion est opposée en espèce de bouquet cruciforme. — Les *fleurs* forment épis au sommet de la plante, et partent en touffe de l'aisselle des

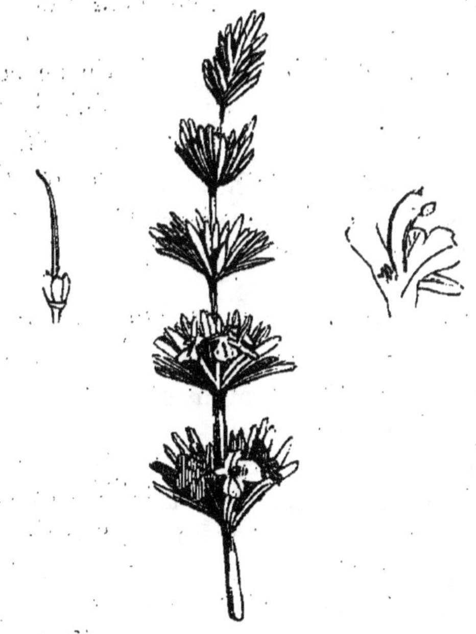

ROMARIN.

Ovaire et style. — Tige, feuilles et fleurs. — Fleur détachée.

feuilles. Le calice n'a que deux divisions réelles ; toutefois, la division inférieure ayant deux lobes, il apparaît trilobé. La corolle, d'un bleu pâle, s'élance en tube et s'évase en deux lèvres, dont la supérieure est réfléchie, l'inférieure a trois divisions assez profondes ; deux étamines dépassant notablement la corolle ; style encore plus long que les étamines ; ovaire à quatre loges.

Utilité. — Bonne en infusion contre les maladies spasmodiques et les faiblesses que déterminent les malheureuses fièvres qui semblent abattre si promptement la vitalité, cette plante fournit encore les moyens de préparer des lotions toniques et des bains fortifiants.

Application. — Pour la tisane, elle se prépare en infusion, soit avec les fleurs seulement, dont on projette une bonne pincée dans environ un litre d'eau bouillante, soit avec les sommités fleuries entières; il faut en mettre de quinze à vingt grammes par litre d'eau.

En faisant digérer une poignée de cette plante dans l'alcool (un demi-litre) ou en faisant bouillir la même quantité dans un litre de vin, on obtient un remède efficace contre les rhumatismes, atonies ou faiblesses des articulations.

On emploie encore en frictions extérieures le suc de la plante fraîche pilée, broyée, puis exprimée.

SERPOLET. — Encore nommé *thym sauvage, pillolet*.

Caractères botaniques. — Il est si commun dans nos campagnes, que nous n'avons pas besoin d'en donner ici la description et la figure.

Utilité. — Le serpolet a beaucoup d'analogie avec le romarin; excellent contre les flatuosités, les spasmes, la toux convulsive; parfait pour les maux de tête. Quelques auteurs ont même été jusqu'à le déclarer merveilleux pour rendre la parole aux personnes rendues muettes par des attaques d'apoplexie.

Application. — On n'emploie guère le serpolet qu'en infusion, en tisane; on en met un ou deux rameaux dans un litre d'eau bouillante, et l'on sucre à volonté. Toutefois plusieurs praticiens des campagnes, après avoir fait bien sécher les sommités fleuries de la plante, la réduisent en poudre, et font prendre cette poudre par pincée comme la poudre de quinquina ou de rhubarbe.

TILLEUL. — Nous n'enregistrons ici le tilleul que pour mémoire. Chacun en connaît l'arbre et les fleurs, chacun en connaît l'usage. On en prépare par infusion une tisane excellente comme antinerveuse, parfaite dans les digestions pénibles, les maux de tête, etc.

VALÉRIANE. — Encore appelée *herbe aux chats*. On prétend que les chats sont tellement passionnés pour la racine de cette plante, dont l'odeur est pourtant bien nauséabonde, qu'à l'aide de quelques pieds de valériane on attire tous les quadrupèdes domestiques qui habitent dans les environs.

CARACTÈRES BOTANIQUES. — *Tige* fistuleuse légèrement cannelée, se ramifiant seulement au sommet. — *Feuilles* pinnatifides, couvertes de poils, à insertion opposée. — *Fleurs* en corymbes, supportées par d'assez longs pédoncules; chaque corymbe est muni de bractées, et les pédoncules partent de l'aisselle des feuilles. Calice enroulé à la base; corolle en tube s'épanouissant en cinq limbes arrondis; trois étamines, style trifurqué; ovaire infère. — *Racine* en souche, donnant naissance à des fibres nombreuses et épaisses.

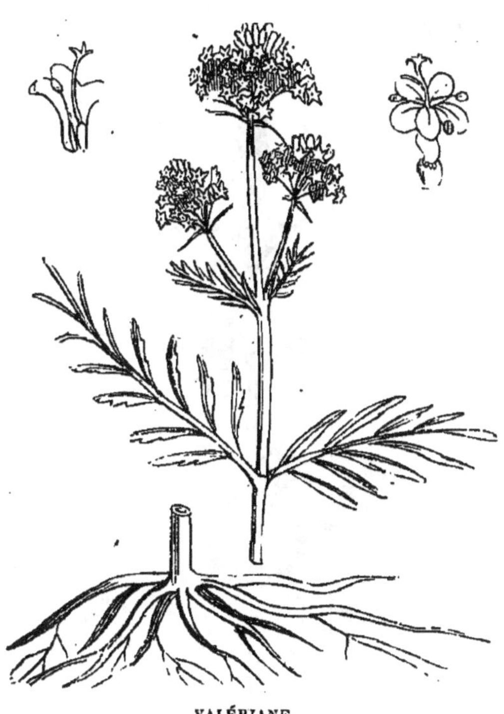

VALÉRIANE.

Style trifurqué. — Tige, feuilles et fleurs. — Fleur détachée. — Racine.

UTILITÉ. — Excellent antinerveux dont nous avons parlé longuement dans un autre ouvrage (voir *Maladies réputées incurables*), la valériane a été spécialement vantée contre les accidents hystériques, la chorée ou la danse de Saint-Guy. C'est même un très-bon vermifuge.

APPLICATION. — C'est la racine de la valériane qui contient toutes les propriétés médicamenteuses de cette plante. Il faut la choisir bien garnie de fibres, et pour cela il faut que la plante ait deux ou trois ans. On la lave, on l'essuie, on la fait dessécher, et, par la dessiccation, son odeur nauséabonde semble encore augmenter. — On en prépare des décoctions pour lavements, ou bien on la pulvérise, et on fait prendre une pincée de cette poudre une ou deux fois par jour. Les pharmaciens en préparent des extraits et des pilules.

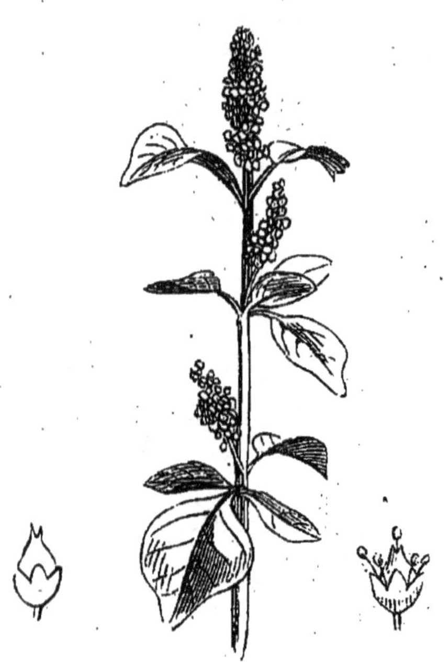

VULVAIRE.

Fruit. — Tige, feuilles et fleurs. — Calice garni d'étamines.

VULVAIRE. — Encore connue sous le nom d'*herbe au bouc* et d'*ansérine puante*.

CARACTÈRES BOTANIQUES. — *Tige* ronde, diffuse, couchée en sortant de terre, mais se redressant au moment de supporter les fleurs. — *Feuilles* ovales sans crénelures, couvertes d'une espèce de poussière grise, à insertion opposée. — *Fleurs* en grappes, et formant un plumet fourni au sommet de chaque branche. Calice à cinq divisions; point de corolles; cinq étamines; ovaire supère.

UTILITÉ. — Bonne dans la plupart des névroses, cette plante exhale une odeur analogue à celle du poisson pourri.

APPLICATION. — On peut en faire, par infusion, une tisane calmante ; mais son odeur est si désagréable, qu'on se contente en général d'en faire des décoctions pour lavements, ou des cataplasmes que l'on applique sur le bas-ventre dans les accidents hystériques.

PLANTES ASTRINGENTES

AIGREMOINE. — On l'appelle encore, par corruption de langage, *agrimoine, ingremoine,* etc.

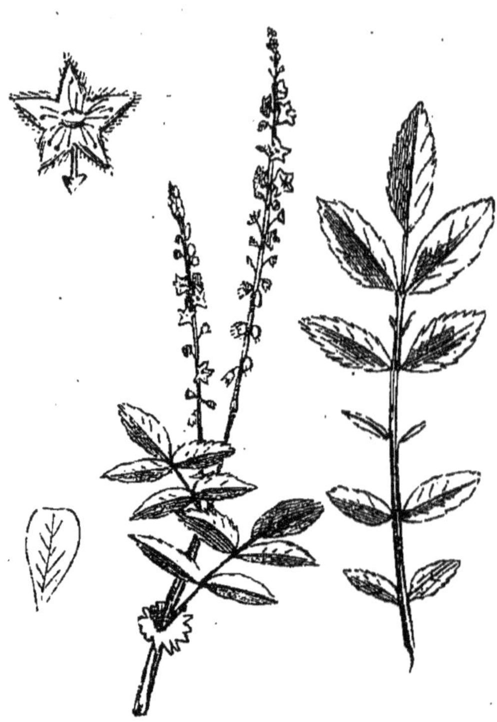

AIGREMOINE.

Fleur détachée. — Pétale séparé. — Tige, feuilles et fleurs. — Feuille séparée.

Caractères botaniques. — *Tige* ronde, couverte de poils. — *Feuilles* pinnatifides, garnies à leur point d'insertion à la tige d'une espèce de collerette ou stipule engainante et découpée, présentant un bon nombre de folioles entremêlée: de follicules; les unes et les autres sont dentées, stipulées et pubescentes à la face inférieure spécialement, ce qui fait que cette face paraît beaucoup plus pâle que la face supérieure. Insertion alterne. — *Fleurs* en grappes d'un beau jaune; calice à cinq divisions, très-pointues, très-poilues, stipule trifurqué à chaque pédoncule; corolle

étalée à cinq pétales largement découpés en pointe, de quinze à
vingt étamines, deux akènes pour fruit.

Utilité. — L'aigremoine est résolutive et désobstruante; bonne
dans les vieux catarrhes et les crachements de sang, elle est
surtout d'un grand secours dans les tumeurs, foulures et maux
de gorge.

Application. — On en fait une tisane par infusion avec les
feuilles desséchées. La dose est d'une ou deux grosses pincées
par litre d'eau pour les maux de gorge. On en prépare, par dé-
coction, d'excellent gargarisme que l'on sucre avec du miel, et auquel on peut ajouter une légère proportion de vinai-gre; enfin, pour en tirer un cataplasme ou plutôt un topique résolutif, capable de fondre les tumeurs et les engorgements ar-ticulaires, on met bouillir la plante en-tière avec du son et du gros vin rouge.

ALCHIMILLE. — Vulgairement appelée *manteau des dames, pied de lion.*

Caractères bota-niques.—*Tige* grêle, aplatie, très-ramifiée.

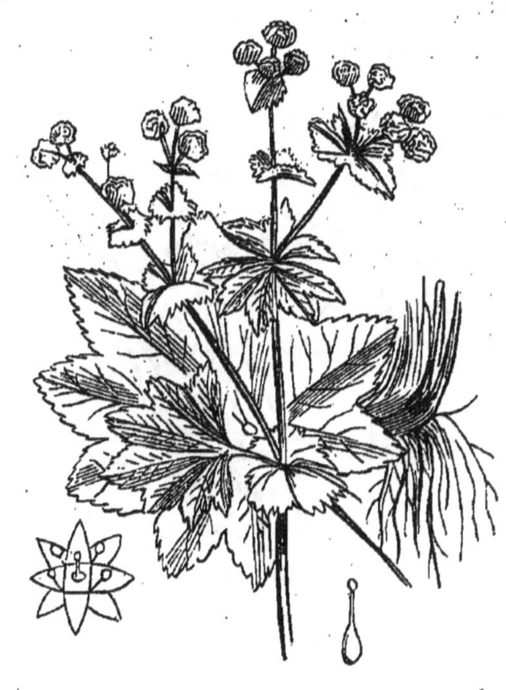

ALCHIMILLE.
Fleur séparée. — Tige, feuilles et fleurs. — Ovaire
et racine.

— Les *feuilles* inférieures sont très-larges, divisées en huit ou
dix lobes, supportées par un long pétiole, les supérieures sont
presque sessiles et n'ont pas plus de cinq dents. — Les *fleurs*
se présentent en corymbes qui s'épanouissent au sommet de

chaque rameau. Point de corolle, mais un calice à huit dents, dont quatre supérieures, quatre inférieures ; quatre petites étamines, un ovaire tout rond surmonté d'un style à stigmate bifide. — *Racine* épaisse à son centre, très-foncée et donnant naissance à de nombreuses radicules.

Utilité. — Les alchimistes en faisaient grand usage dans leurs secrètes et nombreuses manipulations, et c'est de là que lui est venu son nom. C'est une plante fort utile pour enrayer, diminuer, et même arrêter tout à fait les dyssenteries, les pertes blanches ou rouges.

Application. — On l'emploie en tisane, en lotions, lavements et injections ; dans le premier cas, on met trente grammes de la plante desséchée infuser dans un litre d'eau ; dans le second, on quadruple la dose de plante, et l'on fait bouillir le liquide pendant une demi-heure, ou même une heure.

BISTORTE. — On l'appelle encore *renouée*.

Caractères botaniques. — *Tige* droite, ronde, noueuse et lisse.

Les *feuilles* sont alternes ; les inférieures, grandes, ovales, lancéolées, courantes sur un long pétiole ; les supérieures plus petites, sessiles, amplexicaules ; les unes et

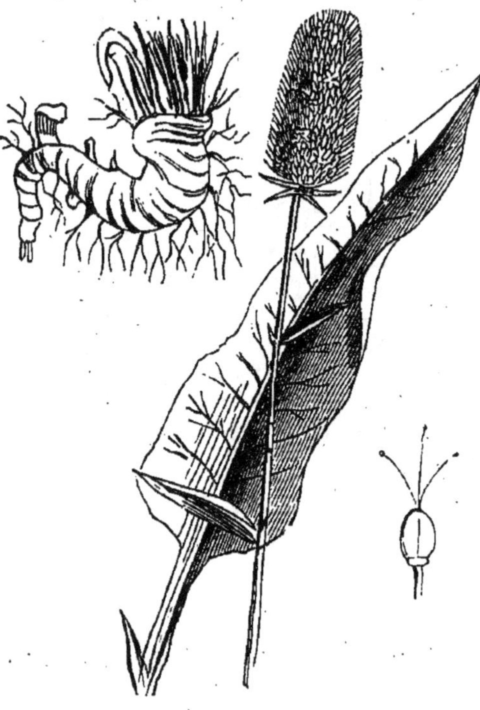

BISTORTE.

Racine. — Tige. — Épi floral. — Feuille radicale et feuille cauliculaire. — Ovaire.

les autres sont munies à leur base de stipules jaunâtres et obtuses.

Les *fleurs* sont disposées en un bel épi terminal, rappelant
celui des graminées, serré, cylindroïde, rougeâtre, garni d'écailles luisantes, tridentées, situées entre chaque fleur. Celle-ci présente un calice quinquéfide, neuf étamines, un ovaire trigone,
surmonté de trois styles filiformes, terminés chacun par un petit
stigmate légèrement capité.

Le *fruit* consiste en une graine nue, triangulaire, pointue,
environnée par le calice persistant. Mais ce qui mérite surtout,
au point de vue médical, de fixer l'attention sur la bistorte, c'est
sa racine, ou tige souterraine grosse et longue à peu près comme
le doigt, dure, fibro-tubéreuse, marquée d'intersections annulaires
jetant çà et là des ramuscules nombreux et déliés, qui sont les
véritables racines. La tige souterraine, ou, pour parler le langage
usuel, la racine de la bistorte, est contournée deux ou trois fois
sur elle-même ; c'est de là que lui est venu son nom de bistorte,
bis torta. Elle est brunâtre en dehors et rougeâtre en dedans.

La *racine* est la seule partie employée, dans la bistorte, pour
l'usage médical. Elle a une saveur austère qui témoigne du prin-
pipe astringent qui domine chez elle.

Utilité. — Médicament précieux contre les dyssenteries, les
hémorragies et les tumeurs sanguines.

Application. — On prend la racine de bistorte, on la débarrasse de la longue chevelure, c'est-à-dire des radicules dont elle
est garnie ; on l'essuie, on la nettoie, on la pèle même s'il en est
besoin, puis on en met quinze à trente grammes, c'est-à-dire une
demi-once ou une once, dans un grand litre d'eau ; si cette eau
est froide, on agite de temps en temps le mélange, et la préparation n'est terminée qu'au bout de la journée ; si cette eau est
chaude, on peut doubler la dose de racine, et l'on tire à clair au
bout de quelques minutes ; ces deux boissons sont excellentes dans
les cas de dyssenteries ou d'hémorragies intérieures, etc., etc.

On peut encore faire bouillir cette racine ou la faire infuser
dans du vin ; mais alors ce n'est plus pour avaler le médicament,
c'est pour en faire un gargarisme, ou pour en imprégner des
compresses, que l'on applique sur les plaies ou sur les tumeurs.

BRUNELLE. — Encore nommée *bonnette*.

CARACTÈRES BOTANIQUES. — *Tige* carrée, assez épaisse, couchée quand elle sort de terre, mais se redressant bientôt pour supporter les fleurs, légèrement velue. — *Feuilles* larges, ovales, pointues, toutes sont garnies d'un pétiole, et pubescentes à leur face inférieure. — *Fleurs* disposées en verticilles et se rassemblant en épi, lequel est encadré comme d'une collerette par deux feuilles, larges et peu pétiolées, et deux bractées en forme de cœur. Calice tubuleux, denté; corolle s'élançant en tube et s'épanouissant en deux lèvres bien distinctes, la supérieure est large, dentée ; l'inférieure tombe en tablier à trois lobes, quatre étamines, style bifide.

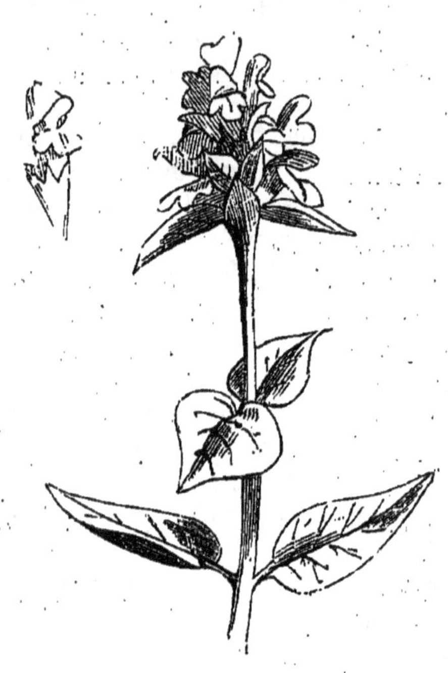

BRUNELLE.

Fleur détachée. — Tige, feuilles et fleurs en verticilles.

UTILITÉ. — Peu considérable. Les fleurs toutefois sont douées d'une légère vertu astringente que l'on peut utiliser en tisane et en gargarisme.

APPLICATION. — Pour la tisane, on fait une infusion, pour les gargarismes, une décoction, et, dans ce dernier cas, on peut faire bouillir la plante tout entière.

CHÊNE. — Je ne vous le décrirai pas; c'est la plus majestueuse de toutes nos plantes indigènes, le plus fort, le plus robuste et aussi le plus commun des arbres qui peuplent nos forêts.

Utilité. — Je ne crois pas nécessaire ici de rappeler les services, les usages domestiques du bois de chêne ; nous ne parlons que de botanique médicale. — Il est vrai que le feu entre bien pour quelque chose dans le traitement des maladies; mais on fait du feu avec toute espèce de bois : passons. Le chêne est un excellent astringent. On prépare avec ses feuilles des gargarismes utiles; avec son écorce une décoction souvent précieuse; enfin ses glands, torréfiés et mis en poudre, fournissent une espèce de café très-efficace dans les diarrhées, les engorgements intestinaux, les coliques et les langueurs digestives.

Application. — Les feuilles de chêne dont on veut se servir pour les infusions ou gargarismes astringents doivent être récoltées avant la floraison; on les fait sécher en les suspendant en bouquets; on met un de ces bouquets macérer, c'est-à-dire infuser à froid, dans la valeur d'une bouteille de vin rouge, on laisse vingt-quatre heures, on tire à clair et l'on sucre avec du miel. Les décoctions servent aussi de gargarismes, mais le plus souvent elles sont employées en lotions extérieures, en lavements ou injections : on fait bouillir vingt à trente grammes d'écorce de chêne dans un litre d'eau; enfin, pour préparer le café de glands, on fait brûler ces fruits, puis, dans un moulin à café, on les broie comme le café, et on les fait infuser absolument comme le café ordinaire.

CHÈVREFEUILLE. — C'est encore une de ces plantes si communes, si connues, qu'elle ne doit avoir ici aucune gravure, aucune description.

Utilité. — Bon contre les maux de gorge; employé dans les rhumes, asthmes et hoquet.

Application. — Ce sont les feuilles et les fleurs qui possèdent quelques vertus médicamenteuses. C'est en faisant infuser les feuilles dans l'eau bouillante que l'on prépare d'assez bons gargarismes contre les maux de gorge, et, avec les fleurs, la pharmacie fait un sirop analogue un peu au sirop de mûrier; on le donne par cuillerée dans la toux et les accidents asthmatiques.

FILIPENDULE. — Pas de surnoms.

Caractères botaniques. — *Tige* simple à sa base, mais se ramifiant au sommet. — *Feuilles* pinnatifides, composées de nombreuses folioles très-dentelées, insertion opposée; de distance en distance, de grandes et puis de petites feuilles, c'est-à-dire des espèces de stipules, qui semblent des feuilles avortées. — *Fleurs* en corymbes. Calice à cinq sépales; corolle à cinq pétales ovales, très-écartés : étamines minces, ténues, rassemblées en faisceaux et en nombre indéterminé. Il n'y a pas moins de douze loges dans l'ovaire. — Les *racines* sont composées de radicules qui présentent, de distance en distance, des renflements fusiformes assez ronds cependant ; car on a comparé chaque radicule à un morceau de chapelet cassé.

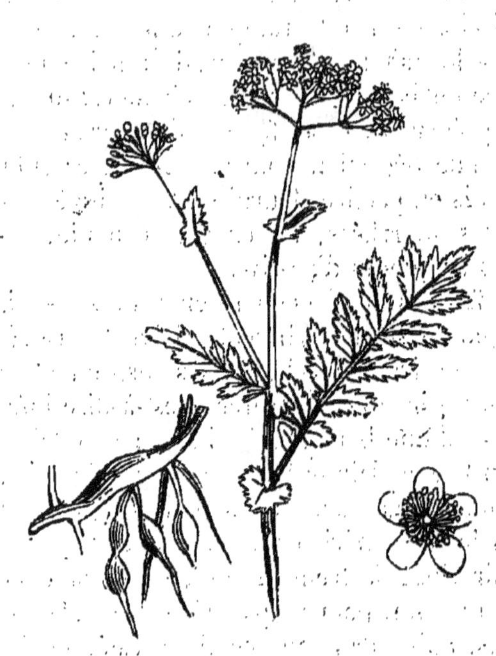

FILIPENDULE

Racine. — Tige, feuilles et fleurs. — Fleur détachée.

Utilité. — Bien loin d'être aussi utile que les plantes dont nous parlions tout à l'heure, la filipendule est plutôt alimentaire que médicamenteuse. Bien entendu, il ne s'agit ici que des racines. Malgré l'odeur aromatique que répandent les fleurs et l'aspect charmu des feuilles, elles ne contiennent aucun principe amer, aucune qualité astringente ; mais la racine contient une espèce de fécule pleine d'un suc styptique, et elle peut être employée contre les diarrhées et les dyssenteries.

APPLICATION. — On prend les racines desséchées, et on en fait bouillir trente à soixante grammes par litre d'eau.

FRAISIER. — Cette plante, vous la connaissez, j'en suis sûr; non-seulement on la trouve dans les jardins, mais elle pullule dans les forêts et les prairies.

CARACTÈRES BOTANIQUES. — Je ne m'y appesantirai point. Chacun connaît les feuilles, les fleurs et les fruits du fraisier; mais tout le monde n'a peut-être pas remarqué ses racines longues et vivaces, ses tiges stolonifères, qui rampent de tous côtés comme de petits serpents, et, pour se donner plus de force, prennent racine de distance en distance.

UTILITÉ. — On n'emploie que les feuilles et les racines du fraisier; elles sont astringentes, bonnes par conséquent dans les dyssenteries, les diarrhées, bonnes surtout pour arrêter les urines sanguinolentes; on en fait aussi des gargarismes.

APPLICATION. — Gargarismes, tisanes, injections, tout se prépare par décoction; seulement on conçoit que, pour la tisane, on ne met qu'une très-petite poignée de feuilles et de racines, et qu'on ne laisse bouillir que peu de temps, tandis que, dans les autres cas, on triple, on quadruple cette dose pour un litre d'eau, qu'on laisse réduire sur le feu d'un bon tiers.

JOUBARBE. — Appelée en certains pays *jonbarbe*, tout simplement par corruption de langage.

CARACTÈRES BOTANIQUES. — Sa *tige* est grosse, chacun de ses rameaux est terminé par des fleurs. — Les *feuilles* sont ovales, mais assez longues; elles sont surtout d'une épaisseur remarquable. — Les *fleurs*, disposées en épis, le long de la tige, forment un corymbe au sommet de la plante. Calice à douze divisions et à sépales pubescents; corolle ne présentant pas moins de douze pétales très-ouverts, ce qui donne à la joubarbe des fleurs rosées d'un aspect fort gracieux.

UTILITÉ. — Bonne contre les brûlures, coupures et toutes plaies superficielles. Excellente pour les aphthes et toutes les ulcérations de la bouche. La joubarbe n'est guère employée qu'à l'extérieur.

APPLICATION. — Les feuilles de la joubarbe, douées d'une saveur acide, sont les seules portions de la plante dont on puisse tirer parti. On les prend toutes fraîches, on les pile, et, ainsi broyées, on les applique sur les plaies, brûlures ou coupures récentes. Quant au remède à appliquer sur les aphthes et ulcérations de la bouche, après avoir broyé les feuilles, on en exprime le jus, on mélange ce jus avec de l'eau et du miel, on bat et l'on agite jusqu'à consistance de sirop. Il est quelques personnes qui mêlent ce jus avec du beurre ou de l'huile.

MURIER. — Il est trop commun, trop connu, pour que nous en donnions la gravure; mais en quelques mots cependant nous voulons en faire la description.

CARACTÈRES BOTANIQUES. — C'est un arbre; par conséquent la *tige* en est ligneuse, les branches en sont très-longues et disposées irrégulièrement. — Les *feuilles*, larges, un peu rondes, taillées en forme de cœur, dentelées sur les bords, terminées en pointe et d'un vert très-foncé, sont alternes.

Les *fleurs* se présentent en épis ronds, ovoïdes; pendantes; calice à quatre divisions; quatre étamines; stigmates sessiles. Le calice devient charnu et persistant; enfin le *fruit* est formé par une réunion de globules ou akènes qui, se soudant ensemble, produisent ce fruit mamelonné bien connu de tout le monde.

C'est spécialement le fruit du mûrier qui est employé en médecine; toutefois, comme nous allons le dire, l'écorce rend encore quelques services.

UTILITÉ. — Il suffit d'avoir goûté quelques mûres des bois pour en connaître la saveur acide et sucrée. On peut donc, en les exprimant dans de l'eau fraîche, préparer avec les fruits du mûrier une tisane agréable et rafraîchissante. Mais, le plus souvent, on en prépare un sirop qui, étendu d'eau, sert de gargarisme. L'écorce de la racine du mûrier contient elle-même quelques qualités astringentes.

APPLICATION. — Tisane par décoction ou à l'aide du sirop depuis longtemps préparé, décoction de la racine en en mettant quinze grammes au plus pour un demi-litre d'eau : tels sont les simples moyens de tirer parti de cette plante.

PATIENCE AQUATIQUE. — On l'appelle encore *herbe anglaise, patience des marais, oseille d'eau.*

CARACTÈRES BOTANIQUES. — *Tige* droite, découpée par des cannelures se ramifiant à sa partie supérieure. Rameaux très-courts. Deux sortes de *feuilles*; celles qui partent de la base sont pétiolées, passablement larges et surtout très-longues; elles se terminent en pointe. — Les *feuilles* supérieures sont plus petites, mais gardent les mêmes caractères. — Les *fleurs* sont groupées autour de la tige, et ressemblent à des verticilles sans en avoir tous les caractères. Ainsi, elles n'ont point de bractées qui les encadrent. Le calice a cinq divisions; la corolle, cinq pétales; les étamines sont au nombre de neuf. Quant à la racine, elle est d'une grosseur fort remarquable, garnie de radicules pinnatifides; c'est elle seule qui contient à son intérieur, qui est d'un blanc sale, les qualités astringentes que l'on peut utiliser en médecine.

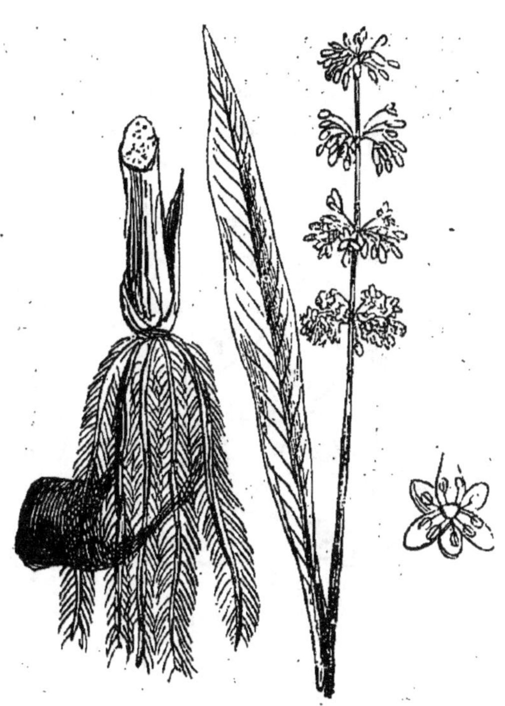

PATIENCE AQUATIQUE.

Racine. — Tige, feuille et fleurs. — Fleur séparée.

UTILITÉ. — Bonne spécialement contre les accidents scorbutiques et les hémorragies.

APPLICATION. — Il est plus avantageux d'employer la racine à l'état frais, et, comme elle est très-commune dans toutes les rivières ou pièces d'eau, on peut s'en procurer dans toutes les saisons. La décoction de racine de patience aquatique doit être employée spécialement en boisson ; par conséquent, il faut la faire légère. Il suffit d'en mettre quelques rondelles dans un grand litre d'eau, et on laisse le malade libre d'en boire à sa volonté.

PERVENCHE. — Encore nommée *petite pervenche, perven-che commune, violette des sorciers.*

Caractères botaniques. — C'est une plante vivace. — *Tige* sarmenteuse, lisse ; celles qui portent les fleurs sont un peu plus petites que les tiges chargées de feuilles. — Ces *feuilles,* d'un vert foncé, non-seulement lisses, mais luisantes, sont entières, d'un ovale assez régulier, terminées en pointe, ce qui fait que les botanistes les ont appelées lancéolées. Insertion opposée. — La *fleur* part de l'aisselle des feuilles et se trouve supportée par un pédoncule d'assez notable dimension ; cinq divisions au calice ; cinq pétales à la corolle ; seulement avant de s'étaler, ces pétales, réunis à leur base, forment un tube long à cinq pans bien dessinés ; c'est aux lieu et place où les pétales se séparent et s'éta-

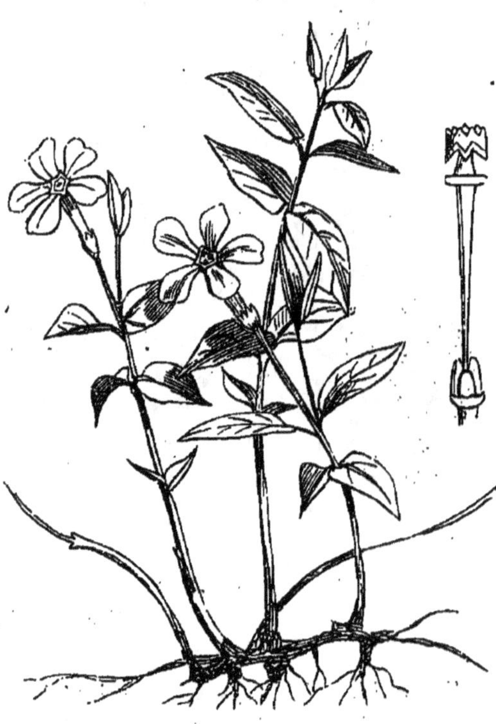

PERVENCHE.

Plante entière. — Racine. — Tige, feuilles et fleurs.
— Ovaire et style.

lent, à la gorge même de cette fleur tubuleuse, que se trouve une espèce de couronne poilue, présentant des angles opposés aux lobes de la corolle; c'est encore là que se montrent les cinq étamines insérées au milieu de la portion tubuleuse; le style a deux stigmates.

Utilité. — Bonne dans les maladies laiteuses, les pertes rouges et les crachements de sang. La pervenche est une des plantes les plus employées dans les maladies laiteuses et dans les indispositions des femmes qui viennent d'accoucher.

Application. — On l'utilise en décoction pour tisane, et en faisant cuire ses feuilles on en fait d'excellents cataplasmes pour les engorgements des seins. La pervenche ne perd aucune de ses qualités par la dessiccation. Verte, on en met une grosse poignée à bouillir dans un litre d'eau; desséchée, on prend la même dose; seulement, comme les feuilles sèches sont moins lourdes que les feuilles qui viennent d'être cueillies, il faut que la poignée soit à peu près moitié poids de la poignée verte.

Le cataplasme se fait comme tous les cataplasmes, et s'applique ordinairement à nu, c'est-à-dire que les feuilles cuites, reçues et étalées dans un linge, sont encadrées dans ce linge en quelque sorte, et mises directement en contact avec les seins engorgés.

PRUNELIER. — Qui ne connaît le prunelier, si commun dans les haies, dans les taillis, sur les bords de tous les chemins? qui n'a cueilli et mangé quelques prunelles? Inutile donc de décrire cet arbrisseau.

Utilité. — Bon astringent.

Application. — Ce sont les fruits et l'écorce qui possèdent quelques qualités médicinales. Il suffit de goûter les prunelles pour comprendre qu'elles sont réellement styptiques et resserrantes. Or il est bon d'avertir que ces petits fruits, si âpres, donnent des tranchées et ne peuvent être mangés avec profit que lorsqu'ils ont été attaqués par la gelée. Quant à l'écorce, on peut, en l'absence de tout autre astringent, en faire une décoction, que l'on prétend même fébrifuge.

PYROLE. — C'est une plante fort commune dans les montagnes, et que l'on vend desséchée, sous le nom de *thé suisse*.

Caractères botaniques. — *Tige* grêle, droite, lisse et nue. — *Feuilles* perchées sur de longs pétioles, rondes, entières, sans dentelures ni échancrures aucunes; elles partent toutes de la base des tiges, où elles se groupent et s'élancent pour s'étaler en vrai bouquet. — Les *fleurs* sont en grappes, grappes grêles, maigres, mais bien dressées. Chaque fleur est supportée par un pédoncule ou pédicelle incliné en bas; calice à cinq divisions, cinq pétales à la corolle, pétales larges, ovales, connivents à leur base, c'est-à-dire collés entre eux; dix étamines et un style à stygmate élargi, d'une dimension exagérée, dépassant de beaucoup et les étamines et la corolle; ovaire à cinq loges.

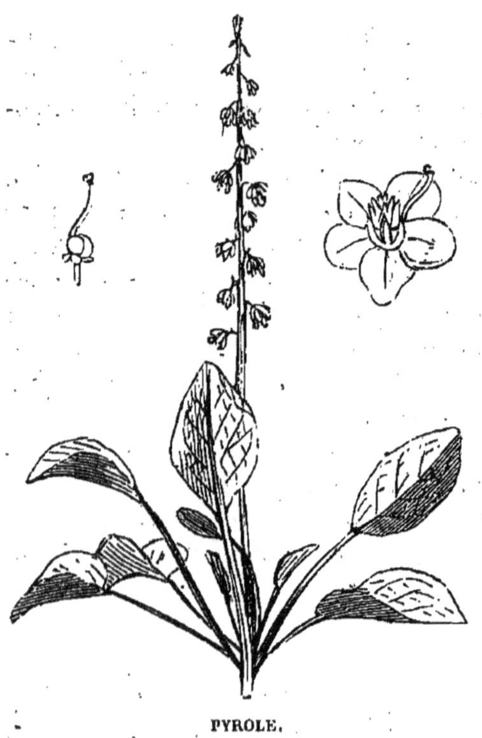

PYROLE.

Ovaire et style. — Tige, feuilles et fleurs. — Fleur séparée.

Utilité. — Bonne contre les diarrhées et les crachements de sang. La pyrole a été classée par bien des botanistes parmi les plantes fortifiantes; mais ses qualités astringentes sont incontestables, et c'est ce qui nous a décidé à en parler ici.

Application. — Non-seulement on fait boire l'infusion de pyrole (une pincée par tasse) en guise de thé, mais souvent on fait avaler une dose de ses feuilles desséchées et pulvérisées. L'infusion est préférable à cette poudre végétale, qui n'est pas très-bien supportée par tous les estomacs.

RHAPONTIE. — Elle est si rare en France, que nous n'avons pas cru à propos d'en donner une gravure : on l'appelle encore *rhubarbe anglaise, rhubarbe à maquereaux.*

CARACTÈRES BOTANIQUES. — *Tige* épaisse, jaune, verdâtre, lisse et peu ramifiée. Deux espèces de *feuilles;* celles qui partent de la base, qui sont les plus voisines des racines, sont larges, découpées en cœur et supportées par un assez long pétiole; celles qui sont au sommet de la tige et qui avoisinent les fleurs sont étroites, maigres et sans pétioles, elles ressemblent plus à des bractées qu'à des feuilles. — Les *fleurs* sont en grappes; calice à cinq divisions, pas de corolle, neuf étamines, ovaire infère, partagé en trois loges et surmonté d'un style qui porte un stigmate trifide. — *Racine* épaisse, spongieuse, contenant spécialement les sucs acides et astringents qui, dans certains cas, rendent cette plante fort utile.

UTILITÉ. — Très-bonne contre la dyssenterie, les pertes blanches, les gastralgies et les obstructions.

APPLICATION. — C'est d'Allemagne que viennent les racines de rhapontie qui se débitent dans nos pharmacies; elles sont desséchées, moins jaunes qu'à l'état frais, mais tout aussi actives. On en fait des tisanes par décoction; on en peut prendre aussi en poudre, comme la poudre de la rhubarbe proprement dite.

RONCE.. — *Ronce des haies, mûrier sauvage, roumi.* Qui ne connaît la ronce des buissons, qui ne s'est point piqué à ses méchantes épines? On la trouve dans tous les bois; elle garnit bien de vieilles murailles.

CARACTÈRES BOTANIQUES. — *Tige* sarmenteuse très-longue, tantôt couchée, tantôt se dressant fièrement; tige garnie d'épines ou d'aiguillons qui la rendent formidable. — Les *feuilles* sont partagées, cinq en cinq; six ou sept folioles. Les radicales sont lisses, les supérieures sont couvertes de poils et comme veloutées — Les *fleurs* sont rosacées. Cinq sépales au calice; cinq pétales à la corolle; elles se montrent en grappes, et les *fruits* qui en proviennent se présentent en grappes aussi; ce sont des carpelles nombreux, très-peu adhérents à leur réceptacle, noirs, luisants, et fournissant un jus éminemment astringent.

UTILITÉ. — Bonne pour gargarismes et tisanes.

APPLICATION. — Ce ne sont pourtant pas les fruits de la ronce que l'on emploie en médecine; ce sont ses feuilles, ses jeunes tiges, qui fournissent des tisanes très-rafraîchissantes et des gargarismes excellents. Les tisanes de ronce se préparent par infusion, et réussissent très-bien dans les diarrhées chroniques. On met bouillir une poignée de feuilles de ronce dans un grand litre d'eau. Les gargarismes obligent à la décoction. Il ne faut pas simplement faire infuser, on doit faire bouillir. La dose est la même, du reste. Mais, quand le liquide a bouilli près d'une demi-heure, il se trouve réduit de plus d'un quart; on le passe, on le sucre avec une ou deux cuillerées de miel rosat, et l'on obtient ainsi un excellent médicament contre les irritations de gosier ou maux de gorge.

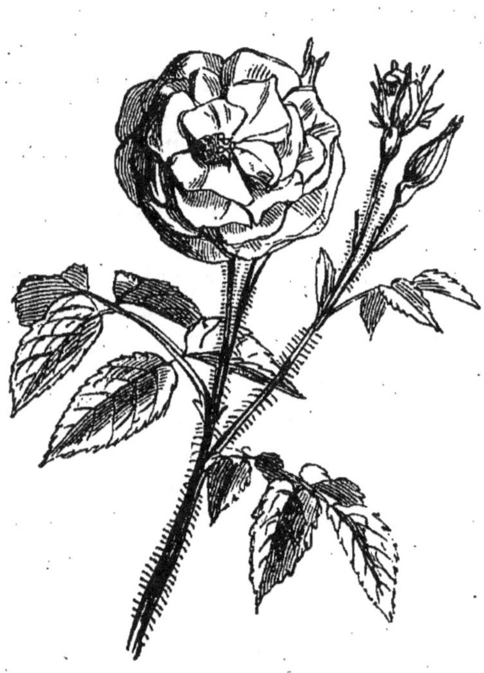

ROSE DE PROVINS.

Tige, feuilles et fleur. — Épines et bractées.

ROSE DE PROVINS. — *Rose rouge, rosier de France.*

CARACTÈRES BOTANIQUES. — Vous le connaissez tous, ou tout au

moins vous l'avez vu sans le remarquer. Il se trouve dans tous
nos jardins, il encombre tous nos parterres. Ce n'est plus une
herbe, c'est un arbrisseau. — Sa *tige* est fort ramifiée, et, particularité notable, chacun des rameaux est garni d'aiguillons. —
Les *feuilles* sont dentées, garnies de quelques poils à leur face
inférieure; on trouve sur les tiges non-seulement des aiguillons,
mais des bractées et des stipules. — Les *fleurs* sont d'un rouge
magnifique, majestueusement supportées par de longs pédoncules. Le calice a cinq dents très-allongées dont les pointes dépassent généralement la corolle; celle-ci a cinq pétales à l'état
sauvage, un bien plus grand nombre à l'état de culture. Les
étamines sont nombreuses; les filets en sont courts, et les anthères se font remarquer par leur structure à trois pans. Inutile
de rien dire et du *fruit* et des *racines*. On n'emploie en médecine que la fleur même, c'est-à-dire les pétales qui composent la
corolle.

UTILITÉ. — Bonne en lotions, en injections, en collyre, la rose
de Provins sert encore à faire des tisanes, des pommades et des
conserves. Efficace dans les diarrhées, les pertes blanches ou
rouges, les ulcères blafards et languissants.

APPLICATION. — Pour tisane, on met infuser huit à dix grammes
de fleurs de roses dans un grand litre d'eau. Pour lotions, injections, etc., on double la dose de fleurs et on la fait bouillir pendant quinze à vingt minutes. Il arrive souvent qu'au lieu de la
faire bouillir dans de l'eau on la fait bouillir dans du vin. Quant
à la conserve, il faut, pour la préparer, une partie de fleurs
contre deux parties de sucre. C'est à l'aide de la rose de Provins
que l'on confectionne le miel rosat. Enfin on prépare avec ces
grosses roses rouges un sirop tempérant et astringent, qui se fait
comme tous les sirops possibles.

SCEAU DE SALOMON. — On l'appelle encore *signet, muguet anguleux, genouillet*. C'est une plante spécialement commune dans les bois du bassin de Paris.

CARACTÈRES BOTANIQUES. — La *tige* est en arc de cercle, et du
côté convexe se trouvent les feuilles dont nous allons parler. —
Ces *feuilles* sont d'un vert très-prononcé, et présentent dans

leur largeur des sillons ou nervures parallèles entre eux. Leur forme est ovale ; elles se terminent en pointe, et leur insertion est alterne. — Les *fleurs* sont d'un blanc verdâtre ; placées entre l'aisselle de chaque feuille, et supportées par des pédoncules assez longs, elles tombent précisément du côté opposé aux feuilles, c'est-à-dire à la partie concave de la tige, et, comme elles sont tubuleuses, pendantes, cela leur donne l'aspect d'un petit grain de raisin blanc. Point de calice ; une corolle urcéolée terminée supérieurement par cinq petites dents dressées qui semblent une couronne antique : au milieu du tube, se trouvent six étamines. — Le *fruit* est une baie noire, divisée en trois loges, qui chacune contiennent une graine. — La *racine* enfin, assez profonde, mais traçante, ayant une épaisseur qui n'est

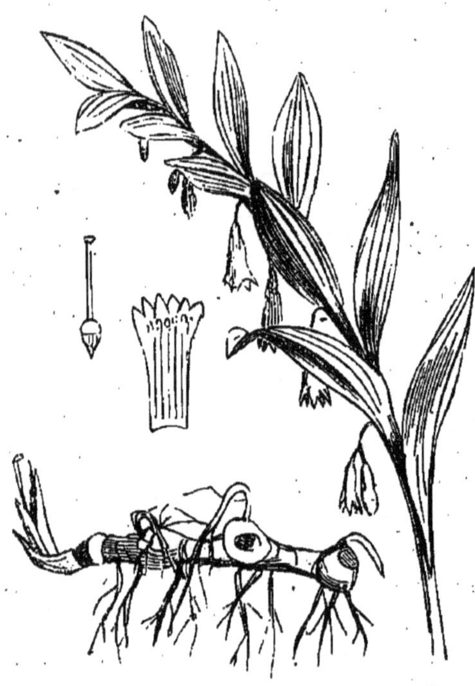

SCEAU DE SALOMON.

Racine. — Ovaire. — Fleur ouverte. — Rameau présentant tige et fleurs.

point en rapport avec la tige, s'étend dans des circonvolutions qui ressemblent à celles d'un serpent.

UTILITÉ. — C'est spécialement de la racine que l'on tire les sucs styptiques qui donnent au sceau de Salomon des propriétés médicales astringentes. Cependant, si vous la mâchez, vous la trouvez plutôt douce qu'acide ; mais par l'ébullition, par la dessiccation peut-être, on concentre les sucs de cette racine épaisse,

et on en obtient des tisanes et des cataplasmes qui peuvent rendre
de grands services aux habitants des campagnes. Bon contre
les hernies, les contusions, le mal blanc et les panaris, le sceau
de Salomon a encore été vanté contre la goutte.

APPLICATION. — Les infusions de cette plante se préparent
d'ordinaire avec des liqueurs fermentées. On met quinze à trente
grammes de cette racine dans une bouteille de bière. On en met
le quadruple dans une bouteille de vin. Quand je me sers du mot
infusion, c'est pour me faire comprendre du plus grand nombre
de mes lecteurs ; mais l'infusion dont je parle doit être faite à
froid, et tous ceux qui ont parcouru l'*Art de soigner les malades*
savent que l'infusion à froid est une macération ; on laisse généralement macérer pendant vingt-quatre heures. Pour guérir les
hernies, on donne un demi-verre de cette tisane trois fois par jour,
on la renouvelle et on en continue l'usage pendant huit à quinze
jours. Pendant ce temps-là on applique des cataplasmes de racine
cuite sur les tumeurs herniaires. Ce sont ces mêmes cataplasmes
que l'on applique sur les contusions.

Quant au remède contre le panaris, en voici la formule donnée
par le docteur Cazin : on fait cuire dans soixante grammes de
saindoux et la valeur d'un verre d'eau pure soixante grammes
environ de racine du sceau de Salomon ; on laisse sur le feu jusqu'à ce que la racine soit parfaitement cuite et puisse s'écraser
comme un panais ; on retire du feu alors, on décante une partie
du liquide obtenu, on laisse refroidir jusqu'à température sup-
portable, et, dans ce liquide, on fait plonger le doigt malade pendant à peu près un quart d'heure. Au sortir de ce bain local, on
applique sur la région en souffrance un cataplasme de la racine
écrasée dans l'eau bouillante et le saindoux, on le tient appliqué
pendant plusieurs heures, et chaque jour on renouvelle ce remède, jusqu'à ce que toute crainte de panaris soit passée.

SCOLOPENDRE. Encore nommée *langue de cerf, dora-
dille.*

CARACTÈRES BOTANIQUES. — Point de *tige* dans cette plante,
comme dans toutes les herbes ou fougères. — Les *feuilles* s'élancent des racines. — *Racines* minces, chevelues ; feuilles s'éle-

vant en touffes, longues, portées par de grands pétioles, luisantes en dessus, garnies d'oreillettes, et présentant dans leur longueur une nervure principale, de laquelle partent des nervures secondaires qui ne vont pas même jusqu'au bord opposé. — Point de *fleurs*, des espèces de spores qui contiennent des graines, et qui se trouvent placés en arrière des feuilles en amas très-variés. On trouve les touffes de feuilles que produit la scolopendre sur la plupart des vieux murs, au bord des puits et dans les fentes de toutes les pierres humides.

UTILITÉ. — Les propriétés de cette plante sont peu considérables, mais elles ont été si vantées comme astringentes et pectorales, que nous n'avons pas cru pouvoir passer cette plante sous silence. Elle est bonne contre les catarrhes languissants.

APPLICATION. — On emploie seulement les feuilles ; on peut les utiliser vertes ou desséchées : vertes, on en fait une infusion ; desséchées, on les prépare par décoction. On met une poignée de l'une ou de l'autre dans un litre d'eau ou de lait.

TORMENTILLE. — Que l'on appelle encore *tourmentille*, sans doute aussi par une corruption de langage. Celle-là est une plante vraiment précieuse, et sur le chapitre de laquelle nous allons nous étendre un peu.

CARACTÈRES BOTANIQUES. — Les *tiges* partent en grand nombre d'une racine dont nous dirons bientôt les propriétés. — Les *feuilles* n'ont point de pétioles ; insérées en touffes vis-à-vis les unes des autres, elles sont ovales, dentelées, légèrement velues et garnies de stipules. — Les *fleurs*, supportées par d'assez longs pédoncules, partent, comme bien d'autres, de l'aisselle des feuilles, mais elles se tiennent droites et s'étalent d'une façon majestueuse. Le calice est double, c'est-à-dire que, partagé en huit dentelures, il en emploie quatre pour former le calice proprement dit, et quatre pour former ce que les botanistes appellent calicule (petit calice) ; quatre pétales à la corolle, pétales taillés en cœur et garnis d'un onglet à leur point d'attache. — La *racine* est une souche épaisse, qui ressemble à du bois, tant sa surface est rude, foncée, anfractueuse ; quelques radicelles s'en échappent à la partie inférieure ; mais ce chevelu est peu considérable.

Utilité. — Excellente plante astringente, la tormentille a rendu de grands services dans les diarrhées, dans les dyssenteries et dans les hémorragies. On l'a employée avantageusement pour combattre les ulcérations des gencives, pour exciter les plaies blafardes. Enfin tout dernièrement un médecin vantait la tormentille contre ces incontinences d'urines désolantes qui surviennent si souvent et si involontairement chez les enfants, incontinence qui provient d'une faiblesse générale.

Application. — C'est la racine seule de tormentille qui contient des vertus astringentes; c'est elle qu'il faut recueillir au moment de la belle saison. On la débarrasse de ses radicelles et des tiges; puis, l'étayant sur des clayères, on la fait sécher dans des

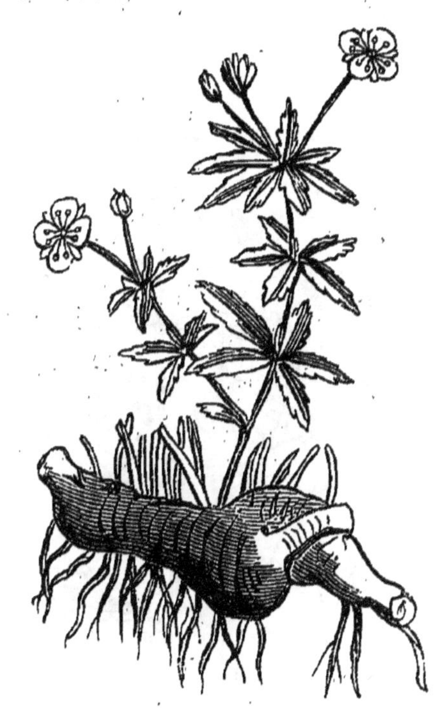

TORMENTILLE.

Plante entière présentant une tige. — La racine, les feuilles et les fleurs.

granges ou des greniers. C'est en lotions et en frictions qu'on en fait le plus ordinaire usage : on coupe la racine en rondelles, on en met de trente à soixante grammes par litre d'eau, et on compose ainsi des bains excellents et une préparation parfaite pour les frictions, si ordinairement avantageuses quand elles sont adroitement pratiquées sur les personnes débilitées naturellement par leur tempérament ou débilitées accidentellement par leurs maladies. On peut encore faire prendre une pincée de la racine desséchée au four et mise en poudre, absolument comme on fait prendre la poudre fortifiante de quinquina. Mais, si l'on veut s'en servir pour les plaies languissantes, pour les ulcérations blafardes, on fait macérer cette poudre à la dose de vingt ou trente grammes dans du vin généreux ; on laisse en contact pendant vingt-quatre heures, on passe alors et on se sert du liquide obtenu comme d'un topique dont bien des praticiens vantent l'efficacité.

VERGE D'OR. — Encore nommée tout naïvement *verge dorée*.

CARACTÈRES BOTANIQUES. — La *tige* est anguleuse, assez élancée et ramifiée, surtout à son sommet. — Les *feuilles* sont de deux natures : les inférieures, longues, évasées en ovales, dentelées, sont supportées par un court pétiole ; les supérieures n'ont plus de pétiole, elles sont beaucoup plus petites et plus pointues. — Les *fleurs* sont en épis, mais en épis composés ; formées de grappes successives, dont les pédoncules sont assez longs et insérés à l'aisselle de chaque feuille. A mesure que ces fleurs se rapprochent du sommet de la plante, leurs grappes se resserrent ; chaque fleur est pourvue d'un involucre, car les fleurs de la verge d'or sont des fleurs composées de l'involucre commun formé par

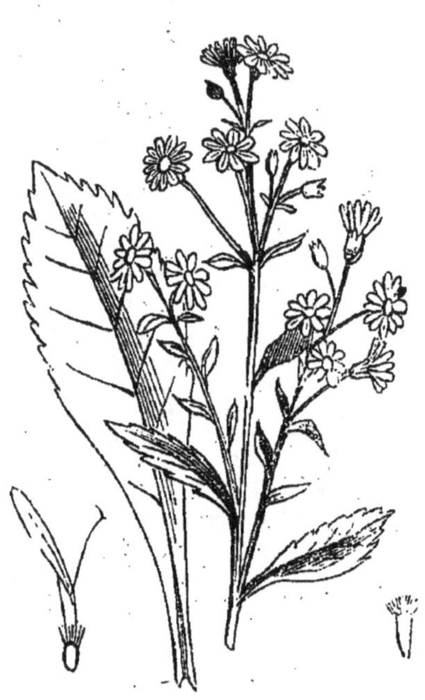

VERGE D'OR.

Fleuron. — Grande feuille. — Rameau. — Tige. — Fleurs. — Fruit.

des folioles imbriquées, portant au centre des fleurons complets et à la circonférence des demi-fleurons seulement. Les demi-fleurons sont en petit nombre et les fleurons ont cinq divisions ; cinq étamines à anthères réunies. Chaque semence est surmontée d'une aigrette.

Utilité. — Bonne dans la gravelle et l'hydropisie, dit-on, la verge d'or a été surtout employée avec succès dans les diarrhées et les dyssenteries, dans les pertes blanches et les légères hémorragies.

Application. — On n'emploie guère cette fleur qu'en tisane, et ce sont les feuilles dont on fait usage après les avoir fait préalablement dessécher ; on en fait infuser de vingt à trente grammes dans un litre d'eau, on sucre et on peut laisser boire à discrétion.

Un praticien, qui a laissé un nom dans la science, a prétendu qu'il tirait de grands avantages de la verge d'or, non-seulement contre la gravelle, mais encore contre la pierre déjà formée. Il faisait prendre chaque matin aux malades affectés de cette maladie un verre de vin blanc dans lequel infusait, depuis le soir, une cuillerée à café des feuilles de verge d'or desséchées et grossièrement pulvérisées.

PLANTES DIURÉTIQUES

ARRÊTE-BŒUF. — *Bugrane, bougrane* ou *nonis*, tels sont les noms encore donnés à cette plante.

Caractères botaniques. — *Tige* ramifiée, mais couchée, étalée par terre ; quelques-uns de ses rameaux semblent avortés et se présentent sous forme d'épine ; les autres sont non-seulement couverts de poils, mais glutineux aux doigts qui les touchent. — Les *feuilles*, supportées par un assez long pétiole, se partagent en trois folioles du côté de la base, mais se simplifient en arrivant au sommet de la plante. Insertion opposée. Figure ovale ; dentelée sur les bords. — Les *fleurs* sont disposées en grappes et toutes

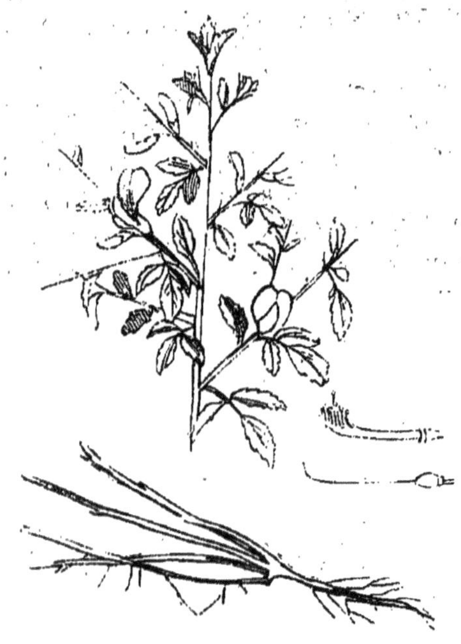

ARRÊTE-BŒUF.
Racine. — Tige. — Feuilles. — Fleurs. — Étamines et pistil.

supportées par un très-petit pédoncule ; elles sont toutes papillonnacées. Le calice a cinq divisions, est tomenteux ; la corolle, bien entendu, a son étendard, sa carène et ses ailes ; l'étendard est très-large, les ailes assez courtes, et la carène se prolonge en bec. Étamines réunies ; style dépassant les étamines ; ovaire in-fère, renflé et velu. — La *racine* est traçante, très-grêle et très-longue ; quand on la mâche, on sent une saveur sucrée, agréable.

Utilité. — Fort employée pour accélérer la sécrétion urinaire, la racine d'arrête-bœuf est un remède souvent efficace contre les sérosités et les engorgements du foie ; on l'a même vantée contre les calculs de la vessie.

Application. — C'est la décoction de racine d'arrête-bœuf qui, prise en tisane, active le travail des reins, et augmente par conséquent la sécrétion urinaire ; on en fait bouillir quarante à cinquante grammes dans un litre d'eau, on sucre à volonté, et on laisse boire à discrétion. On a encore voulu employer la racine séchée au feu et mise en poudre. On a donné cette préparation à la dose d'une pincée deux ou trois fois par jour, mais on n'en a pas retiré tous les avantages qu'on en espérait. Il y a un sirop fameux en pharmacie, qu'on appelle le sirop des cinq racines, et la racine d'arrête-bœuf est au nombre des cinq ; preuve de sa valeur diurétique.

BUSSEROLE. — On l'appelle encore *arbousier* et *raisin d'ours*. En latin *uva ursi*. Vous avez dû vous apercevoir que j'évitais de faire ici de la latinité, mais la dénomination d'*uva ursi* est si généralement employée pour désigner la busserole, que j'ai cru devoir faire trêve à ma sévérité.

Caractères botaniques. — C'est un arbuste. — Les *tiges* en sont frêles, un peu couchées, divisées en rameaux rougeâtres et assez multipliés pour former des touffes compactes. — Les *feuilles*, compactes et luisantes comme celles du bois du buis, sont ovales et pétiolées Toutefois il est à remarquer qu'en approchant du sommet de la plante les feuilles se mangent entre elles en quelque sorte, c'est-à-dire que les unes deviennent plus larges, à côté d'autres qui ne semblent qu'ébauchées. — *Fleurs* en grappes, accompagnées, au moment de la floraison, de petites bractées caduques, c'est-à-dire qui tombent avant les fleurs et les feuilles. Le calice est très-petit ; ses cinq divisions sont cependant arrondies et s'évasent avec prétention. La corolle est en forme d'outre, plus étroite à la base qu'au sommet, s'ouvrant en cinq petites divisions qui s'étalent au dehors. Dans le tube formé par la corolle on trouve dix étamines, dont les anthères sont rouges et coiffées d'une espèce de bonnet pointu. Le pistil est fort long, car il dépasse l'ouverture de la fleur. L'ovaire est long, divisé en cinq loges, et devient bientôt une baie (ou petit fruit) rouge et grosse comme un pois.

UTILITÉ. — Excellente dans les catarrhes de vessie et dans les maladies des reins, la busserole a encore la réputation de modifier les catarrhes bronchiques, à tel point que certains médecins ont prétendu que cette plante leur avait été d'un grand secours pour combattre la phthisie. Ce qu'il y a de certain, c'est que sa réputation comme diurétique remonte aux premiers siècles de la médecine.

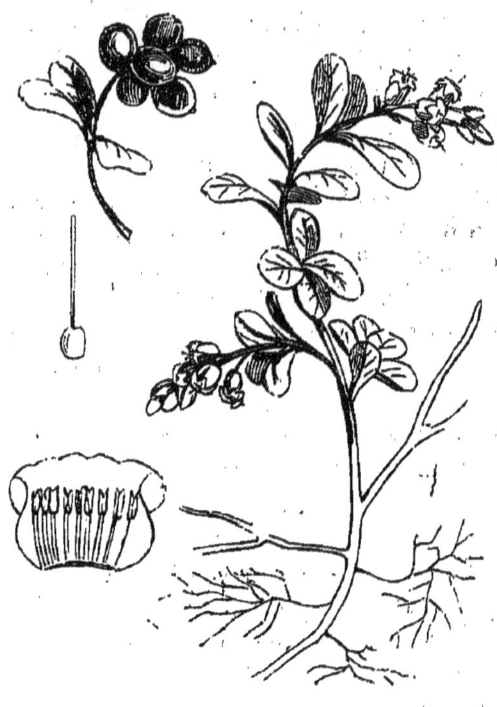

BUSSEROLE.

Grappe de fruits. — Ovaire. — Fleur ouverte. — Tige, feuilles et fleurs réunies.

APPLICATION. — Ce sont les feuilles seulement, et spécialement les plus jeunes feuilles, qui renferment les vertus médicales, et qui, par conséquent, doivent être seules employées. La busserole, comme le buis, comme le sapin, a la puissance de résister au choc des frimas. Les feuilles ne jaunissent pas, ne tombent pas, se montrent toujours vertes et luxuriantes. On peut donc les cueillir et les employer vertes en toutes saisons. Toutefois on peut s'en servir même après les avoir fait dessécher ; et j'estime que les jeunes rameaux cueillis pendant la séve du printemps, desséchés avec intelligence et conservés avec précaution, sont souvent préférables, pour la tisane d'*uva ursi*, aux feuilles rudes et coriaces cueillies au moment de s'en servir, au milieu des froids de l'hiver. On met vingt à trente grammes de feuilles dans un litre d'eau, on place sur le feu, on laisse bouillir jusqu'à réduction d'un quart, on tire à clair, on sucre ou l'on ne sucre pas, et l'on boit à volonté.

CHÉLIDOINE (GRANDE). — On l'appelle vulgairement *grand éclair, herbe d'hirondelle, pélougne.*

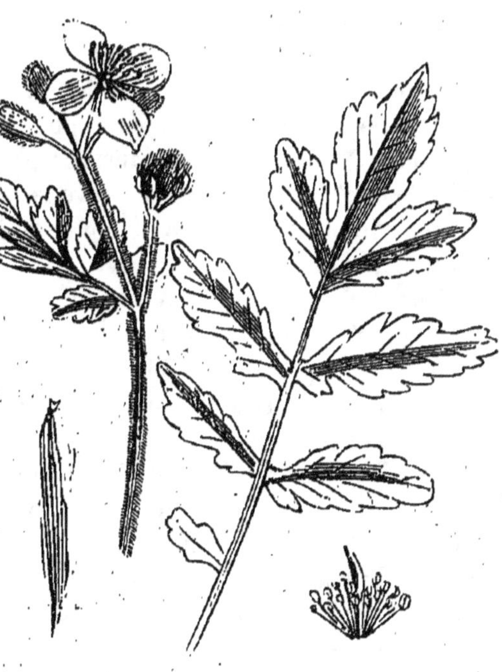

GRANDE CHÉLIDOINE.

Silique. — Tige et fleurs. — Feuille détachée. — Étamine.

CARACTÈRES BOTANIQUES. — Sa *tige* est ronde, cassante, présentant de distance en distance des poils petits et mous, analogues à ceux que l'on trouve sur la tige des pavots de jardin. — Les *feuilles*, supportées par des pétioles qui contiennent un jus laiteux, plus jaune que blanc, sont pinnatifides ; mais chacun de leurs globes, affectant une forme ronde, présente des dentelures et des incisions plus ou moins profondes. Insertion alterne. — *Fleurs* se ramassant en groupe au sommet de la tige. Calice caduc, n'ayant que deux sépales ; corolle s'étalant en quatre pétales plans et plus ou moins arrondis; grand nombre d'étamines. — Le *fruit* est une silique qui, au moment de la maturité, ouvre ses valves du point d'attache au sommet de la silique.

Utilité. — Bonne contre les hydropisies, les engorgements du foie, la jaunisse et les engorgements de la rate, la chélidoine a encore été vantée comme un excellent dépuratif; on l'a recommandée dans les dartres, dans les maladies scrofuleuses. Nous nous réservons d'en parler dans notre volume qui traite de ces maladies. Nous avons dit, dans nos *Formules et Recettes*, l'usage de la chélidoine pour détruire les cors et les verrues; nous ne nous occuperons donc ici que de la chélidoine considérée comme diurétique.

Application. — On emploie tout dans la chélidoine, la racine, les tiges et les fleurs. Toutefois il ne faut pas la choisir trop jeune, parce que le suc laiteux qui s'échappe de ses feuilles est un irritant que plus d'un chimiste a dénoncé comme poison. C'est pourtant ce suc qui donne à la plante ses vertus médicamenteuses. En choisissant des pousses de chélidoine qui ne soient ni trop grandes ni trop jeunes, on parvient à éviter les inconvénients et à retirer les avantages que l'on cherche. On se sert des feuilles de chélidoine pour en faire une tisane par infusion : on en met de vingt à trente grammes par litre d'eau chaude, on attend que l'infusion ait pris la couleur jaune clair du thé, on passe, on sucre et on laisse boire à volonté. Quelques praticiens ont déclaré préférable la décoction de racine de grande chélidoine; il n'en faut mettre alors que douze à quinze grammes par litre d'eau. Si l'on veut faire une décoction avec le vin blanc ou la bière, il en faut mettre moins encore.

ÉPINE-VINETTE. — Encore appelée *berberis, vinettier*. Bien sûr, si vous avez parcouru la campagne, si vous êtes entré dans les taillis, vous avez aperçu les grappes roses de la plante qui nous occupe. Elles ressemblent à des grappes de groseille, seulement chaque grain est bien plus dense, plus compacte, et, supportées par une longue pédicule, elles ressemblent à une miniature de roseaux. Goûtez-les, — plus d'un de mes lecteurs l'a fait plusieurs fois sans doute, — vous sentirez un goût légèrement sucré, mais une saveur aigrelette, qui vous prouvera les raisons qui nous ont déterminé à placer l'épine-vinette parmi les plantes diurétiques. Nous ne vous en donnons pas la figure, parce que bien certainement vous la connaissez tous; et, s'il vous arrivait de l'ignorer, adressez-vous au premier paysan, lorsque, en automne, vous vous trouverez près d'une haie ou sur le bord de forêts épaisses :

— Voulez-vous bien me montrer ce qu'on appelle épine-vinette, mon ami?

Il n'en est pas un qui ne soit capable de vous la montrer.

Caractères botaniques. — Ce n'est point un arbre, mais un arbrisseau. — Ses *tiges* sont jaunâtres, ses rameaux multipliés affectent une couleur grise. — Les *feuilles*, supportées par des pétioles, sont d'une forme ovale, camarde, rétrécie, et chacun de leurs bords est dentelé d'une façon si aiguë, que l'on prendrait volontiers chacune de ses dents pour des épines. Du reste, ses feuilles, en forme de bractées, sont bel et bien accompagnées de formidables aiguillons. — Les *fleurs*, d'une odeur peu agréable et supportées par de longs pédicules, s'épanouissent en grappes pendantes. Je vous ai annoncé des grappes de fruits, vous comprenez qu'il ne pouvait en être autrement. Leur calice est double; chaque sépale est d'égale dimension, mais ils sont rangés sur deux rangs, un inférieur, l'autre supérieur. La corolle a six pétales, ceux-là s'étalent côte à côte, et chacun d'eux, à leur sommet, est partagé en deux divisions. Six étamines, aussi contractiles que les feuilles de la sensitive. Les anthères sont en fourche, et ses fleurs amènent le fruit allongé dont nous avons parlé en commençant.

Utilité. — Les fruits de l'épine-vinette sont tempérants, délayants, et poussent aux urines seulement un peu plus que le jus de citron et d'orange, c'est-à-dire que la limonade et l'orangeade; mais ses feuilles, son écorce, sa racine surtout, sont douées d'une vertu diurétique incontestable.

Application. — Les baies se mangent comme des groseilles, ou bien on en exprime le jus sur du sucre; on en fait même des confitures fort agréables. Les habitants de la ville de Bar sont renommés pour cette préparation ; mais, pour avoir une tisane diurétique, il faut prendre les racines, les bien nettoyer, et surtout en ôter la première pellicule. On retire alors ce que les botanistes appellent la seconde écorce, et on en met bouillir de trente à quarante grammes dans un litre d'eau, qu'on laisse près d'un quart d'heure à l'ébullition ; on retire du feu, on passe, on sucre, et l'on fait prendre trois verres par jour. C'est un des bons remèdes contre l'hydropisie.

GENÊT A BALAI. — Cette plante, tout le monde la connaît aussi, non pas pour l'emploi que l'on fait de ses rameaux, mais parce qu'on la trouve dans toutes les broussailles, parce qu'on l'aperçoit dans toutes les forêts.

Caractères botaniques. — C'est encore un arbrisseau à tige presque imperceptible, mais à rameaux dressés et très-effilés; regardez plutôt les balais de votre cuisinière. Eh bien, ce dont vous ne vous doutez peut-être pas, c'est que, à l'état frais, ces rameaux sont couverts de feuilles ovales, poilues et nombreuses. — Ces *feuilles* sont de deux sortes : les plus rapprochées de la base sont grandes, supportées par des pétioles et partagées en trois lobes distincts; mais les feuilles les plus rapprochées du sommet sont grêles et sessiles. — La *fleur* jaune du genêt est connue de tous les campagnards, chacun sait qu'elle se présente en grappe, et qu'elle affecte la corolle papillonnacée. On la reconnaît de loin à sa belle couleur jaune. Un petit calice à deux lèvres bien courtes enlace la base de la corolle, qui présente les caractères que nous venons de dire, avec cette particularité que l'étendard, large, évasé comme un globe, se replie en arrière absolument comme l'étendard des pois de senteur. Dix étamines réunies. — *Fruit* en forme de gousse, contenant une douzaine de semences.

Utilité. — Précieux dans les hydropisies et dans toutes les maladies des voies urinaires, le genêt à balai est encore purgatif, et enfin on peut l'employer extérieurement pour résoudre les tumeurs et conjurer les abcès froids.

Préparation. — Le genêt à balai est utilisé dans ses feuilles, dans ses tiges et dans ses semences : les feuilles, les jeunes surtout, sont douées d'un principe amer qui donne raison de la propriété diurétique; les semences contiennent une huile purgative, et enfin les tiges, réduites en cendre, procurent le moyen de préparer une lessive résolutive que l'on emploie en douches et en fomentations contre les tumeurs et les engorgements ganglionnaires. La décoction se prépare en faisant bouillir de quarante à soixante grammes de jeunes pousses de genêt dans environ un litre d'eau. On prétend encore que quinze à vingt grammes de fleurs de genêt, infusées dans un demi-litre d'eau chaude, donnent une tisane vraiment diurétique.

Pour tirer de cette plante ses vertus purgatives, il suffit de faire infuser trois à quatre pincées de ses semences dans un bon verre de vin blanc; on met ces semences macérer le soir, on les laisse macérer jusqu'au lendemain matin, on tire à clair, et l'on fait boire au malade. Quant à la lessive, elle se prépare comme toutes les lessives du monde : de l'eau chaude sur de la cendre, en ayant soin que la cendre soit environ d'un vingtième proportionnellement à la quantité d'eau dans laquelle on la fait infuser. On prétend que cette lessive est non-seulement bonne en lotions, mais qu'elle peut être prise à l'intérieur dans certaines hydropisies, et que, à la dose d'un ou deux verres par jour, elle guérit la gravelle sans trop irriter les reins.

GRÉMIL. — Encore nommé *herbe aux perles*.

CARACTÈRES BOTANIQUES. — *Tige* rugueuse, élancée, partagée en plusieurs rameaux. — *Feuilles* rudes comme la tige et d'un vert très-prononcé; elles sont lancéolées, sessiles, c'est-à-dire sans pétiole. Insertion alterne. — Les *fleurs* partent une à une de l'aisselle des feuilles supérieures; leur calice à cinq divisions; leur corolle, un peu tubuleuse, s'évase en cinq découpures arrondies. Cinq étamines; un style qui les dépasse; quatre semences, qui, situées au fond de la corolle, ressemblent à quatre petites perles.

UTILITÉ. — L'herbe aux perles était jadis fort employée par les médecins. On prétendait que l'infusion de ses graines, prise en tisane, avait la propriété d'empêcher la formation des pierres dans la vessie. Les anciens n'étaient point aussi ingénus qu'on a bien voulu nous les représenter; ils ont employé longtemps la plante de grémil comme diurétique, et c'est pourquoi, malgré les auteurs modernes, nous avons jugé à propos de la recommander.

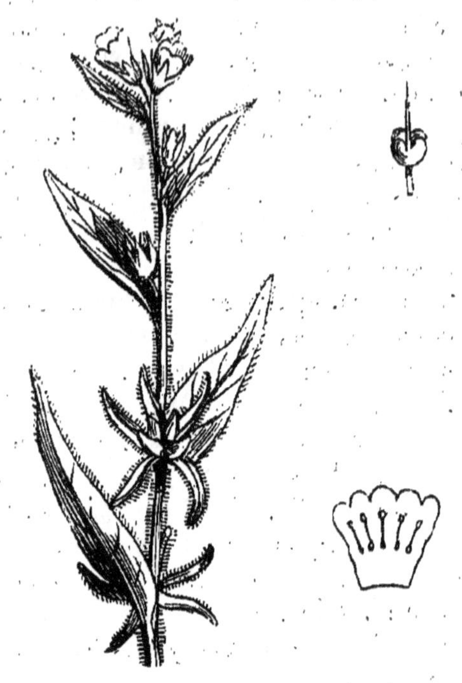

GRÉMIL.

Tige, feuilles et fleurs. — Ovaire. — Fleur ouverte.

APPLICATION. — On récolte la graine de grémil, on la laisse sécher comme celle du chanvre ou la graine de lin; on en met macérer trois ou quatre pincées seulement, et l'on fait boire à discrétion.

HÉPATIQUE. — Encore appelée *marchante étoilée, herbe de ballot, herbe aux poumons*. Ce n'est point, à proprement parler, une plante.

CARACTÈRES BOTANIQUES. — Point de *tige*, point de *fleurs*. L'hépatique tient le milieu entre le lichen et la mousse; elle se présente dans les cours humides, dans les interstices des puits, sur le flanc des roches abritées; elle se présente, dis-je, sous forme de lobules verdâtres, étalés, dentelés, offrant à leur surface supérieure des points en saillie, tandis que de la surface inférieure partent des espèces de petites racines chevelues, qui font de l'hépatique une des plantes les plus rampantes qu'on puisse rencontrer. Dans ce genre de plante, les organes reproducteurs, les graines en un mot, se trouvent dans des espèces de réceptacles, lesquels se rassemblent par groupe et sont très-remarquables dans l'hépatique.

UTILITÉ. — La plante dont nous nous occupons s'emploie plus spécialement à l'extérieur qu'à l'intérieur. On l'annonce comme un excellent diurétique, et, comme j'ai une grande prédilection pour les moyens externes, j'ai voulu la recommander avec prédilection.

APPLICATION. — On prend deux poignées d'hépatique, on les fait bouillir pendant près de douze heures dans un grand litre d'eau, on retire la plante, on la pile, on la broie, puis on verse le jus et tous les détritus végétaux résultant de cette manœuvre sur un cataplasme de graine de lin qui vient d'être préparé : on l'applique alors sur le bas-ventre des personnes hydropiques où des malades dont les urines sont difficiles. Quelques médecins ont employé à l'intérieur la décoction d'hépatique; mais ce mode d'administration demande de la surveillance et des connaissances spéciales; nous sommes bien loin de la recommander.

MERCURIALE. — Ses surnoms ne sont pas très-gracieux, mais enfin il nous faut bien les énoncer : on l'appelle encore *foirolle, foirande, quinquenlit, ram-*

MERCURIALE.

Rameau à fleurs mâles. — Rameau à fleurs femelles. — Chacune de ces fleurs détachée. — Fruit.

berge, *ortie bâtarde*. C'est une plante fort commune dans les jardins mal cultivés, près des ruines, dans les vieux murs et le long des haies.

CARACTÈRES BOTANIQUES. — Sa *tige* est anguleuse, partagée en plusieurs rameaux opposés, lisse et douce, c'est-à-dire ne présentant aucune espèce de poils. — Ses *feuilles*, lisses aussi, sont supportées par un pétiole; leur forme est un ovale terminé en pointe, les bords sont découpés par de rares dentelures; insertion opposée. — Les *fleurs* sont très-remarquables, attendu qu'elles sont de deux espèces différentes. Chaque plante de mercuriale a des fleurs mâles et des fleurs femelles : les premières se présentent sous forme d'épis, par petits groupes frêles, étroits, supportés par des pédoncules qui partent de l'aisselle des feuilles; chez celles-là, le calice a trois divisions, il n'y a point de corolle, mais de nombreuses étamines; les secondes sont moins nombreuses et réunies, deux ou trois tout au plus, sur des pédoncules très-courts. Chez ces dernières, le calice a la forme d'une corolle; au fond de ce calice est une capsule à deux loges, laquelle est surmontée de deux styles pinnatifides.

UTILITÉ. — Bien qu'on ait vanté la mercuriale comme une fleur éminemment purgative, qu'on emploie ses feuilles en décoction pour préparer des tisanes, des lavements et des cataplasmes, que l'on dit merveilleux pour combattre la constipation, nous avons pensé, nous, qu'il valait mieux la recommander comme diurétique, attendu que le fameux miel mercurial, si prôné dans les pharmacies, si recommandé par certains praticiens, n'est véritablement efficace que lorsqu'il contient une certaine dose de cette plante. Mais, sur le dire de certains praticiens, en entendant raconter les bons résultats obtenus dans les hydropisies, les dysuries et les dartres, nous avons voulu faire de cette plante une étude particulière, et c'est pourquoi nous la recommandons comme propre à activer la sécrétion urinaire.

APPLICATION. — On prend une petite poignée de mercuriale, tige, feuille et plante, mais point de racine; on la met dans un litre d'eau; on laisse le liquide jusqu'à ce qu'il arrive à l'ébullition. Après lui avoir permis de jeter deux ou trois bouillons, on le retiré, on passe immédiatement, on sucre, on tient au chaud, et l'on donne à boire à volonté.

OIGNON. — Vous comprenez bien que je ne m'arrêterai point à vous décrire cette plante potagère, que l'on trouve dans bien des jardins, dans bien des cuisines et dans bon nombre d'aliments ; mais je veux constater une fois de plus l'utilité du plus grand nombre des végétaux que la Providence nous a mis sous la main.

Utilité. — L'oignon ne sert pas seulement à assaisonner nos aliments, il est excitant et diurétique, à tel point qu'en le mangeant assaisonné de plusieurs façons, les gens atteints de gravelle en ont retiré de véritables avantages, et franchement cela n'étonne pas, quand on sait quel profit on peut retirer de l'oignon cuit dans les catarrhes et inflammations de poitrine.

J'ai dit, dans mon volume des *Formules et Recettes*, tout le parti qu'on pouvait tirer de l'ail, et, si je n'ai point parlé de l'oignon, c'est que je me réservais de le faire dans la *Botanique médicale*. Non-seulement l'oignon peut être bon à l'intérieur, mais il est quelquefois excellent à l'extérieur. On l'a employé, et avec succès, pour activer les sécrétions urinaires, pour étouffer la douleur des brûlures, pour apaiser les migraines et les tortures hémorroïdales.

Application. — On fait avec le bulbe de l'oignon des tisanes adoucissantes et diurétiques. Pour cela on choisit les plus gros, les oignons blancs ; on les fait préalablement cuire sous la cendre, puis on les met bouillir dans de l'eau ; on passe le liquide, que l'on sucre à volonté, et on peut faire boire à discrétion. D'autres fois on en extrait le jus, après avoir fait cuire les oignons sous la cendre, précaution qui enlève à l'oignon son principe âcre ; après en avoir extrait le jus, on le mêle à une décoction de bois de réglisse. Mais l'oignon cru a de plus sûrs et de plus grands avantages. Pilé et appliqué en cataplasmes sur le bas-ventre, non-seulement il agit comme dérivatif, mais il active spécialement les fonctions de la vessie. Un oignon cru écrasé, avec un peu de sel, et appliqué sur une brûlure récente, empêche que les cloches ne s'y forment. Pilé avec du beurre frais, on en fait un onguent contre les hémorroïdes. Enfin, pour la migraine, on fait tremper de gros oignons dans l'eau-de-vie, on les coupe en deux, et, ainsi partagés, on les applique sur le front des malades.

PARIÉTAIRE. — Cette plante a un bien grand nombre de surnoms. On l'a encore appelée *herbe de Notre-Dame*, *parratage*, *paritoire*, *casse-pierre*, *perce-muraille* et *spargoule*, *vitriole*, etc.

CARACTÈRES BOTANIQUES. — *Tige* ronde, cassante, dressée, divisée en plusieurs rameaux et recouverte de poils assez clair-semés. — Les *feuilles*, quoique aussi recouvertes de poils, sont rudes au toucher, ovales et sans dentelures; elles sont supportées chacune par un pétiole; leur insertion est alterne. — Les *fleurs* sont de deux natures : fleurs mâles et fleurs femelles; elles se groupent en touffes dans l'aisselle des feuilles, où la fleur femelle occupe ordinairement le milieu; calice monosépale et en forme de tube qui se

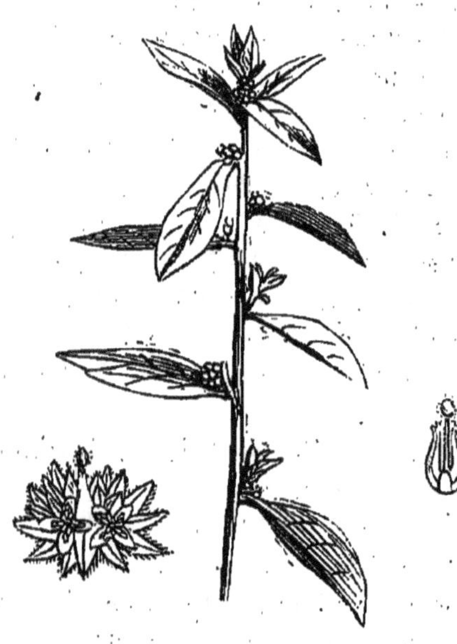

PARIÉTAIRE.

Fleurs détachées. — Rameau. — Tige et feuilles. — Fruits.

termine par quatre pointes aiguës. Point de corolle. Ovaire à une seule loge surmonté d'un long pistil. La fleur mâle n'a pas plus de corolle que la fleur femelle, elle a le même calice, au centre duquel se trouvent quatre étamines.

UTILITÉ. — Bonne contre toutes les maladies urinaires. Rafraîchissante et diurétique, par la raison que la pariétaire contient une proportion notable de nitre.

APPLICATION. — On l'emploie en tisanes, infusions, décoctions ou sucre exprimé. On l'emploie même, à l'extérieur, en cataplasmes ou topiques résolutifs. La pariétaire recueillie dans les décombres des vieux murs est réputée la plus riche en sel de nitre; on la récolte tout l'été. Fraîche, on en met infuser vingt à trente grammes dans un litre d'eau, et l'on se procure ainsi une excellente tisane.

C'est encore avec la pariétaire *fraîche*, on le conçoit, que l'on peut préparer le suc de pariétaire, c'est-à-dire le jus exprimé de la plante. On en fait boire depuis un quart jusqu'à un demi-verre. Enfin, quand la plante est desséchée, on est contraint de la faire bouillir pour en retirer une tisane avantageuse. C'est avec la pariétaire fraîche ou bouillie, mais préalablement écrasée, que l'on prépare des cataplasmes excellents, dit-on, dans les accidents hydropiques.

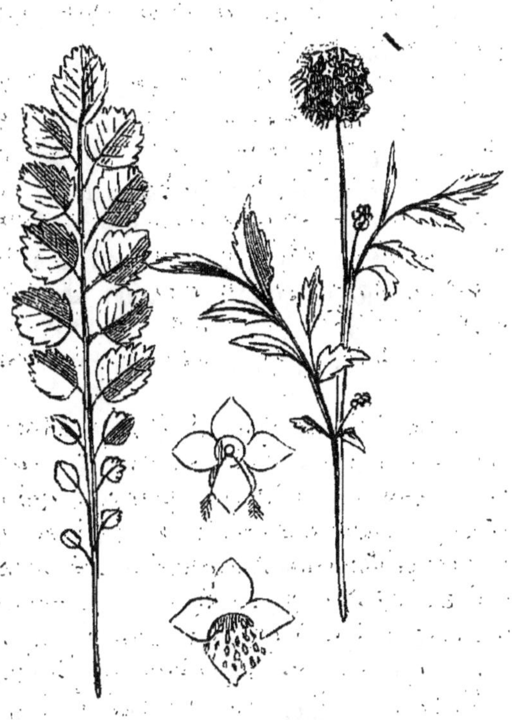

PIMPRENELLE.

Feuille détachée. — Fleurs détachées. — Rameau entier. — Feuilles et tige.

PIMPRENELLE. — Plante bien connue dans nos cuisines et que l'on cultive dans beaucoup de jardins potagers.

CARACTÈRES BOTANIQUES. — *Tige* anguleuse et partagée, dans

le sens de sa longueur, par d'assez profonds sillons. — Les *feuilles* sont pinnatifides, mais d'une façon inégale, les folioles supérieures se trouvant beaucoup plus larges que les folioles inférieures. Insertion alterne. Chaque feuille, à son insertion, est munie d'une stipule dentelée. — Les *fleurs* sont verdâtres et se présentent en épis si compactes, qu'elles ressemblent à des petits globes ; il n'y a qu'un calice à quatre divisions, au milieu duquel on trouve les organes reproducteurs. — Le *fruit* est un double akène.

UTILITÉ. — Il est peu de personnes qui n'aient mangé de la pimprenelle dans la salade.

APPLICATION. — C'est en qualité de condiment que la pimprenelle a presque toujours montré ses vertus médicamenteuses. On prétend que les personnes qui mangent de la pimprenelle ont les urines plus faciles. On a même essayé d'appliquer des cataplasmes de pimprenelle pilée sur le bas-ventre des gens qui n'urinaient pas bien, et l'on a eu lieu de s'en applaudir. Nous pensons, nous, qu'une infusion de cette plante, légèrement amère, et douée d'un aromate spécial, pourrait très-bien servir de tisane dans toutes les affections de vessie.

PISSENLIT, ou *dent de lion*. — Oh ! cette plante encore, vous la connaissez, j'en suis sûr. Bon nombre d'entre vous en ont mangé, même il n'est personne qui n'ait remarqué sa fleur jaune, s'étalant dans toutes les prairies. Qui n'a cueilli de ses feuilles profondément découpées, inégalement, pittoresquement ? Qui n'a soufflé sur ses fruits surmontés de tant d'aigrettes, et qui ressemblent à un globe tomenteux ? Je ne m'arrêterai donc point aux caractères botaniques du pissenlit.

UTILITÉ. — Bon dans les hydropisies, les obstructions et la jaunisse, le pissenlit est encore utile dans les débilitations de l'estomac.

APPLICATION. — On en prépare d'excellente salade. On l'utilise dans les bouillons aux herbes. En faisant infuser cinquante à soixante grammes de racine dans un litre d'eau, on obtient une tisane utile. En pilant les feuilles de pissenlit et en en exprimant le jus, on se procure un médicament vraiment efficace.

REINE DES PRÉS. — On l'appelle encore *ulmaire, armière, petite barbe de chèvre, herbe aux abeilles*, etc.

CARACTÈRES BOTANIQUES. — La reine des prés est une grande herbe que l'on rencontre dans les prés humides, sur le bord des eaux, où elle s'élève de plusieurs pieds.

Sa *tige* est anguleuse, à rameaux rougeâtres.

Ses *feuilles* sont alternes, stipulées à la base, ailées, à folioles ovales finement dentelées, à dents de scie, pubescentes et entremêlées de plus petites; la feuille terminale, très-grande et à trois lobes, a quelque ressemblance avec celle de l'orme, ce qui a valu à cette plante le nom spécifique d'*ulmaire*.

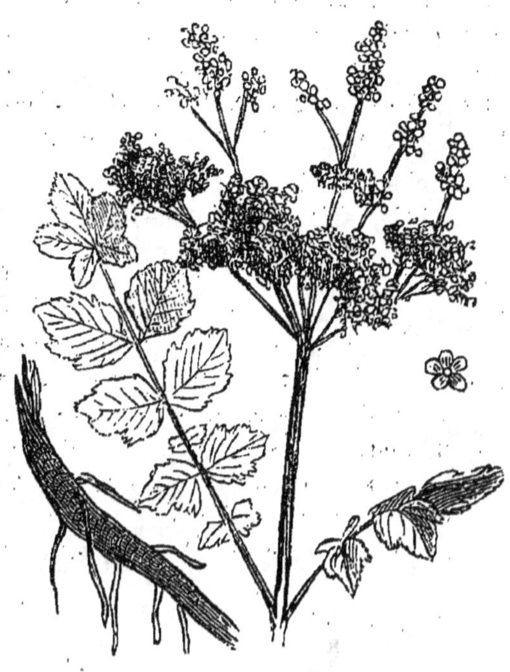

REINE DES PRÉS.

Racine. — Plante entière. — Feuilles. — Tige et fleurs.

Les *fleurs* forment à l'extrémité de la tige des panicules blanches, étendues, odorantes, et dépassent par leur élévation les autres herbes.

Le *calice* est coloré, ouvert, à cinq divisions; cinq pétales blanchâtres; étamines nombreuses, à anthères blanches; trois à douze ovaires libres, surmontés chacun d'un style; autant de capsules, à une loge, contenant une à trois graines insérées à la suture interne des valves.

UTILITÉ. — Les fleurs de la reine des prés étaient considérées, à la fin du siècle dernier, comme ayant à peu près les propriétés des fleurs du sureau, c'est-à-dire qu'elles seraient sudorifiques, résolutives et anodines.

La décoction aqueuse des racines était employée comme détersive pour les plaies et ulcères. La reine des prés, malgré tant d'excellentes qualités, n'en avait pas moins fini par cesser de figurer dans les livres modernes de thérapeutique, et ne servait plus qu'au tannage des cuirs, lorsque, il y a trois ans, un prêtre du département de la Haute-Marne vint l'arracher de l'oubli, et fit connaitre les succès qu'il en avait obtenus dans le traitement des hydropisies.

Application. — Bien que l'usage de la reine des prés contre les hydropisies ait été préconisé par un simple curé de campagne, M. Teissier, médecin en chef de l'Hôtel-Dieu de Lyon, ne dédaigna pas ce moyen, et il se livra à des expériences qui lui démontrèrent que la spirée ulmaire, ou reine des prés, jouit de propriétés *diurétiques* incontestables, c'est-à-dire qu'elle facilite étrangement la sécrétion urinaire, ce qui en rend l'emploi fort recommandable dans les diverses hydropisies, et qu'en même temps elle jouit de propriétés astringentes et toniques.

Le bon curé, et M. Tessier après lui, emploient la reine des fleurs en tisane de la manière suivante :

Feuilles et fleurs d'ulmaire.   10 à 30 grammes.
Eau bouillante.   1   litre.

Faites une infusion ou une décoction. A prendre par verrées.

SAPIN. — Je ne vous le décrirai pas. C'est un arbre trop commun, trop connu ; arbre excellent, du reste, qui fournit un bois précieux à un grand nombre de nos usages ; mais ses bourgeons ont des vertus médicamenteuses qu'il m'importe de mentionner ici.

Utilité. — Excellent diurétique, les bourgeons de sapin ont encore des propriétés antiscorbutiques et pectorales.

Application. — J'ai dit bourgeons, par conséquent n'allons pas confondre les fruits ou les jeunes feuilles de sapin. Bourgeons, c'est-à-dire des feuilles qui ne sont point encore parues et qui, ramassées dans une tunique d'écaille, forment des petits cônes rougeâtres et pointus. Bourgeons! ils ne se trouvent qu'au premier signe du printemps, en février ou en mars, et c'est alors qu'il faut les recueillir; vous les trouverez gluants, onctueux. Chacun sait très-bien que les sapins contiennent une épaisse résine, leurs jeunes bourgeons leur en demandent un peu pour se garantir contre les froids qui durent encore, ou les bourrasques atmosphériques qui surviennent si inopinément; c'est pourquoi ces bourgeons sont essentiellement résineux. Résine superfine, térébenthinée, et qui donne à cette portion de la plante toutes ses propriétés médicamenteuses. La tisane de bourgeons de sapin du Nord est si vulgairement reconnue efficace contre toutes les difficultés urinaires, que nous n'avons point à le démontrer; il s'agit simplement d'indiquer comment se prépare cette tisane.

Pour un litre, on prépare deux à trois grosses pincées seulement des bourgeons de sapin; on jette ces bourgeons dans un vase, et, avant de les mettre infuser, on attend que l'eau soit arrivée au degré d'ébullition. Or, avant de faire une infusion vraiment potable et facile à faire avaler au malade, il faut avoir la précaution de blanchir les bourgeons, c'est-à-dire de les noyer dans l'eau bouillante, que l'on rejette immédiatement après; cette première opération enlève aux susdits bourgeons ce qu'ils pourraient avoir de trop amer et de trop grossièrement résineux; aussi, une fois cette précaution prise, on fait simplement infuser dans l'eau bouillante, comme on le ferait des feuilles de thé ou des fleurs de tilleul.

SAXIFRAGE. — On l'appelle, elle aussi, *casse-pierre*, *perce-pierre*, *rompt-pierre*. Et c'est à cause de toutes ces dénominations que nous avons voulu en parler ici.

CARACTÈRES BOTANIQUES. — C'est une plante qui croît dans les pâturages, dont la *tige* est grêle et poilue, dont les *feuilles* inférieures s'étalent en cuvette, et les feuilles supérieures se tronquent en forme de coin. Les *fleurs* sont disposées en corymbes; chacune d'elles a un calice à cinq divisions, une corolle à cinq pétales, dix étamines, un ovaire à deux loges.

UTILITÉ. — On croyait jadis la saxifrage propre à broyer les pierres dans la vessie, c'est même ce qui lui a valu le surnom de casse-pierre.

APPLICATION. — Nous sommes obligé de constater que cette plante n'est que bien faiblement diurétique; on peut en faire une infusion utile avec ses feuilles, avec quelques rondelles de sa racine mises dans un litre d'eau; mais on n'en fera jamais un casse-pierre.

SCILLE. — On l'appelle encore *scipoule, charpentaire, oignon marin.*

CARACTÈRES BOTANIQUES. — Point de *tige,* une hampe qui supporte les fleurs; mais voilà tout. Les *feuilles* partent des racines. Elles sont ovales, ou plutôt taillées en couteau, ondulantes dans leur longueur et d'un vert très-prononcé. Les *fleurs,* soutenues par une hampe assez longue, n'en couvrent que la moitié supérieure, et se trouvent former un épi terminal. Chaque groupe de fleurs est accompagné d'une couronne de bractées. Le calice est coloré, ce qui nous annonce tout de suite que nous n'aurons point

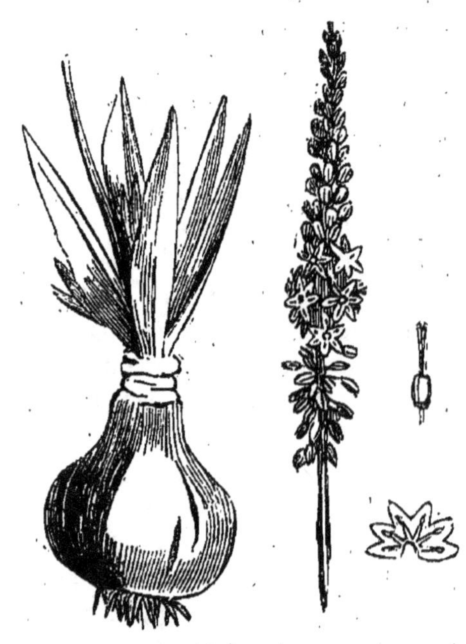

SCILLE.
Racine et feuilles. — Rameau floral. — Fleur ouverte. — Fruit.

de corolle; il a six sépales qui ressemblent à six pétales, tant ils s'étalent bien et tant ils se parent de belles couleurs blanches; six étamines, un style trilobé, une capsule à trois loges.

La *racine* est un oignon botaniquement appelé un bulbe, très-charnu, blanc à l'intérieur, brun à l'extérieur, et atteignant souvent la grosseur des deux poings, c'est précisément cet oignon, et cet oignon seul, qui contient les principes médicamenteux.

UTILITÉ. — La scille est essentiellement diurétique ; on lui a attribué, et peut-être le mérite-t-elle, des propriétés digestives expectorantes ; mais elle agit si bien sur les voies urinaires, que je tiens à ne constater que cette vertu.

APPLICATION. — On prépare avec les oignons de scille une décoction, un vin spécial, une tisane particulière ; enfin on la donne tout simplement en poudre.

Expliquons-nous bien.

Nous avons dit que le bulbe de la scille est la seule partie de la plante capable de servir de médicament. On recueille ce bulbe en automne, et on a soin, au moment de la récolte, de le débarrasser de ses écailles brunes.

C'est des écailles blanches que l'on tire la décoction, le vin, l'oxymel et la poudre. La décoction de scille ne sert qu'à l'extérieur, en fomentations, en embrocations. On met sur le ventre des flanelles imbibées de cette décoction, et bien souvent, par ce simple moyen, on parvient à ramener la sécrétion urinaire.

Pour le vin scillitique, il faut se servir, comme véhicule, d'un vin du Midi, d'un vin généreux ; dans un litre de ce vin environ, on projette soixante à quatre-vingts grammes de bulbe de scille ; on laisse macérer pendant dix à douze jours ; on tire à clair, et ce vin est employé spécialement en fomentation.

Nous arrivons à la tisane. Les pharmaciens ont un oxymel scillitique, préparation faite avec du miel, du vinaigre, de la scille, préparation qu'eux seuls peuvent convenablement confectionner ; c'est ce que l'on appelle l'oxymel scillitique ; on en verse par petites cuillerées dans les tisanes rafraîchissantes données aux malades affectés de maladies urinaires.

Quant à la poudre de scille, les médecins seuls peuvent l'ordonner.

PLANTES SUDORIFIQUES

BARDANE. — On l'appelle encore par deux noms peu gracieux, *glouterron, herbe aux teigneux*.

CARACTÈRES BOTANIQUES. — La *tige* est ferme, un peu cannelée et couverte d'une espèce de duvet. — Les *feuilles*, ovales et pointues, velues à leur surface intérieure, sont supportées par un pétiole, celles qui partent de la base de la tige sont fort larges, presque en forme de cœur; mais, diminuant à mesure qu'elles se rapprochent du sommet, elles prennent le caractère ovale que nous venons de dénoncer. — Les *fleurs* sont supportées par un capitule, et forment une espèce de pompon arrondi, accompagné d'une touffe de feuilles.

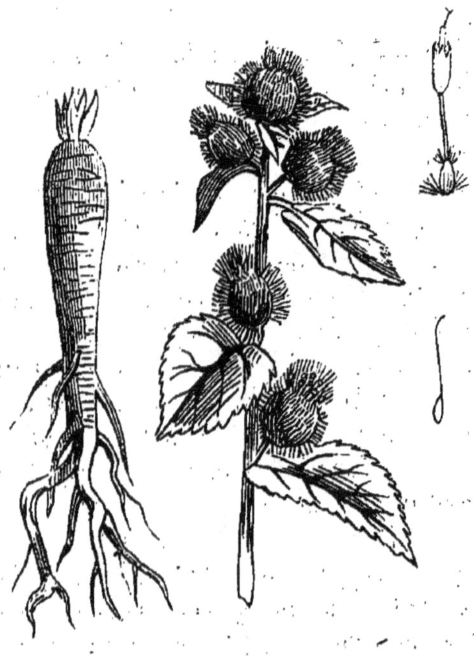

BARDANE.

Racine. — Rameau, tige et fleur. — Ovaire. — Semence avec son aigrette.

Nous avons vu, jusqu'ici, tous les involucres se former par folioles imbriquées l'une sur l'autre, comme des espèces d'écailles;

c'est le caractère le plus général de tous les involucres. Or les écailles qui forment les involucres de la bardane sont terminées par des petites pointes, ce qui donne à la fleur la forme d'une pomme épineuse, ou plutôt d'un petit hérisson. Chaque fleuron qui s'échappe du réceptacle commun est une corolle tubuleuse à cinq divisions supérieures.

Le *fruit* est un akène coiffé d'une petite aigrette poilue.

Quant à la *racine*, compacte, longue, en forme de carotte, elle est noire à l'extérieur et beaucoup plus blanche en dedans.

UTILITÉ. — Bonne comme sudorifique, la plante de bardane fournit encore des feuilles excellentes pour panser les ulcères et cicatriser les plaies. C'est très-probablement cette dernière propriété qui l'a fait surnommer *herbe aux teigneux*.

APPLICATION. — La racine de bardane est la partie la plus spécialement sudorifique. On la recueille au commencement de l'automne; on la nettoie, on la pèle s'il est besoin, on la coupe en rondelles et on la fait sécher au four. Ainsi séchée, elle sert en toute saison pour préparer la tisane de bardane, réputée non-seulement comme sudorifique, mais encore comme éminemment dépurative. Il suffit d'en faire bouillir huit à dix rondelles dans un litre d'eau; on laisse sur le feu jusqu'à réduction d'un quart, on passe et l'on sucre.

C'est avec les feuilles que l'on peut préparer les topiques excellents pour ranimer et guérir les ulcères languissants, et pour aider à la cicatrisation des plaies. Dans le premier cas, on applique des cataplasmes composés avec des feuilles crues et pilées, ou avec des feuilles cuites et mises en bouillie par la cuisson.

Les pharmaciens font entrer le suc frais des feuilles de bardane dans une pommade excitante et résolutive dont nous pouvons donner la formule sans aucun danger.

Ils pilent les feuilles et ils en extrayent le suc par l'expression faite au moyen d'un linge. Ils versent ce suc dans un vase d'étain, ils y mélangent une partie égale d'huile d'olive et deux ou trois pincées de gros plomb de chasse; ils battent, ils mélangent, ils tirent à clair; par conséquent, les grains de plomb sont enlevés; si le résidu est trop liquide, ils y ajoutent une assez grande quantité de graisse d'axonge, et la pommade est préparée.

CANNE DE PROVENCE. — Encore nommée *roseau à quenouille.*

CARACTÈRES BOTANIQUES. — La *tige* est un chaume, c'est-à-dire une tige creuse, analogue à celle du blé. — Les *feuilles,* dont la nervure longitudinale est très-prononcée, sont très-longues, assez étroités et terminées en pointe; elles sont amplexicaules, c'est-à-dire qu'elles entourent la tige à leur point d'insertion. L'insertion est alterne. — Les *fleurs* se présentent en épis, mais en épis très-lâches composés de nombreux épillets. Le calice a trois divisions. Point de corolle, mais une glume soyeuse renfermant trois étamines. Un ovaire coiffé de deux styles. — La *racine,* assez épaisse, charnue même, et

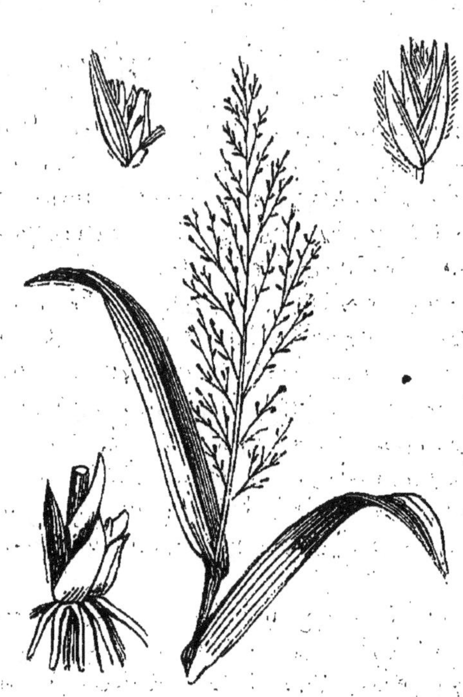

CANNE DE PROVENCE.

Racine. — Fleur mâle et fleur femelle. — Épi floral avec les feuilles.

munie de longues radicelles, est la seule portion de la plante qui possède quelques vertus médicales.

UTILITÉ. — La canne de Provence est non-seulement sudorifique, mais diurétique, et jouit d'une réputation usurpée dans la pharmacie spéciale ; on la prétend antilaiteuse, et bien des nourrices obligées de sevrer se croiraient en danger de maladies graves si elles n'avaient pris une décoction de canne de Provence.

Application. — C'est donc en décoction, décoction préparée tantôt avec la racine fraîche, tantôt avec la racine desséchée, que l'on peut employer la canne de Provence, dont les vertus sudorifiques ne sont pas très-considérables.

Si on emploie la racine fraîche, on la coupe en morceaux comme un oignon. La racine sèche se taille en rondelles. Il est évident que pour un litre d'eau il faut beaucoup moins de racine fraîche que de racine desséchée. La dose de racine desséchée est de huit à dix rondelles pour un litre. On passe, on sucre, et on laisse boire cette tisane à volonté.

CARLINE. — On l'appelle encore *chardouze, cardon doré*; on la rencontre à profusion dans la longue chaîne de montagnes qui borne la France au Midi et la sépare des pays voisins.

Caractères botaniques. — La *tige* est problématique; quelques botanistes lui donnent une hauteur

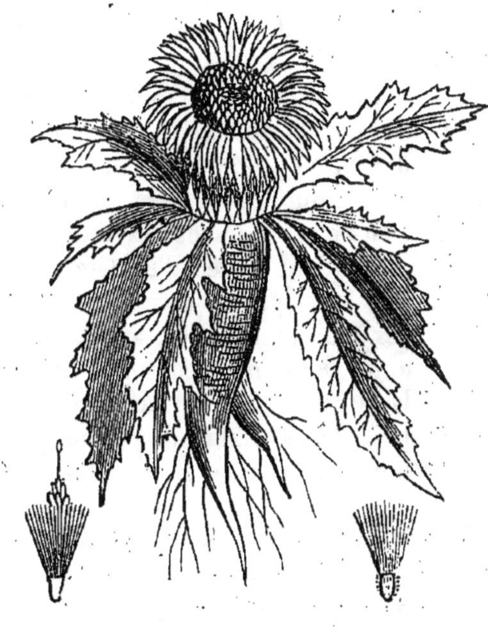

CARLINE.
Fruits avec leur aigrette.— Plante entière.— Feuilles.
— Racine. — Fleur.

de deux ou trois centimètres, d'autres la nient complétement. Le fait est que les *feuilles* semblent sortir de la racine et s'étalent élégamment à la surface du sol. Larges, bordées d'aspérités, elles sont très-légèrement découpées et apparaissent blanches et soyeuses, car elles sont éminemment pubescentes ; c'est du centre de ces feuilles que s'élance un capitule supporté par un involucre double formé par des écailles imbriquées, et tellement pointues, qu'elles paraissent épineuses. De cet involucre partent de nombreux fleurons, garnis les uns et les autres de plusieurs paillettes; chaque fleuron a sa corolle tubuleuse; ouverte en haut par cinq incisions; chaque fleuron a ses étamines au nombre de cinq. Ovaire adhérent surmonté d'un style, présentant un stigmate bifurqué. Le *fruit* est un akène couronné d'une soyeuse aigrette; la racine, que je comparerais volontiers à un navet sauvage, est pivotante, coriace, charnue cependant, et contient toutes les vertus médicamenteuses attribuées à la plante entière.

Utilité. — Bon sudorifique, dont quelques praticiens ont voulu faire un remède spécial contre les maladies pestilentielles.

Application. — On boit de la décoction de carline, ou on la mange comme un légume; on prétend que, de l'une et l'autre manière, on en retire les mêmes effets. Dès que les montagnards, en effet, entendent parler d'épidémie, ils vont dans les rochers arracher quelques plantes de carline, les rapportent au logis, en coupent les jeunes pousses florales, les font bouillir, et les mangent comme nous mangeons les artichauts. C'est en faisant bouillir la racine coupée en morceaux que l'on obtient la tisane sudorifique appelée tisane de carline; on la sucre ou on ne la sucre point, et on peut la laisser boire à discrétion.

DOUCE-AMÈRE. — On l'appelle encore *morelle, vigne sauvage, herbe à la fièvre, crève-chien.*

Caractères botaniques. — Sa *tige*, comme celle du houblon et de toutes les plantes grimpantes, est frêle, ténue, mais ligneuse cependant; ses *feuilles* sont ovales, trifoliées, c'est-à-dire à trois lobes, avec cette particularité que le lobe du milieu est de beaucoup plus large que les deux lobes latéraux; ces feuilles, du reste, n'ont aucune dentelure, elles sont ovales, pointues et supportées par un pétiole lisse; leur insertion est alterne; les *fleurs* sont disposées en grappes, grappes peu compactes, grappes pendantes, attachées à la tige par un long pédoncule; chaque fleur a un petit calice à cinq divisions, une corolle à cinq pétales, mais qui sont tous soudés entre eux à leur base; cinq étamines, dont les anthères, soudées ensemble, forment une espèce de cône doré, à travers lequel passe le style qui apparaît au sommet. Le fruit est une petite baie rouge.

UTILITÉ. — Si la douce-amère n'était point la plante sudorifique par excellence, nous l'eussions rangée parmi les plantes dangereuses; car ses fruits sont tellement vénéneux, que trente baies ont pu suffire pour faire mourir un chien. Elle est employée à l'intérieur et à l'extérieur : à l'intérieur, comme sudorifique; à l'extérieur, comme résolutive; elle est vantée avec raison contre l'hydropisie, la jaunisse, les obstructions, les dartres, la goutte et le rhumatisme.

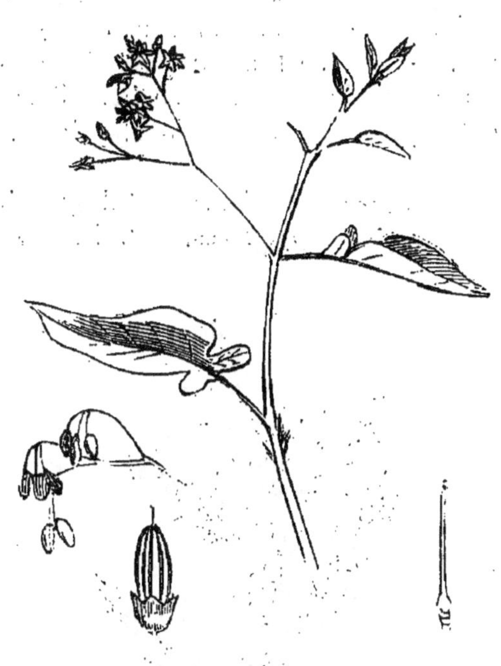

DOUCE-AMÈRE.

Fleur détachée. — Fruit. — Rameau, tige et feuilles. — Ovaire.

APPLICATION. — On emploie les tiges, les feuilles et la racine : les tiges et les racines en décoction, les feuilles en cataplasmes et en extraits; vingt à trente grammes de tige ou de racine, mis dans un litre d'eau, suffisent pour fournir une excellente tisane : on laisse bouillir quelques instants seulement; si la racine ou les tiges sont fraîches, on attend que l'ébullition ait réduit d'un tiers; si les tiges et la racine sont desséchées, pour en avoir un extrait, on pile les feuilles, on en exprime le jus par la torsion dans un linge et on en fait boire de une à deux cuillerées; pilées toutes vertes, enfermées dans un linge avec le jus qui s'en est exprimé, les feuilles de douce-amère forment un très-bon topique contre les contusions. J'ai lu dans un auteur qu'un botaniste anglais préparait avec les feuilles de douce-amère un cataplasme excellent contre certaines tumeurs : il prenait quatre poignées de feuilles de la plante qui nous occupe, cent vingt grammes de farine de lin, de l'eau en quantité suffisante, et, faisant bouillir le tout avec une couenne de lard, il en retirait un cataplasme qu'il appliquait sur les régions tuméfiées.

GENÉVRIER. — Autrement dit *genièvre* ou *potron*.

CARACTÈRES BOTANIQUES. — Qui ne connaît le genièvre ? Il est certains pays, en Angleterre, par exemple, où tout le monde le redoute, car on en tire une liqueur qui abrutit la classe malaisée; c'est un arbrisseau dont l'écorce rugueuse et jaunâtre ressemble un peu à celle du liége, et se fait reconnaître de loin. — Les *feuilles* sont verticillées trois par trois, très-étroites, très-aiguës, chaque foliole ressemble à de longues épines. — Les *fleurs* sont composées, supportées par des chatons de trois écailles; seulement elles sont tantôt mâles, tantôt femelles, c'est au fond des écailles qu'elles se trouvent en quelque sorte nichées. L'écaille sert de corolle et de calice; à leur base sont les anthères dans les fleurs

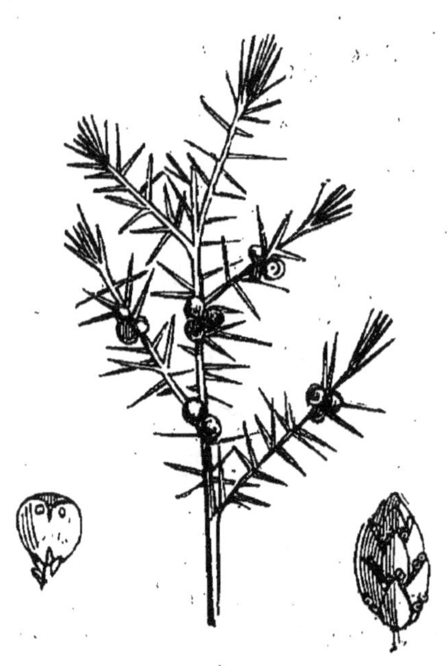

GENÉVRIER.

Ovaire. — Rameau, feuilles, tige et fleurs. — Fleurs dans leurs écailles.

mâles, et les ovules dans les fleurs femelles. Le *fruit* est une espèce de petite cerise noire qui renferme trois noyaux triangulaires.

UTILITÉ. — Excellente dans les gravelles, les hydropisies, la goutte, les rhumatismes et les maladies de la peau, la plante de genévrier est un des meilleurs médicaments que nous fournisse la botanique indigène. On emploie ses fruits, ses feuilles, son bois et jusqu'à ses cendres.

APPLICATION. — En mettant macérer de vingt à trente grammes de baies de genévrier dans une carafe d'eau froide, on obtient une boisson agréable, que l'on peut laisser boire à discrétion, et qui agit manifestement sur les voies urinaires. On fait encore une tisane avec les sommités de la plante, c'est-à-dire avec les tout jeunes rameaux ; avec la tige, que l'on taille en copeaux, on prépare une boisson éminemment sudorifique. Il suffit de mettre une bonne poignée de ces copeaux dans un litre d'eau que l'on fait bouillir jusqu'à réduction d'un tiers. Les cendres du genévrier, mises dans du vin blanc à la dose d'une à deux cuillerées à bouche, fournissent un remède antihydropique, dont les vertus et les succès sont devenus populaires. Enfin il est un dernier moyen d'employer les fruits du genévrier, et, comme c'est un moyen extérieur, un moyen dont nous avons pu constater souvent les excellents résultats, nous le recommandons tout particulièrement : on projette sur des charbons ardents des baies de genièvre sèches ou fraîches ; il en résulte une épaisse fumée ; à cette fumée on expose des morceaux de flanelle qui s'en impreignent, ou pratique de douces et bienfaisantes frictions sur les membres engorgés, ou plutôt infiltrés, des gens atteints d'hydropisie.

LAICHE DES SABLES. — Surnommée la *salsepareille des pauvres*. Nous ne nous occupons ici que des plantes indigènes ; sans quoi, bien certainement, nous aurions parlé de la salsepareille véritable, qui nous vient d'Amérique, et qui est la première des plantes sudorifiques ; mais c'est déjà un beau titre pour la laiche des sables que d'avoir été surnommée salsepareille.

CARACTÈRES BOTANIQUES. — La *tige* est très-courte. — De la *racine*, qui est une souche souterraine noueuse, horizontale, s'échappent des *feuilles* linéaires, qui ressemblent à des rameaux avortés. — Les *fleurs* sont en chatons; les épillets (car les chatons sont composés d'épillets), sont de deux espèces; les uns formés par des fleurs femelles, les autres par des fleurs mâles. Chacune des fleurs se compose d'une écaille, à l'aisselle de laquelle on trouve trois étamines; l'ovaire est surmonté d'un style à trois divisions.

Utilité. — Bon sudorifique.

Application. — C'est la racine seule de la laiche des sables qui contient quelques qualités médicamenteuses, quelques

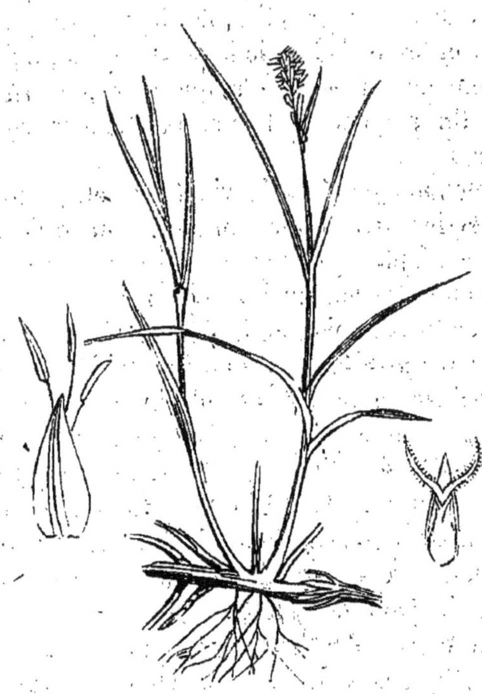

LAICHE DES SABLES.

Écailles et étamines. — Plante entière. — Fruit surmonté de son style.

vertus médicales. La laiche des sables recueillie dans les endroits les plus rocailleux est celle qu'il faut employer de préférence, on utilise cette racine en décoction, c'est-à-dire qu'après l'avoir nettoyée, grattée, fendue, on en fait bouillir vingt à trente grammes dans un litre d'eau; on laisse en ébullition jusqu'à réduction d'un bon tiers. Au sortir du feu on décante, on sucre et on laisse boire à discrétion.

SUREAU. — Il est trop commun, trop connu, pour que j'aie pris la peine de vous en représenter la gravure. Quel est le jardin qui ne puisse vous le présenter en nature? on le retrouve dans tous les bosquets, dans bon nombre de haies, sur beaucoup de murailles; je suis sûr que, à son seul nom, vous avez vu en imagination et ses grands rameaux verdoyants et ses belles fleurs blanches s'étalant en ombelles; vous les connaissez, n'est-ce pas? vous le reconnaîtrez partout. Abordons bien vite l'article de la mise en œuvre.

UTILITÉ. — Bon contre les sueurs rentrées, les inflammations récentes, les premiers accès de fièvre, le sureau est encore excellent contre certaines diarrhées chroniques comme dans certaines constipations.

APPLICATION. — Chacun connaît, comme douée de propriétés sudorifiques, l'infusion de fleurs de sureau. On les cueille au moment de la floraison, on les laisse sécher, on les monde, c'est-à-dire qu'on les épluche; puis, quand il s'agit de donner une tisane pour faire transpirer, on fait une espèce de thé avec les fleurs ainsi recueillies, c'est-à-dire que, dans l'eau bouillante, on projette deux à trois pincées de fleurs desséchées. On prépare encore, avec les fleurs de sureau, des bains locaux ou généraux réputés très-sudorifiques. Dans les bains généraux, on met les fleurs par brassées (deux ou trois); dans les bains locaux, bains de siége ou bains de pieds, on procède par poignées (même nombre). Cependant les fleurs de sureau ne sont pas les seules parties de la plante douées de vertus médicamenteuses, la seconde écorce de la tige, l'enveloppe verte qui se trouve sous l'épiderme sec et brun que l'on voit à l'extérieur, cette seconde écorce, infusée dans du vin blanc, est excellente, dit-on, contre les hydropisies et tous les engorgements séreux. Les fruits et la racine sont employés, dans les campagnes, comme purgatifs très-efficaces, et que l'on a toujours sous la main. En Flandre, on met bouillir les feuilles de sureau dans du petit-lait, et on en tire des résultats purgatifs incontestables. Par contre, un botaniste moderne prétend que les feuilles sèches de sureau, mises infusées pendant tout un jour, à la dose de deux grammes, dans cent vingt grammes de vin blanc, fournissent un excellent remède contre les diarrhées chroniques et les dyssenteries rebelles. Terminons : la décoction de fleurs de sureau est souvent employée avec avantage en fomentations sur les parties irritées de la peau, sur les régions atteintes d'engorgements lymphatiques ou d'érésipèle.

VIPÉRINE. — Encore appelée *herbe aux vipères*. N'allez pas croire que cette plante, malgré son nom, soit un antidote contre la morsure des vipères : on l'a intitulée vipérine parce qu'elle a sur ses feuilles des taches analogues à celles que la vipère a sur son corps.

CARACTÈRES BOTANIQUES. — Vous le voyez dans notre gravure, la *tige* de la vipérine est grosse et droite. — Ses *feuilles*, exagérément poilues, sont ovales et pointues, portées par des pétioles, et, particularité que nous avons déjà notée plus d'une fois, les feuilles qui partent de la racine, grandes et larges, s'étalent avec majesté, tandis que celles qui partent de la tige vont diminuant toujours de largeur, et, au lieu d'être pétiolées, deviennent amplexicaules. — Les *fleurs* sont en grappes. Le calice à cinq divisions très-étroites, il est velu comme la tige et les feuilles ; la corolle est tubuleuse,

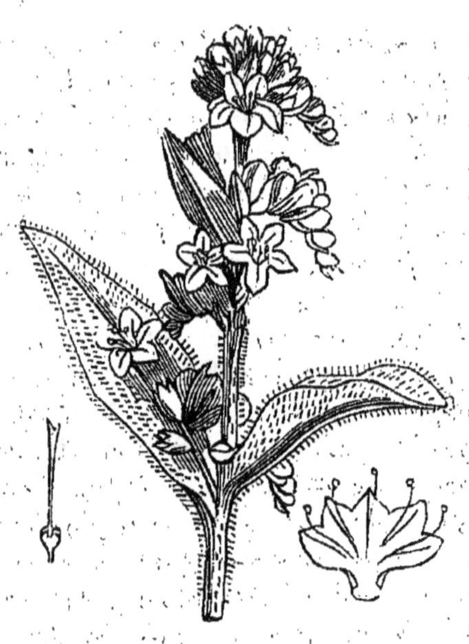

VIPÉRINE.

Ovaire. — Rameau avec tige et feuilles. — Fleur ouverte.

s'évasant en cinq lobes inégaux. Cinq étamines ; un style à deux divisions ; ovaire à quatre loges.

UTILITÉ. — Peu considérable, légèrement sudorifique.

APPLICATION. — Ce sont les feuilles de vipérine et les sommets fleuris qui, soit en infusion, soit en décoction, fournissent une tisane capable d'activer le travail de nos fonctions transpiratoires.

PLANTES PURGATIVES

ASARET. — On l'appelle encore *cabaret, oreille d'homme, rondelle, Girard-Roussin*.

Caractères botaniques. — *Tige* tellement courte, que certains botanistes ont prétendu que l'asaret n'en avait point. — Les *feuilles*, en effet, semblent partir de la racine ; elles sont larges, très-vertes, légèrement poilues en dessous, et d'un vert qui ressemble à du vernis sur la face supérieure. — Les *fleurs*, pourpre foncé, naissent comme les feuilles, tout près de terre, mais sont supportées cependant par un pédoncule très-court qui semble faire partie des pétioles précités. Le calice, tout couvert de poils, est une espèce de cloche ; ses trois lobes,

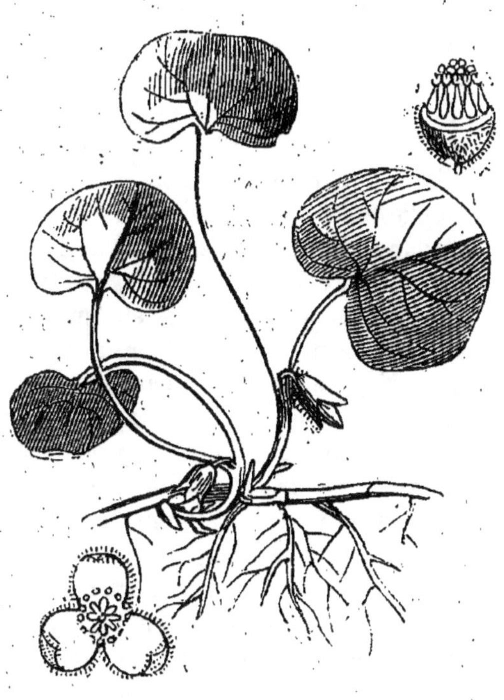

ASARET.

Fleur détachée. — Racine, tige et feuilles. — Fruits.

très-aigus, sont rigides et droits : aucune corolle, mais à l'intérieur du calice sont douze étamines, ni plus ni moins. L'ovaire est une capsule à six compartiments; il est infère. — La *racine* est un rhizome mince, envahissant, traçant, pour me servir du terme botanique, c'est-à-dire s'étendant au loin et dans la direction horizontale.

Utilité. — Excellent purgatif, succédané précieux de l'ipécacuana. L'asaret est employé par les vétérinaires pour les jeunes chevaux atteints du farcin.

Application. — On emploie et les feuilles et la racine de l'asaret, l'une et l'autre de ces parties de la plante sont purgatives et sans danger. Les feuilles desséchées ont encore un autre avantage : grossièrement pulvérisées, on peut les priser en guise de tabac; non-seulement elles activent les sécrétions nasales, mais souvent elles déterminent des saignements de nez bienfaisants. Pour tirer de l'asaret toutes les vertus purgatives, il faut en récolter les feuilles et les racines. Les feuilles au printemps, les racines à l'automne. On fait sécher les unes et les autres à l'air libre; une fois séchées, on les garde, et, lorsqu'on veut en faire application, on les pile. Trois ou quatre grosses pincées de la poudre obtenue deviennent un médicament aussi purgatif, je devrais dire vomitif, que la poudre d'ipécacuana. A mon avis, en effet, toute plante qui détermine une évacuation du tube digestif, soit par en haut, soit par en bas, est une plante purgative. Ne déblayent-elles pas le tube intestinal? n'agissent-elles pas comme dérivatif en quelques occasions, et, pour me servir d'une expression qui m'est propre, comme balayant? La poudre d'asaret, poudre de feuilles et de racine, prise à la dose de trois ou quatre pincées, absolument comme on prend la poudre d'ipécacuana, amène presque toujours les mêmes résultats, produit par conséquent les mêmes avantages médicamenteux. Les habitants de la campagne ont une pratique que je recommande comme efficace et sans grave danger. Quand ils ont besoin de se purger, j'appuie sur le mot quand ils ont besoin, car, je l'ai écrit dans un autre volume, trop de gens s'imaginent qu'il suffit de se purger pour éviter toute espèce de maladie; quand donc les paysans éprouvent ce besoin, ils vont cueillir quelques feuilles d'asaret, les font infuser du matin au soir dans une bouteille environ d'eau de rivière; le lendemain matin ils tirent à clair, ils sucrent avec du miel ou de la cassonade, et ils boivent l'infusion en deux ou trois fois. C'est un purgatif excellent et à très-bon marché.

BOIS-GENTIL. — On l'appelle encore *mézéréon*, *lauréole*, *faux garou*, *bois-d'oreille*. Nous n'en aurions rien dit si l'on n'avait parlé tout récemment de ses vertus purgatives.

Caractères botaniques. — C'est un arbrisseau qui ne se rencontre que dans le Dauphiné. — La *tige* en est rameuse. — Les *feuilles* sont ovales, terminées en pointe, d'un vert très-foncé, et, particularité que nous n'avons pas beaucoup mentionnée dans toutes nos descriptions, elles ne se développent qu'après les fleurs. Insertion alterne. — Les *fleurs* s'épanouissent aux faîtes des jeunes rameaux, en faisceaux ordinairement encadrés de jeunes feuilles. Chacune de ces fleurs a un calice en forme d'entonnoir coloré, c'est-à-dire pétalloïde; quatre divisions; velouté, tomenteux; ce calice est caduc, c'est-à-dire qu'il tombe avant la fructification. Au fond de ce calice, ou plutôt sur ses parois, sont implantées huit étamines très-courtes; le style lui-même est excessivement court; il donne naissance à un fruit rouge dont nous allons nous occuper.

Utilité. — On a employé le bois-gentil comme un puissant modificateur. On l'a vanté comme un remède efficace contre les maladies spécifiques. Un médecin spécialiste fort en vogue aujourd'hui l'a recommandé dans le traitement des dartres languissantes. J'admets, si l'on veut, mais je recommande le bois-gentil spécialement comme plante purgative. Vous voyez que nous arrivons à l'application.

Application. — Il paraît que les paysans russes se purgent économiquement en prenant dix, vingt, trente baies ou fruits rouges produits par le bois-gentil. Un médecin français, informé de cette coutume, a voulu en faire un essai rationnel, et le succès a répondu à l'expérimentation; il a su que les montagnards du Dauphiné, tout Français qu'ils étaient, mettaient en pratique la coutume des Russes; il a essayé, il a réussi. Seulement l'usage doit être réglementé, et voici la notion qu'il a donnée : cinq à six fruits, avalés par les enfants, amènent des selles copieuses;

sept à huit suffisent aux jeunes gens; il en faut de douze à quinze pour les grandes personnes.

EUPATOIRE. — Encore appelée *herbe de sainte Cunégonde*.

Ses fleurs rouges se présentent dans tous les lieux humides, au bord des ruisseaux, et, comme nous le dirons tout à l'heure, ce sont des corymbes qui, recueillis par des amateurs de belles fleurs, pourraient tourner au profit de la médecine, et c'est pour cela que nous avons voulu et les représenter et leur consacrer un article spécial.

CARACTÈRES BOTANIQUES. — Ce n'est point une plante à grand étalage, elle atteint rarement un mètre de hauteur, et pourtant ses *tiges* sont dressées, tendant au rouge plutôt qu'au

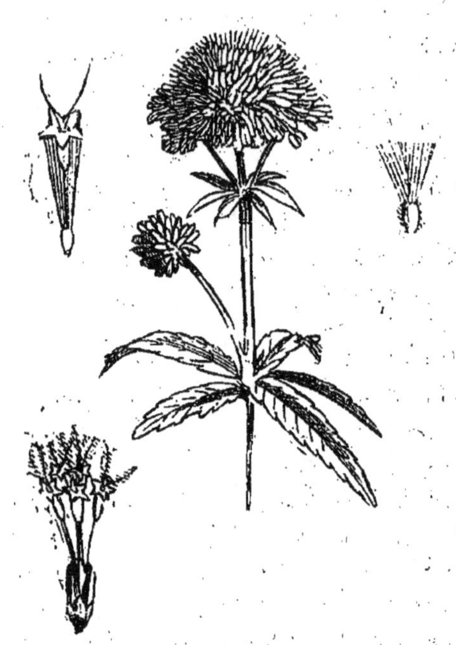

Fleur détachée. — Capitule. — Rameau entier. — Graine avec son aigrette.

vert, et recouvertes de poils qui les rendent pubescentes. — Les *feuilles*, poilues elles aussi, ressemblent à des fers de lance; faiblement dentées, elles sont partagées en trois segments qui semblent trois fers de lance mis en avant. Insertion opposée, ce qui fait qu'au point où s'étalent les feuilles la tige semble entourée d'un bouquet verdoyant. Les *fleurs* sont en capitule, leurs fleurons sont peu nombreux, tubuleux et s'étalant en cinq incisions; le style dépasse la corolle; le fruit est un akène à cinq côtes surmontées d'une aigrette soyeuse ; la racine est fibreuse, blanchâtre, et quelquefois brune.

Utilité. — Les racines de l'eupatoire sont regardées comme les succédanés de la rhubarbe, elles purgent doucement et sans amener aucune faiblesse ; les feuilles sont regardées comme un excellent remède contre les engorgements, hydropisies, etc.

Application. — C'est par infusion et décoction que l'on utilise les feuilles de l'eupatoire. On en met bouillir de cinquante à soixante grammes dans un litre d'eau, on passe, on sucre et l'on donne à discrétion. Quant à son effet purgatif, voici comment on utilise ordinaire- ment cette vertu : On prend la racine, que l'on coupe par tran- ches, on en met huit à dix rondelles à macérer dans une bouteille de vin ; trente grammes de racine environ pour un litre de liquide alcoolique. On donne le matin, à jeun, un verre de cette macé- ration, et l'on renou- velle de deux en deux jours. Bien entendu, il ne faut pas qu'il y ait quelque symptôme d'inflammation.

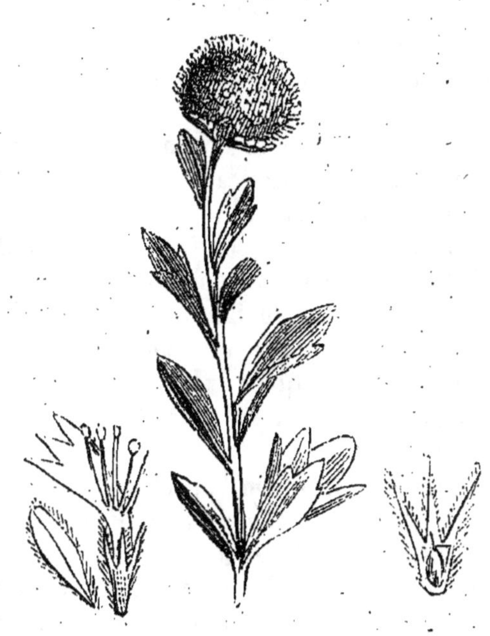

GLOBULAIRE.
Fleuron avec sa paillette. — Feuilles, tige, fleur. — Ovaire au fond du calice.

GLOBULAIRE. — On l'appelle encore *turbite*, *séné des Pro-vençaux*, *globulaire purgative*.

Caractères botaniques. — C'est un tout petit arbrisseau dont la *tige* anguleuse se divise en nombreux rameaux : rameaux lisses, dressés, et qui ressemblent un peu à ceux du genêt, dont nous avons parlé. Les *feuilles*, d'un vert très-foncé, présentant à leur milieu une nervure fort en relief, sont souvent terminées par une pointe si aiguë, qu'elle ressemble à une épine. Insertion alterne. —Les *fleurs* sont composées, c'est-à-dire qu'elles ont un involucre, un réceptacle et des fleurons. Les fleurons sont tellement multipliés, qu'ils apparaissent sous la forme de boule ; de là le nom de globulaire donné à la plante dont il est question. Or l'involucre est à folioles imbriquées, le réceptacle est garni de paillettes. Chaque fleur présente un calice tubuleux, poilu, s'évasant en cinq divisions. La corolle est tellement inégale, qu'on la prendrait pour une fleur à deux lèvres ; tubuleuse comme le calice, elle s'apanouit en cinq divisions, elle aussi. Quatre étamines ; un ovaire à une seule loge surmonté d'un style très-mince.

Utilité. — Plante à opposer aux dispositions fébrifuges et surtout aux fièvres marécageuses ; bonne contre les hydropisies et contre la constipation.

Application. — Pour bien faire comprendre les vertus de la globulaire, il faut la comparer à la rhubarbe et au séné. Ce sont ses feuilles, et ses feuilles desséchées, qui deviennent un précieux purgatif. On en jette une poignée dans un litre d'eau, on laisse bouillir douze à quinze minutes, et l'on en tire ainsi une décoction purgative, souvent efficace et toujours sans danger.

GRATIOLE. — On l'appelle encore *herbe à pauvre homme, séné des prés, grâce du bon Dieu.*

Caractères botaniques. — Sa *tige* est lisse, mais présente çà et là des nœuds, des nodosités. Bien des botanistes l'ont dite ronde ; mais, d'une insertion de feuille à l'autre, elle présente une cannelure qui devrait la faire admettre parmi les tiges canaliculées. Les *feuilles*, ovales, épaisses, dentelées, non-seulement n'ont point de pétioles, mais sont à moitié amplexicaules, c'est-à dire qu'elles enlacent la moitié de la tige à leur point d'insertion. L'insertion est opposée. Je ne veux pas quitter les feuilles sans parler des trois nervures qui se dessinent sur leur limbe, et qui simulent un trident bien rare dans la classe végétale. La *fleur*, supportée par de minces pédoncules, part de l'aisselle des fleurs supérieures. Le calice, flanqué de deux bractées, se divise en cinq et présente des pointes presque linéaires ; mais la corolle est tubuleuse et s'évase en deux lèvres, dont l'une supérieure, relevée, est manifestement échancrée et l'autre découpée en trois lobes arrondis. Quatre étamines, un style plus épais en haut qu'en bas ; un ovaire rond et à deux loges.

UTILITÉ. — Bonne contre le rhumatisme, la goutte et les affections cérébrales, la gratiole est surtout employée contre les hydropisies, les infiltrations et les vers : les paysans l'utilisent comme purgatif, et c'est pour cette raison que nous l'avons rangée dans cette catégorie.

APPLICATION. — C'est la racine qui contient le plus de vertus médicamenteuses : très-fraîche, elle est violemment purgative. Il vaut mieux l'employer après dessiccation.

GRATIOLE.

Fleur ouverte. — Tige, feuilles et fleurs. — Ovaire et style.

Voici ce que conseillent les anciens, nos maîtres, et qui ont vanté la gratiole, non-seulement comme purgative, mais comme un remède excellent contre les dartres et les maladies spécifiques. Prenez la racine de gratiole, faites bouillir à petit feu, pilez, exprimez le jus et versez-le dans une tasse de petit-lait. C'est un moyen qui purge et dépure.

IRIS GERMANIQUE. — On l'appelle encore *flambe* et *glaïeul*.

CARACTÈRES BOTANIQUES. — La *tige*, qui part de la racine, a un pied et demi à deux pieds de haut; elle est un peu rameuse, surtout dans sa partie inférieure, et elle est garnie, à sa base, de feuilles lanciformes, c'est-à-dire en forme de lance. — Les *feuilles*, effectivement, ressemblent assez à des lames; elles sont planes, un peu courbées en faux, engainantes par leur bord interne inférieur, disposées de deux côtés opposés et moins longues que la tige. — Les *fleurs* de l'iris germanique sont bleues, tirant sur le violet foncé; elles sont disposées au nombre de trois à quatre à l'extrémité de la tige et des rameaux. Ces fleurs n'ont point de calice; elles sont formées par une corolle monopétale tubulée, inférieurement divisée jusqu'à sa base en six découpures inégales, dont trois sont redressées et trois sont ouvertes et réfléchies en dehors. Les divisions extérieures sont chargées d'une raie velue qui produit un gracieux effet. Les étamines sont au nombre de trois, insérées à la base des découpures réfléchies. L'ovaire est inférieur, oblong, surmonté d'un style court, terminé par trois grands stigmates pétaliformes; la capsule est oblongue, à trois valves, à trois loges, contenant chacune plusieurs graines. — La *racine* est tubéreuse, char-

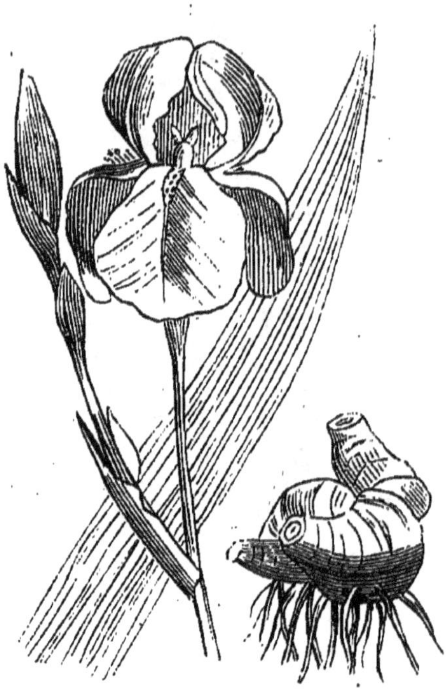

IRIS GERMANIQUE.

Feuille détachée. — Fleurs, tige et racine.

nue, cylindrique, comprimée, horizontale, composée d'articulations oblongue, grisâtre extérieurement et blanchâtre intérieurement.

Utilité. — La racine d'iris, ou plutôt le suc qu'elle renferme, a été employée en médecine comme purgative et comme diurétique, c'est-à-dire comme augmentant les urines.

Application. — C'est la racine qui est la partie la plus employée; par la dessiccation, son odeur nauséeuse disparaît pour ne plus laisser qu'une émanation agréable. Il suffit de mettre de soixante à quatre-vingts grammes de rondelles d'iris bouillir dans un litre d'eau pour obtenir un purgatif, qui, sucré à volonté, est accepté de tous les malades.

LISERON. — On l'appelle encore *lisette, liseron des haies, manchettes de la Vierge.*

Caractères botaniques. — La *tige* est très-frêle, volubile, c'est-à-dire essentiellement grimpante. Elle monte, elle monte; on ne sait point où elle s'arrêtera. — Les *feuilles*, taillées en ovale, larges et terminées en pointe, seraient plutôt cordiformes que lancéolées. — Les *fleurs*, petites cloches charmantes, ont un calice à cinq sépales soutenues par deux bractées. La corolle est en forme d'entonnoir; elle a cinq plis, cinq découpures, et, au fond de sa partie tubuleuse, se trouvent attachées cinq étamines qui sont dépassées par un style frêle et ténu, partagées en deux pointes bien distinctes.

Utilité. — Fleurs amères, mais réellement purgatives, à tel point, qu'un chimiste moderne leur a trouvé des propriétés analogues au jalap et à la scammonée.

Application. — On en recueille les jeunes feuilles au printemps, on les fait sécher à l'ombre, puis on les pulvérise, et on les mêle avec du miel et du vin; on fait cuire le tout, on retire du feu et on garde pour l'usage. Quand il s'agit de purger un malade, on lui donne une à deux cuillerées de cette étrange confiture, on la lui fait prendre le matin à jeun, à la distance d'un quart d'heure s'il faut réitérer, et il est bien rare que l'on ne soit pas récompensé par un très-prompt succès.

NERPRUN. — Encore appelé *épine de cerf, nerprun pur-gatif, noirprun, bourg-épine.* Qu'est-ce qui ne connaît pas le sirop de nerprun? Il n'est pas une mère de famille, pas une com-mère surtout, qui, à ce nom mis en avant, ne s'écrie : — C'est un purgatif, un re-mède à bien des maux ! Purgez, pur-gez, c'est le secret de la médecine, et c'est parce que le nerprun est un purgatif qu'il a guéri tant de ma-ladies !

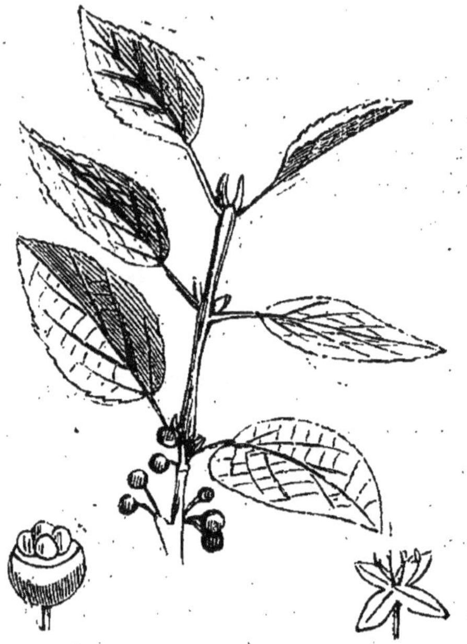

CARACTÈRES BOTA-NIQUES. — Vous en voyez un seul rameau dans la gravure que nous donnons ici; elle suffira, nous l'espé-rons, pour vous faire reconnaître le ner-prun, partout où vous le rencontrerez.—La *tige* est très-grêle, mais très-divisée aus-

NERPRUN.

Baies. -- Tige et feuilles. — Fleur détachée.

si; — les *feuilles*, qui s'y attachent, sont larges, ovales, pointues à leur sommet, et leur surface est toujours lisse. Leur insertion est opposée. — Les *fleurs*, petites et verdâtres, sont réunies en bouquet au sommet des rameaux; chacune d'elles est pourvue d'un calice tubuleux à cinq divisions. La corolle a quatre pétales qui se dressent fièrement avant de s'étaler. Au fond de cette co-rolle se trouvent quatre étamines dans les fleurs mâles; un ovaire globuleux dans les fleurs femelles. — Le *fruit* du ner-prun est une espèce de groseille contenant de deux à quatre pe-pins ou noyaux.

Utilité. —Excellent purgatif, dépuratif même, employé dans les hydropisies et les dartres chroniques.

Application. — Ce sont les baies de nerprun, c'est-à-dire les fruits, qui possèdent la plus grande vertu médicamenteuse. Souvent les habitants de la campagne se purgent en mettant dans l'assiette de soupe qu'ils vont manger huit à dix baies de nerprun : les paysans sont durs et ne s'inquiètent pas des coliques que détermine le purgatif végétal pris de cette manière. Il vaut mieux cent fois préparer un sirop de nerprun, qui se confectionne absolument comme le sirop de groseille, et dout il suffit de prendre une ou deux cuillerées pour être convenablement purgé. Je sais très-bien que, par économie, pour ne point dépenser de sucre, les habitants de la campagne se contentent de recueillir les baies de nerprun, de les piler, de les exprimer dans un linge, d'en recueillir et d'en boire le jus. C'est une mauvaise manière de se purger : le jus du fruit de nerprun a une saveur âcre, amère et nauséabonde, qu'il est facile, utile même, de masquer avec un peu de sucre.

PARISETTE. — Si jamais vous venez à Paris, chers lecteurs, il est fort probable que, non contents de visiter la capitale et ses gigantesques monuments, vous irez voir les pittoresques environs de notre grande ville ; vous voudrez connaître Versailles, Meudon, Saint-Cloud, etc. Si vous faites ces excursions dans la saison des fleurs, pour peu que vous regardiez la verdure et le gazon, sous les grandes futaies de Versailles comme dans l'agreste forêt de Meudon, dans le beau parc de Saint-Cloud comme dans ce bois-jardin que l'on appelle bois de Boulogne, vous apercevrez une fleur des plus bizarres, qui semble souvent une grosse araignée s'étalant dans le fond de quatre belles feuilles vertes pittoresquement réunies. Cette fleur se nomme *parisette*, herbe à Pâris, herbe de Pâris ; mais Pâris ici ne signifie point la grande Lutèce, c'est le nom de ce classique berger que vous connaissez tous.

Au temps où je faisais des herborisations, j'ai vu des apprentis botanistes s'imaginer que la parisette avait été intitulée de la sorte parce qu'elle croissait en abondance aux environs de Paris :

point du tout ; la parisette croît spontanément dans toutes les forêts de l'Europe, et, si le berger **Pâris** est pour quelque chose dans sa dénomination, c'est que jadis la magie faisait une grande consommation de cette plante, et que la folle nécromancienne tenait à poétiser un peu sa ridicule marchandise.

On a encore appelé cette petite plante *raisin de renard, étrangle-loup.* Vous en dire la raison, peu nous importe ; il y a longtemps que vous avez pu remarquer combien les dénominations botaniques étaient multipliées et déraisonnables.

CARACTÈRES BOTANIQUES. — La *tige* est très-simple, offrant l'aspect d'une petite colonne haute de trente centimètres au plus, glabre, portant à son sommet quatre *feuilles* (quelquefois cinq, six, sept, huit, et quelquefois aussi trois seulement) disposées en verticilles ovales, pointues, gla-

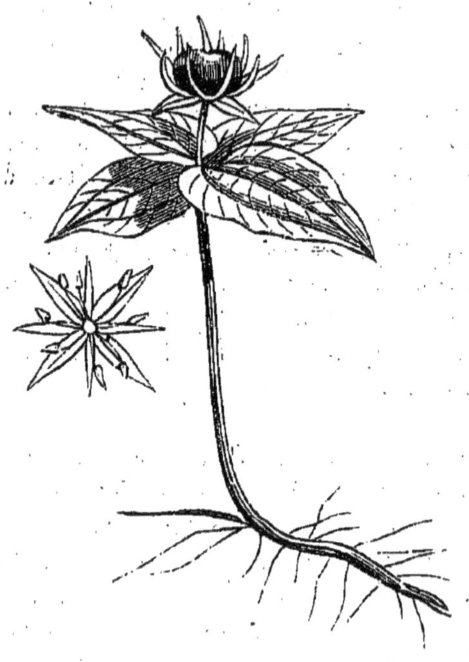

bres, très-entières, d'un vert foncé, marquées de cinq nervures délicates, terminées par une seule fleur pédonculée.

La *fleur* se compose d'un périanthe verdâtre à huit divisions, dont quatre extérieures, lancéolées, les intérieures linéaires ; huit étamines, ayant leurs anthères attachées à la partie moyenne du filet, quatre styles, quatre stigmates.

L'ovaire est supère, se transformant en une baie noire à quatre loges, renfermant chacune six à huit graines.

La *racine* est un rhizome, ou tige souterraine articulée, horizontale, d'où partent les fibres qui la fixent verticalement dans le sol.

La tige s'élève à angle droit avec cette racine.

Utilité. — Les propriétés médicales de la parisette sont tellement douteuses, tellement incertaines, que, si j'ai cru devoir parler de cette plante, c'était pour avertir mes lecteurs de s'en défier.

Je sais bien que des hommes fort célèbres en ont recommandé l'emploi ; ils l'ont indiquée comme une plante narcotique, c'est-à-dire somnifère, et ils en ont vanté la vertu vomitive : mais, d'une part, le narcotisme produit par la parisette peut être fort difficile ; et, quand on a sous la main tant de pavots, tant de coquelicots, je ne vois vraiment pas pourquoi on aurait recours à des plantes plus dangereuses et moins efficaces.

Quant à vouloir remplacer l'émétique et l'ipécacuana par la poudre de la racine de parisette, ce serait une imprudence. Pour obtenir des vomissements, Coste, Willemet, Vogel et Gilibert, qui tour à tour l'ont proposée, ont été contraints d'avouer qu'il fallait un gramme et demi, deux et jusqu'à trois grammes de poudre pour obtenir l'effet désiré. Or trois grammes de poudre tirés de la racine de parisette peuvent amener de graves inconvénients. La parisette tue les chiens et les poules ; et Gilibert lui-même raconte qu'il faillit être empoisonné pour avoir avalé une trop forte dose du médicament en question.

Bien des auteurs indiquent la poudre de parisette comme un médicament à employer contre l'aliénation, l'épilepsie et la coqueluche ; mais, hélas ! les trois maladies que je viens d'énumérer sont tellement réfractaires aux médicamentations, quelles qu'elles soient, que l'on a employé contre elles, et trop souvent sans succès, la foule de tous les médicaments connus. J'en suis fâché pour Boërhaave, qui a recommandé la parisette dans les cas de manie, j'en suis fâché pour Hoffmann, qui la prescrivait dans l'épilepsie, j'en suis fâché pour Bergius, qui la donnait dans la coqueluche ; mais je crois qu'ils se sont illusionnés sur ses résultats. C'était l'avis de Récamier, et par conséquent ce doit être le mien.

Ce qu'il y a de plus tranché dans les effets de la parisette, c'est son action vomi-purgative.

APPLICATION. — La racine, la racine seule, et vous voyez qu'elle n'est pas grosse, fournit le médicament purgatif dont nous parlons. On la recueille en automne; on la fait sécher au four, on la pile au moment où l'on veut l'employer, et l'on en fait prendre aux malades, à la dose de trois ou quatre pincées, à certains intervalles, comme la poudre d'ipécacuana. Bien entendu, on en aide les effets par l'eau tiède si l'on veut un effet vomitif; par le bouillon aux herbes si l'on désire que la médecine passe par bas.

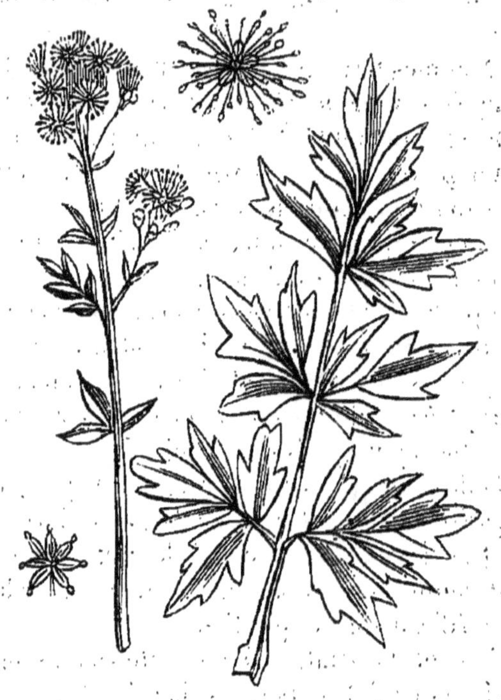

PIGAMON.

Fleurs détachées, l'une mâle avec des étamines, l'autre femelle. — Feuille détachée.

PIGAMON. — On l'appelle encore *pied-de-milan*, *fausse rhubarbe*, *rhubarbe des pauvres*.

CARACTÈRES BOTANIQUES. — La *tige* est droite, cannelée. — Les *feuilles*, supportées par un long pétiole, sont pinnatifides ou plutôt pinnatiséquées, à trois divisions principales, c'est-à-dire à segments principaux de trois lobes; chaque foliole est dentelée. — Les *feuilles*, attachées au sommet de la tige, sont bien moins larges que les feuilles qui se rapprochent du sol et des racines. — Les *fleurs*, ramassées en bouquets qui ressemblent à des ombelles, sont jaunes, verdâtres; calice à cinq divisions, coloré, tenant lieu de corolle. Point

dé corolle en effet; étamines multipliées; ovaire à huit ou dix
loges. — La *racine*, qui n'est point représentée dans notre gravure, est mince, rampante, analogue à la racine des gros fraisiers
ou des jeunes acacias.

UTILITÉ. — C'est précisément cette racine qui contient les vertus médicamenteuses de la plante pigamon.

APPLICATION. — Ce qu'il faut noter, afin qu'on ne nous en
fasse point une objection, c'est que la décoction de racine de
pigamon a été vantée par Tournefort, le célèbre botaniste, comme
un excellent remède contre la diarrhée et la dyssenterie. Il est
des flux sanguins et des garde-robes multipliées qui tiennent
à un état saburral, c'est-à-dire à l'encrassement du tube digestif. Purgez alors, nettoyez, balayez, et vous avez immédiatement raison de la maladie diarrhéique ou dyssentérique; c'est
probablement de cette façon qu'a réussi la décoction de racine
de pigamon.

Quoi qu'il en soit, un botaniste moderne dont nous avons déjà
cité le nom et dont nous apprécions les travaux, un médecin
qui s'est occupé tout spécialement de la pharmacie des pauvres
et des médicaments qui peuvent être utilisés à la campagne,
M. le docteur Cazin, a écrit : « J'ai employé la décoction des ra-
« cines de pigamon à la dose de vingt-cinq grammes sur cinq
« cents grammes d'eau; elle a toujours provoqué de trois à cinq
« ou six selles sans douleurs, sans coliques manifestes. C'est un
« purgatif doux qui doit trouver son application, et une applica-
« tion fort utile, dans la médecine rurale, c'est-à-dire dans la
« médecine faite à la campagne. »

RICIN. — Encore nommé *palma christi*. Cette plante nous
vient de bien loin, de l'Afrique, du fond des Indes; mais on en a
vite apprécié les vertus médicamenteuses, on l'a transportée en
Europe, et maintenant elle est cultivée dans un bon nombre de
nos contrées, dans le midi de la France surtout.

CARACTÈRES BOTANIQUES. — La *tige* est droite, ronde et lisse.
— Les *feuilles* sont palmées, partagées en sept ou huit lobes
ovales, terminées en pointe et dentelées sur leurs bords. Chaque
feuille est supportée par un robuste pétiole, plus robuste en ap-

parence qu'il ne l'est réellement, car il est creux. — Les *fleurs* sont de deux espèces, mâles et femelles; dans les fleurs mâles, nous trouvons un calice à cinq divisions, très-aiguës et se rabattant sur la tige; les étamines y sont très-nombreuses.

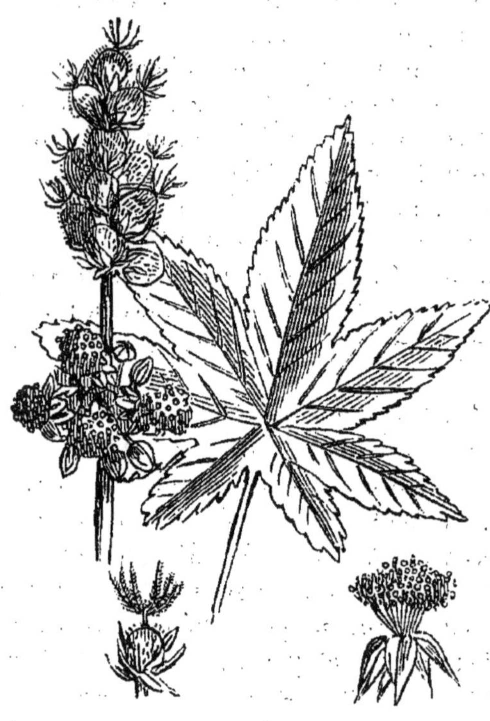

Il n'y a point de corolle dans les fleurs femelles, pas plus que dans les premières; un calice à cinq divisions aussi, mais plus petites, plus modestes; moins rabattues sur la tige, d'autant que ce calice est caduc et disparaît, ou plutôt tombe, dès que l'ovaire prend un peu de développement.— Le style qui surmonte l'ovaire a tout l'air d'un panache; il est partagé en trois, lesquels trois se partagent chacun en deux, ce qui fait bien six divisions, et chaque division est tellement poilue, qu'on croirait voir de petites plumes. L'ovaire, du reste, est rond comme une petite boule et hérissé de petits piquants qui semblent dire : Regardez, mais ne touchez pas.

RICIN.

Rameau floral. — Feuille détachée. — Ovaire, — Fleur séparée.

UTILITÉ. — C'est, à mon avis, un de nos meilleurs purgatifs.

APPLICATION. — Ce sont les semences du ricin qui, écrasées, exprimées, quelquefois bouillies, fournissent une huile essentiellement purgative. Qui est-ce qui ne connaît pas l'huile de ricin? Ce que l'on sait moins et ce que je veux apprendre à tout le monde, c'est la dose à prendre et la manière d'agir de l'huile de ricin.

Autrefois, il y a vingt ans à peine, quand on voulait purger avec l'huile de ricin, on en faisait boire une quantité effrayante, soixante grammes, cent grammes, quelquefois plus. Notez que cette huile était fort mal faite : brune, sale, vraiment dégoûtante. — On appelait cela une médecine noire ! on avait raison.

Grâce aux recherches de nos chimistes, aux expériences des médecins observateurs, nous avons changé tout cela.

Et d'abord, il a été bien reconnu que l'huile n'avait pas besoin d'être sale et nauséabonde pour remplir ses fonctions purgatives ; on l'a filtrée, blanchie, épurée ; elle est maintenant presque gracieuse ; de plus, on a prouvé qu'il en fallait une très-petite quantité pour purger, et il a été démontré que, lorsqu'on en donnait beaucoup, la plus grande partie de cette huile purgative était rendue telle quelle et passait par le tube digestif sans subir le moindre travail de digestion. — On en a conclu qu'il était inutile d'en forcer la dose. Bref, une, remarquez bien, une cuillerée à bouche d'huile de ricin, mêlée à du thé ou du bouillon, suffit pour purger une personne de trente à quarante ans ; jugez si elle suffit pour purger une personne jeune. Or, depuis que cette huile est épurée, je l'emploie souvent pour les enfants, sans même les en avertir. On prépare une tasse de bouillon léger, que l'on chauffe, que l'on sale exagérément ; on y mêle l'huile, on remue bien, on fait boire ; l'enfant ne s'aperçoit même point qu'on lui donne une médecine, il trouve le bouillon salé, voilà tout.

On fait encore des cataplasmes adoucissants avec les feuilles cuites de la plante de ricin. Nous les notons sans les recommander : nous avons bien d'autres cataplasmes adoucissants à notre service.

SOLDANELLE. — On l'appelle encore *liseron sauvage, chou marin.*

Caractères botaniques. — *Tiges* grêles, flexibles, s'étalant sur le sol et devenant rampantes par le poids des feuilles. — Ces *feuilles* sont cordiformes, c'est-à-dire larges, épaisses, pleines de suc, suc qui joue un certain rôle en médecine, nous le verrons tout à l'heure ; elles sont lisses, supportées par un long pétiole ; leur insertion est opposée à la base alterne en approchant du sommet. — Les *fleurs*, assez semblables à celles du volubilis, sont bien moins variées de couleurs, toutes sont rosées, rayées de blanc. Supportées par un assez long pédoncule qui part de l'aisselle des feuilles. Se rétrécissant à mesure qu'elles approchent du sommet, elles finissent par figurer des bractées.

Le calice est monosépale et découpé en cinq divisions. La corolle, elle aussi, est monopétale, plissée au moment de son apparition, s'étalant en cloche à l'instant de la floraison ; au centre de la partie tubuleuse s'attachent cinq étamines ; l'ovaire est infère, surmonté d'un style démesurément long.

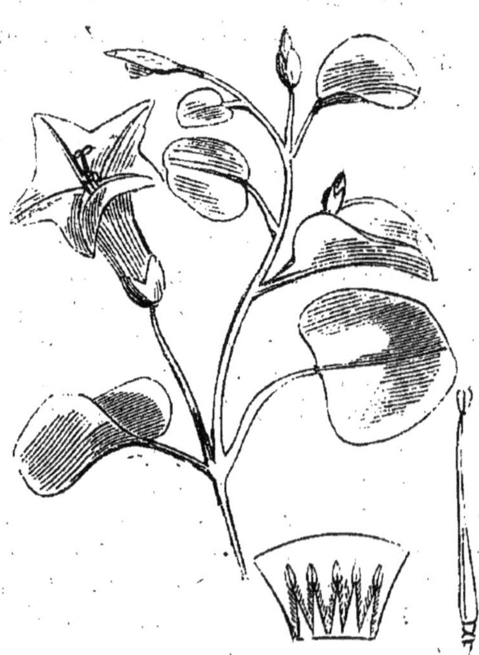

SOLDANELLE.
Rameau présentant tige, feuilles et fleurs. — Fleur ouverte. — Style et ovaire.

UTILITÉ. — Bon purgatif.

APPLICATION. — Les feuilles, les racines et les tiges de soldanelle contiennent un suc résineux qui purge sans aucun danger.

Les habitants des bords de la mer trouvent la soldanelle à chaque pas et ils l'utilisent de la plus simple manière ; ils savent que le suc de cette plante est évacuant ; lorsqu'ils ont besoin de se purger ou lorsqu'ils veulent se purger, ce qui n'est point toujours aussi logique, ils vont ramasser quelques pieds de solda-

nelle, ils pilent la plante entière, tige, feuilles, fleurs et racines ;
la plante une fois pilée, ils en expriment le suc en la tordant
dans un linge ; quand ils ont récolté un quart, un demi-verre
de jus, ils mêlent ce jus, soit à du bouillon, soit à de la tisane
miellée ; ils avalent d'un seul coup, et les résultats purgatifs ne
se font pas longtemps attendre ; — c'est, on le voit, un excellent
purgatif qui ne coûte pas grand'chose.

On peut, par l'ébullition de la plante entière, en retirer la résine qu'elle contient, résine essentiellement purgative et dont
les effets sont aussi certains et aussi doux que ceux de l'huile de
ricin ; on prend à même dose et avec toutes les précautions
d'usage : ingestion faite à jeun, bouillon aux herbes pour hâter
l'effet purgatif.

PLANTES FÉBRIFUGES

ALKÉKENGE. — On l'appelle encore *coquerelle, coqueret des vignes.*

Caractères botaniques. — Les caractères de l'espèce alkékenge sont les suivants :

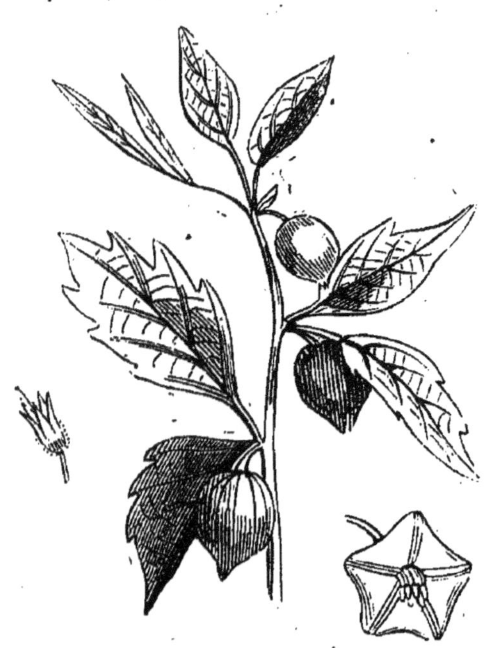

ALKÉKENGE.
Calice. — Branche présentant les feuilles et les fruits. — Fleur détachée.

Tiges s'élevant à cinquante centimètres, herbacées au printemps, prenant de la consistance à l'automne, un peu velues, vertes d'abord, puis rougeâtres. — *Feuilles* larges et géminées à la base, les supérieures ovales et un peu pointues. — *Fleurs* d'un blanc terne, à pédoncules moins longs que les pétioles.

Corolle monopétale à tube court, contenant cinq étamines, un style, un stigmate.

Calice monosépale, à cinq découpures, se développant et formant, à l'époque de la maturation, un cornet qui entoure complétement la baie. Celle-ci, globuleuse, biloculaire, contient un grand nombre de petites graines aplaties et réniformes.

La baie devient rouge ou jaune au moment de la dessiccation ; elle contient un suc acide et sucré, qui a quelque analogie avec celui de la cerise.

Cette plante, dont la racine est vivace, croît spontanément et abondamment dans certains vignobles du midi et de l'ouest de la France. On la cultive avec succès dans les jardins. Elle aime à la fois l'ombre, la chaleur et une terre légère. Les baies d'alkékenge diffèrent de celles de la belladone par leur couleur rouge ou jaune et par leurs propriétés. Elles ont un goût acide et amer très-prononcé. En Espagne, en Suisse, en Allemagne, en Angleterre et dans quelques contrées de la France, on les sert sur les tables comme fruits acides et rafraîchissants.

Les capsules, feuilles et tiges ont une amertume franche et persistante.

Utilité. — On l'a prônée longtemps comme diurétique ; dans bien des campagnes encore les paysans la récoltent et la suspendent en bouquets dans leur logis, afin de la faire servir pour combattre les rétentions d'urines. Ses vertus diurétiques sont problématiques ; mais, tout récemment, on vient de prouver que c'était un très-bon fébrifuge.

C'est à M. le docteur Gendron que nous devons cette précieuse application de l'alkékenge ; et, comme nous avons eu nous-même l'occasion d'en constater les bons effets, nous croyons rendre un véritable service aux habitants des campagnes en analysant ici le rapport fait à l'Académie sur cet important sujet.

Ce médicament n'a ni la promptitude ni la sûreté du sulfate de quinine ; mais, ne coûtant rien à nos cultivateurs, ils s'astreignent aisément à continuer son usage après l'interruption de la fièvre, et ils sont moins exposés aux récidives.

Application. — L'alkékenge ne doit se récolter qu'à l'époque de la maturité des fruits, c'est-à-dire suivant l'exposition ou le climat, depuis la fin d'août jusqu'à la fin d'octobre. Les tiges, capsules et baies, vertes d'abord, acquièrent une couleur rouge ou jaune qui indique leur maturité. Dans les vignes, les premières pousses ont souvent été détruites par les vignerons, et les coquerets de deuxième végétation mûrissent à la fin de septembre ou d'octobre. On peut alors les cueillir, en faire des bouquets, comme c'est l'usage dans les campagnes, ou les exposer sur un sol bien sec à la chaleur du soleil. La dessiccation sera plus prompte si l'on sépare les baies des capsules ; car la transpiration des premières entretient l'humidité des secondes. Les baies se dessèchent lentement, se flétrissent et se rident ; en les broyant, on en sépare facilement les graines, dont on peut faire des semis dans un terrain bien préparé.

La dessiccation en plein air n'est jamais suffisante pour obtenir une division ou pulvérisation facile de la plante.

Il est nécessaire de la passer à l'étuve ou au four chauffé à quarante degrés, de l'y laisser de huit à douze heures, avant de la soumettre à l'action du pilon. On obtient trois espèces de poudres : rouge, jaune et verte. Les baies et capsules fournissent les deux premières ; la tige et les feuilles, la troisième. Toutes sont d'une amertume franche et persistante ; celle des baies a de plus une acidité marquée qui n'est pas désagréable.

La poudre de capsules, baies ou tiges d'alkékenge, dit M. le docteur Gendron, se donne dans de l'eau ou du vin à des doses variables, depuis quatre grammes jusqu'à dix-huit grammes à la fois. Donnée une fois, au début même du frisson, elle a arrêté un accès de fièvre qui n'a plus reparu ; à l'hôpital de Vendôme, on a réussi presque constamment en prescrivant, dans l'intervalle des accès, deux doses par jour, de six grammes chacune ; quatre grammes, donnés quatre fois par jour, ont également coupé des fièvres de différents types, et dans des conditions variées de sujets, d'âge, de sexe, de localité. Cette méthode me paraît la plus convenable. Les préceptes de Torti, sur l'administration du quinquina à doses fortes et uniques et le plus loin possible de l'accès, ne paraissent pas jusqu'à présent applicables à la médication par l'alkékenge.

Il résulte de nos expériences que cette substance peut être employée en toute sécurité, à quelque dose que ce soit, avant comme après le repas, dans l'intervalle comme au début des accès de fièvre. Si elle n'exclut pas toujours l'usage du sulfate de quinine, elle réduit du moins son emploi trop coûteux.

BENOITE. — On l'appelle encore *herbe de Saint-Benoît, gariot, galiote, herbe bénite,* etc.

CARACTÈRES BOTANIQUES. — *Tige* mince, couverte d'un léger duvet. — Les *feuilles* sont de deux natures : les inférieures sont portées par des pétioles ; mais, à mesure qu'elles approchent du sommet de la plante, le pétiole s'amoindrit tant et si bien, que celles qui avoisinent les fleurs, non-seulement sont sessiles, mais paraissent amplexi-caules ; les feuilles radicales, c'est-à-dire les plus basses, les plus grandes, les feuilles pétiolées enfin, sont garnies de stipules à leur point d'insertion ; l'insertion est alterne. — Les *fleurs,* jaunes et terminales, ressemblent assez à la fleur de l'éclair, que l'on trouve dans toutes les prairies. Calice double, c'est-à-dire composé d'un calice proprement dit et d'un calicule : le calice à cinq lobes, le calicule cinq divisions. La corolle, très-étalée, est

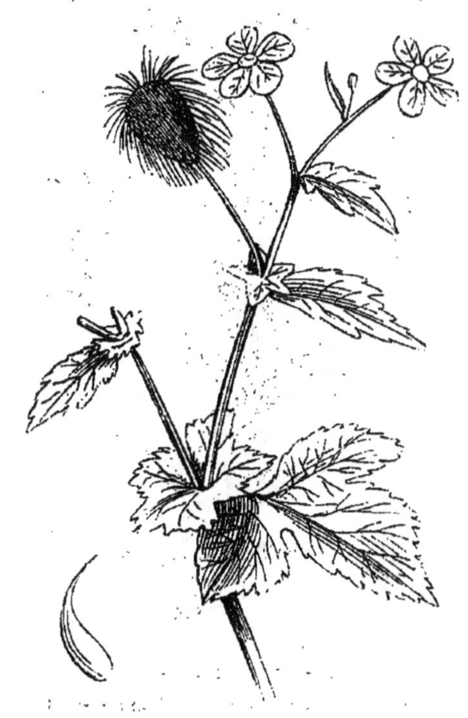

Fruit. — Branche présentant fleurs, feuilles et tige.

formée par cinq pétales arrondis. Les étamines sont si nombreuses, que l'on en compte jusqu'à trente. — Le *fruit* est un akène, portant à sa pointe supérieure une pointe longue et crochue. — Enfin la *racine* est ronde, épaisse, brune à l'extérieur, blanche à l'intérieur et garnie de radicules multipliées.

UTILITÉ. — Bon fébrifuge. On l'a encore employée, comme

astringent et tonique, contre les dyssenteries, les diarrhées et les hémorragies ; mais ses vertus fébricides sont les plus avérées.

Application. — On recueille la racine à l'automne, on la fait sécher à l'étuve ; fraîche, elle a encore plus d'activité. On l'emploie en décoction. On met bouillir de soixante à quatre-vingts grammes dans un litre d'eau, on fait boire en deux ou trois jours, à jeun de préférence et dans les rémissions.

CENTAURÉE (PETITE). — Encore appelée *herbe au centaure*, *fiel de terre*, *herbe à Chiron*, *herbe à la fièvre*, etc. Qui ne connaît la petite centaurée? on la rencontre dans tous les bois, dans toutes les prairies, et il est bien peu de mères de famille qui ne connaissent ses vertus

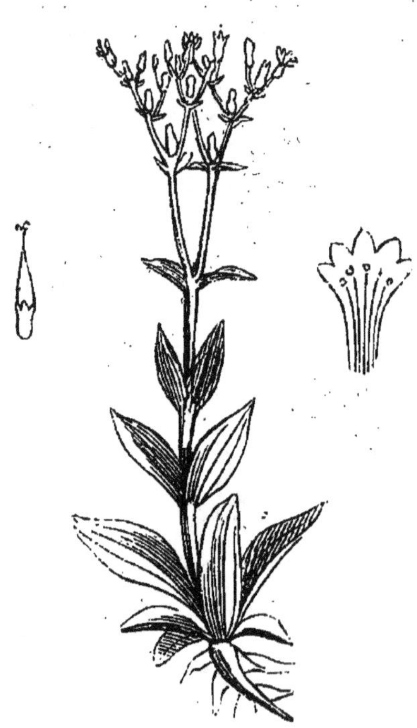

Ovaire. — Plante entière. — Fleur ouverte.

fébrifuges. Non-seulement nous avons voulu l'enregistrer, mais la décrire et la représenter, car elle est souvent confondue avec d'autres plantes qui n'en ont ni les vertus fébrifuges ni l'innocuité.

Caractères botaniques. — Vous le voyez, la *tige* est petite, grêle, presque herbacée. — Les *feuilles*, d'une figure ovale, terminées en pointe, sont en quelque sorte groupées en bouquet autour de la tige, c'est dire que leur insertion est opposée. —

Les petites *fleurs* roses sont charmantes. Calice à cinq divisions ; corolle monosépale en entonnoir, se découpant en cinq dentelures en s'évasant. Cinq étamines ; un ovaire très-ténu, portant un style bifurqué ; il donne naissance à un fruit ou capsule assez allongée.

UTILITÉ. — Très-bon fébrifuge. La petite centaurée, qui est une plante amère, et par conséquent tonique, a encore été utilisée avec succès dans les convalescences languissantes et les faiblesses des organes digestifs.

APPLICATION. — En infusion : trente à quarante grammes pour un litre d'eau. Il est nécessaire de dire que la plante desséchée, dont les fleurs n'ont plus aucune couleur, est bien moins efficace que celle dont les fleurs sont encore colorées. Quand on recueille et fait sécher la petite centaurée, il faut l'enfermer dans des sacs ou tout au moins dans des cornets de papier.

CLÉMATITE. — On l'appelle encore *aristoloche clématite* et *poirier, sarrasine, aristoloche des vignes.*

CARACTÈRES BOTANIQUES. — L'aristoloche clématite est la seule de son genre botanique qui soit indigène.

Sa *tige*, haute de cinquante à soixante centimètres, est faible et grêle, à peine dressée, anguleuse, striée, glabre.

Ses *feuilles* sont alternes, pétiolées, cordées, réniformes, glabres, entières, un peu plissées sur les bords, veinées en dessous.

Ses *fleurs* sont axillaires, pédonculées, au nombre de trois à six ensemble, plus longues que les feuilles et d'un vert blanchâtre, consistant en un périanthe d'une seule pièce, tuberculeux, irrégulier, ventru à sa base, élargi vers son orifice, dont le bord, tronqué obliquement et sans divisions, se prolonge d'un côté en languette ; six anthères portées sur le pistil ; ovaire inférieur, oblong, anguleux, surmonté d'un style très-court, que termine un stigmate concave à six divisions.

Son *fruit* est globuleux, verdâtre, acquérant presque le volume d'une pomme d'api, divisé intérieurement en six loges, dont chacune renferme plusieurs graines attachées à l'angle central et disposées horizontalement les unes sur les autres.

UTILITÉ. — Tout d'abord nous devons poser l'aristoloche comme fébrifuge, mais ce n'est pas sa seule vertu.

L'infusion d'aristoloche édulcorée avec du miel augmente le flux des urines. La poudre, administrée dans du vin, a réussi dans les pâles couleurs, la bouffissure, les fièvres intermittentes, l'asthme humide (catarrhe pulmonaire chronique), l'anorexie dépendant d'une atome avec glaires (faiblesse des fonctions de l'estomac). C'est un puissant adjuvant dans la paralysie, la goutte sereine (dans celles, bien entendu, où les excitants sont indiqués) ; appliqué extérieurement, il déterge les ulcères sordides.

Enfin, les médecins écossais ont fait de l'aristoloche un spécifique de la goutte, et, sous ce rapport, Alston déclare l'aristoloche clématite préférable aux autres espèces. Selon Helde, l'aristoloche,

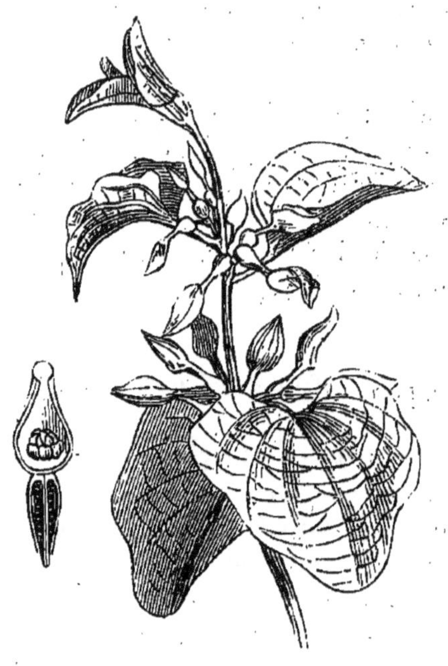

CLÉMATITE.

Ovaire. — Tige. — Feuilles. — Fleurs.

administrée en poudre ou en extrait, et principalement en essence simple ou teinture alcoolique, prévient les accès de goutte et calme même les spasmes que les goutteux éprouvent fréquemment.

APPLICATION. — On n'emploie de l'aristoloche que la racine de la plante ; on la prépare comme la racine de guimauve, tout simplement en la nettoyant.

Fraîche, cette racine est d'une plus grande activité ; sèche, elle peut encore servir, mais il en faut une dose plus considérable.

La préparation la plus commode est sans contredit la décoction. On met douze à quinze grammes de racines dans un grand litre d'eau, on laisse refroidir, on passe, on sucre, si cela convient, et l'on en fait prendre un verre matin et soir.

Je sais bien que les pharmaciens préconisent davantage la poudre d'aristoloche et les pilules qui la contiennent; mais cette poudre est difficile à bien faire en dehors d'une officine; la dessiccation et le pilage sont des manœuvres qui exigent beaucoup d'instruments et une véritable expérience.

HOUX. — Encore appelé *petit houx*. Il est peu de personnes qui ne le connaissent. — Sa *tige* est comme celle de tous les arbrisseaux, mais ses *feuilles* ont un caractère tout particulier; lisses, ondulées sur les bords, de forme

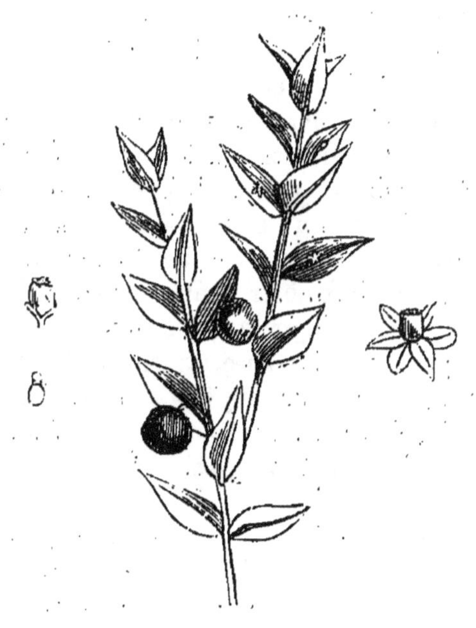

HOUX.

Ovaire. — Fruit. — Rameau présentant la tige et les feuilles. — Fleur séparée.

ovale et assez gracieuses, elles sont garnies et défendues par de petites baïonnettes, c'est-à-dire par des prolongements épineux. L'insertion des feuilles est alterne. — Les *fleurs* sont petites, axillaires, des deux sexes, mais quelquefois réunies sur le même arbuste, bien que de sexe différent. Le calice a six divisions profondes; la corolle a six pétales; les étamines sont au nombre de six, elles aussi. L'ovaire, partagé en plusieurs loges, donne naissance à un *fruit* charnu contenant quatre noyaux.

Utilité. — Ce sont les feuilles de houx qui, seules, renferment des vertus médicamenteuses. Quoi qu'on ait pu dire contre elles, elles sont douées d'une vertu fébrifuge.

De plus, l'arbuste de houx fournit une matière collante, poisseuse, fort connue des chasseurs sous le nom de glu, laquelle matière, employée en topiques, en cataplasmes, est parvenue à résoudre des tumeurs dont on désespérait.

Application. — J'ai dit que les feuilles de houx sont la seule portion de la plante véritablement fébrifuge. On fait bouillir de quarante à soixante grammes de ses feuilles dans environ un litre d'eau ; on laisse sur le feu jusqu'à réduction d'un quart ; on tire à clair, et l'on fait boire cette dose dans une seule journée. Quant à la glu, c'est spécialement au printemps qu'on la recueille : on enlève l'écorce du houx, et, à mesure qu'on l'arrache, on voit suinter, entre cette écorce et la tige qu'elle recouvre, une matière poisseuse que l'on recueille avec une cuiller, et qui forme la base principale de la glu des oiseleurs. Cette glu, amassée sur un linge, présentée comme un emplâtre, et appliquée sur les tumeurs des articulations, amène bien souvent un soulagement inespéré.

NARCISSE DES PRÉS. — On l'appelle encore *narcisse sauvage, aillot, porillon, fleur de chou.*

Caractères botaniques. — Le narcisse des prés est une plante à *racine* bulbeuse.

De cette racine naissent cinq ou six *feuilles* engainantes, ensiformes d'un vert un peu glauque.

La *tige,* légèrement comprimée, un peu plus longue que les feuilles, porte à son sommet une fleur jaune solitaire, un peu inclinée.

La *fleur* est un périgone infundibuliforme, de couleur jaune, adhérent à l'ovaire, à six divisions, couronné à la gorge par une espèce de godet pétaloïde, de couleur jaune également. Peut-être serait-il plus naturel et plus simple de dire, sauf la permission des botanistes, que le narcisse des prés a deux calices, dont l'un, extérieur, offre six divisions, et l'autre, intérieur, d'une seule pièce, de longueur égale aux segments du premier, est campanulé, replié et crénelé sur ses bords.

Les étamines, au nombre de six, insérées sur le tube du calice intérieur, et près de moitié plus courtes que lui, ce qui fait qu'elles ne sont pas visibles au dehors.

Style unique, portant, au niveau du calice campanulé, un stigmate simple.

Le *fruit* consiste en une capsule polysperme, à trois loges et à trois valves.

UTILITÉ. — Le narcisse sauvage se trouve partout, dans les prés, dans les bois, où il montre, dès la fin de mars, ses jolies fleurs jaunes, si connues des enfants sous le nom de *porillon* ou de *coucou*. Ce n'est pourtant que la plus humble espèce de ce genre célèbre des narcisses qui a surtout occupé l'imagination des poëtes de la Grèce et de Rome, et qui n'occupe plus guère aujourd'hui que celle des amateurs de fleurs. C'est sa graine cependant qui a donné naissance, par la culture, à une brillante pléiade de variétés, toutes plus belles les unes que les autres, telles que les narcisses de Constantinople, de Chypre, le narcisse grand soleil d'or, le grand prince, le grand monarque, etc., fils ingrats qui ont renié leur père et ne lui ont laissé que le nom de faux narcisse.

Les anciens connaissaient l'action sédative des narcisses sur le système nerveux : « Le narcisse endort les nerfs, » dit Plutarque dans ses *Propos de table*. Mais les premières recherches cliniques qui aient été faites sur notre narcisse des bois sont dues à Dufresnoy.

Dufresnoy constata d'abord les vertus émétiques du narcisse. Le hasard lui fit ensuite connaître une autre propriété de cette plante. En 1777, une demoiselle de Valenciennes, sujette à des convulsions qui lui revenaient toutes les nuits, coucha accidentellement dans une chambre où on avait laissé un grand nombre de fleurs de narcisse ; elle passa cette nuit calme, sans convulsions. Le docteur Dufresnoy fit renouveler ces fleurs la nuit suivante ; elle fut aussi satisfaisante ; les fleurs ayant été enlevées, les convulsions reparurent, pour disparaître encore sous l'influence des mêmes fleurs. Dès lors ce praticien administra l'extrait de ces fleurs à plusieurs individus affectés de maladies convulsives, et l'usage de ce moyen longtemps continué lui donna des guérisons que l'on avait inutilement cherchées à l'aide d'autres remèdes. Dufresnoy fit aussi usage de l'infusion de fleurs du narcisse des prés, ou du sirop préparé avec cette infusion, dans le traitement de la coqueluche chez les enfants.

APPLICATION. — Loiseleur a constaté dans le narcisse une propriété fébrifuge qui n'est point assez utilisée dans la médecine des campagnes. C'est vrai, la fleur dont nous nous occupons est un remède préconisé contre la diarrhée, la coqueluche. N'y a-t-i. pas assez de remèdes contre ces deux maladies? Ce qu'il importe de bien faire comprendre, c'est que les feuilles et les fleurs du narcisse des prés, recueillies au printemps, séchées à l'étuve ou au grand air, mises en poudre grossière, fournissent un fébrifuge qui peut le disputer en vertu à tous nos fébrifuges indigènes. On fait avaler cette poudre en nature comme celle du quinquina, à la dose d'une cuillerée à café, répétée deux à trois fois entre les accès.

La pharmacie s'est emparée du narcisse des prés, et elle en a fait des sirops, des extraits, etc. Ces préparations sont précieuses; mais, notre but étant de tout simplifier, nous n'indiquerons que le mode d'administration le plus simple, — l'infusion et la poudre. On recueille les fleurs et les feuilles, on les fait sécher et on les tient en réserve pour l'usage.

Maintenant, dans un cas de coqueluche, si l'on veut donner une infusion, on prend spécialement les fleurs, on en met une à deux bonnes pincées dans une tasse ou verre d'eau bouillante : on passe, on sucre convenablement et l'on donne par cuillerée.

Ou bien l'on fait sécher au feu feuilles et fleurs, on pile et l'on se sert de cette poudre comme de la poudre d'ipécacuana.

PASTEL. — On l'appelle communément *pastel des teinturiers* ou bien encore *vouède*.

CARACTÈRES BOTANIQUES. — C'est une plante dont la *tige* est droite, lisse, peu rameuse, et dont les rameaux florifères se rassemblent en groupes et forment une espèce de bouquet. — Les *feuilles* sont de deux espèces : celles qui partent de la base sont

larges, velues, supportées par un pétiole ; celles qui s'élancent de
la tige, non-seulement n'ont point de pétiole, mais sont embras-
santes. A mesure qu'elles approchent du sommet, elles deviennent
beaucoup plus grêles;
elles gardent leur
sommet pointu. In-
sertion alterne. — La
fleur est en grappe,
ou plutôt, comme
nous l'avons dit, en
bouquet. C'est une
fleur jaune, pourvue
d'un calice à quatre
sépales, qui non-seu-
lement s'étalent,
mais se réfléchissent;
la corolle a quatre
pétales disposés en
croix; chaque fleur
contient six étami-
nes. — Le *fruit* est
un calicule pendant,
supporté par un pé-
dicelle.

Utilité. — Bon an-
tiscorbutique, plante
employée avec succès

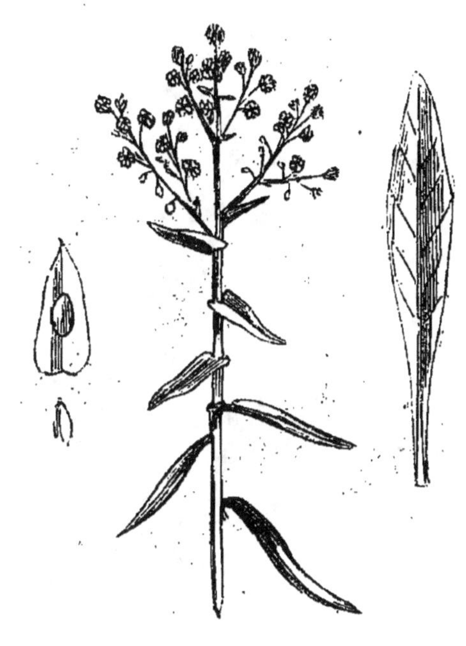

Fruit. — Tige. — Feuilles et fleurs. — Feuille
séparée.

contre la jaunisse et les fièvres intermittentes.

Application. — On recueille les feuilles vertes; on les pile, et,
ainsi pilées, on les applique comme topique sur les avant-bras
au-dessus de chacun des poignets des pauvres fiévreux. On dit
merveille de cette médicamentation. Soit ! Ce qu'il y a de certain,
c'est qu'elle ne peut pas faire de mal.

Les feuilles de la plante pastel ont une saveur âcre et amère ;
aussi quelques praticiens en recommandent-ils le suc (c'est-à-
dire le jus extrait de la plante fraîche pilée) comme antiscorbutique.

QUINTEFEUILLE. — On l'appelle encore *potentille*.

CARACTÈRES BOTANIQUES. — *Tige* très-longue, rampante, analogue à celle du fraisier, c'est-à-dire stolonifère. A chaque nodosité de cette tige, apparaît un bouquet de *feuilles* grêles qui ressemblent à des bractées. A la base de la plante se trouvent des feuilles beaucoup plus larges, et, le long des tiges, on en trouve de plus larges aussi. Elles sont ovales, dentelées, un peu velues à la face inférieure, et supportées par de longs pétioles. — Les *fleurs* sont opposées aux feuilles et supportées par des pédicelles d'une longueur remarquable; cinq divisions au calice, qui souvent est doublé d'un caliule, cinq pétales à la corolle, une racine assez épaisse, une souche traçante.

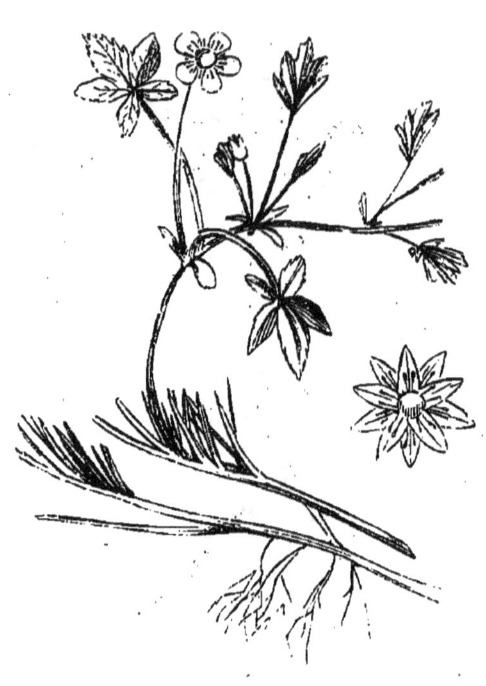

QUINTEFEUILLE.

Plante entière. — Feuilles radicales et candiculaires. — Fleur séparée.

UTILITÉ. — La *racine* est la seule portion employée en médecine; ses propriétés fébrifuges ont été constatées et vantées par le grand Hippocrate lui-même. Peut-être sa réputation antifébrile se serait-elle cependant perdue, si les campaguards, les paysans sans éducation, mais doués d'une expérience botanique, n'avaient pris soin de recommander la quintefeuille comme un excellent fébrifuge; ils ont prêché d'exemple et ont appuyé leurs préceptes d'incontestables succès.

APPLICATION. — C'est en automne qu'on recueille la racine de quintefeuille, racine traçante, couverte d'une écorce brune, et montrant à l'intérieur une couleur rougeâtre qui est caractéristique. On récolte cette racine, on la fait sécher en plein air, on la coupe en rondelles, ou, mieux encore, on la taille en long, car elle n'est pas d'une épaisseur considérable, on en fait bouillir trente à quarante grammes dans un litre d'eau, et l'on fait boire cette dose de tisane aux fiévreux que l'on veut guérir, ayant soin de choisir, pour faire avaler cette décoction, le moment où la fièvre est le moins intense. Lorsque nous rédigions notre *Journal de médecine populaire*, nous avons reçu la communication que voici. Nous la publions sans vouloir nous porter garant de l'efficacité du remède dont il est question :

« Monsieur le docteur, vous désirez des remèdes de commère : en voici un qui réussit à peu près à coup sûr toutes les fois qu'il s'agit de faire disparaître les taches blanches, les petites taies qui si souvent troublent les yeux. —

« On prend une pincée de quintefeuille (je vous en envoie un échantillon) infusée dans du vinaigre, et on l'applique sur le poignet du bras opposé à l'œil ; non pas par-dessus, mais au dedans, du côté du corps.

« On enveloppe le poignet avec un linge.

« On renouvelle tous les jours. J'ai vu plus de trente personnes guéries par ce moyen. »

SAULE BLANC. — Nous pourrions l'appeler tout simplement saule ordinaire : c'est lui que l'on trouve sur les bords de tous les ruisseaux, au bornage de toutes les prairies. Nous avons cru inutile de le faire représenter, parce qu'il est évident que non-seulement toute personne intelligente connaît et la feuille et l'aspect général du saule qui borde les cours d'eau, mais que chacun est capable de reconnaître le saule partout. Je ne m'arrête donc ni à décrire ses tiges ni à décrire ses *feuilles*; seulement je veux dire un mot sur les *fleurs*. Elles sont disposées en chaton et souvent apparaissent avant les feuilles. Chaque fleur a deux étamines, un style très-court à deux stigmates, un *fruit* qui est une capsule : jugez que de capsules pour un seul chaton !

Utilité. — De tous les succédanés du quinquina, dit un botaniste moderne, l'écorce de saule est le plus précieux, ou tout au moins le remède généralement reconnu le plus efficace. On a utilisé les décoctions de cette écorce dans les atonies, les hémorragies passives et les névroses; mais c'est dans le traitement des fièvres que l'écorce de saule a eu le plus de succès. Nous allons transcrire les détails donnés par l'auteur que nous citions tout à l'heure.

Un médecin étranger, Wauters, l'a administré à quarante-neuf fiévreux; de ces malades, trente-deux guérirent complétement, onze éprouvèrent un soulagement manifeste, les cinq autres n'en retirèrent aucun avantage.

S'il est certain, dit notre auteur, que le sulfate de quinine mérite la préférence, comme fébrifuge, sur le quinquina, que celui-ci à son tour soit bien supérieur à l'écorce de saule, nous conclurons tout naturellement que cette dernière doit être insuffisante toutes les fois qu'il s'agit de combattre les fièvres pernicieuses, qui sont si souvent mortelles dès le deuxième ou troisième accès. Cela n'empêche pas toutefois qu'elle ne soit précieuse dans la médecine rurale.

Application. — C'est à la fin d'avril, avant l'épanouissement des fleurs, au moment de la sève et de l'activité végétale, qu'il convient de recueillir l'écorce de saule. Une fois retirée de la tige, elle s'enroule ou se creuse en gouttière; peu importe, on la fait sécher au soleil ou à l'étuve, et, pour l'utiliser, on l'emploie soit en infusion, soit en décoctions vineuses, soit en poudre. On met de vingt à trente grammes d'écorce concassée de la plante dont nous nous occupons dans un grand litre d'eau bouillante; on laisse infuser, on passe, et on peut faire boire à volonté; ou bien on fait sécher cette écorce au four; on la pile, on incorpore à cette poudre du miel et un peu de vin; on obtient une espèce de confiture dont on fait prendre une ou deux cuillerées par jour aux fébricitants. Enfin, on peut préparer un vin de saule comme on prépare le vin de quinquina, c'est-à-dire que, dans une bouteille de vin naturel et généreux, on fait macérer quarante à cinquante grammes de la poudre tirée de l'écorce de saule.

TANAISIE. — On l'appelle encore *herbe aux vers, barboline, herbe de Saint-Marc.*

Caractères botaniques. — Les *tiges*, robustes, simples en bas, rameuses en haut, donnent naturellement naissance à leur sommet aux corymbes floraux, autrement dit à l'inflorescence.—Les *feuilles*, pinnatifides, ou plutôt pinnatisignées, sont remarquables par leurs segments, leurs lobes, qui resemblent à des ailes. — Les *fleurs* se présentent en corymbes très-touffus, chaque involucre est accompagné de folioles ou bractées. Le réceptacle est convexe, et aucun fleuron n'est accompagné de paillettes. Des fleurons, en effet, qui sont tous tubuleux, les uns sont femelles, les uns sont femelles, les autres sont mâles ;

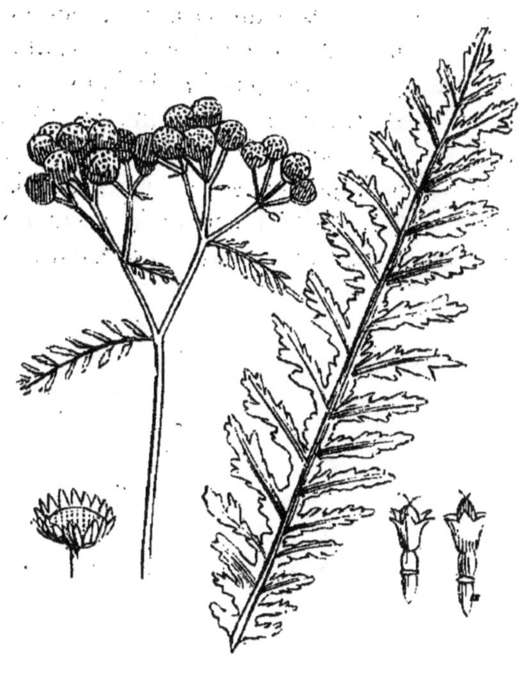

TANAISIE.

Fleur séparée. — Fleurs en corymbes avec la tige. —
Feuille séparée. — Deux fleurons.

les premiers n'ont que trois divisions à leur évasement, les seconds en ont cinq. — Le *fruit* est un akène coiffé d'un rebord membraneux.

Utilité. — Les habitants de nos campagnes se servent souvent de la tanaisie pour couper les fièvres intermittentes. Quelques guérisseurs, amateurs des nouveautés et du progrès, ont voulu représenter la tanaisie comme un excellent vermifuge, comme une plante antispasmodique ; on l'a même préconisée contre la goutte, l'hydropisie, la rage, etc.

Application. — La récolte de la tanaisie doit se faire vers le mois d'août ; non-seulement il faut en recueillir les tiges, les racines, les feuilles et les fleurs, mais il faut en récolter la graine ; c'est la macération de cette graine, en effet, qui est spécialement douée de vertus fébrifuges. On en met infuser trois à quatre grosses pincées dans un litre d'eau ou de lait, et on laisse boire cette tisane à discrétion. Comme vermifuge, le botaniste Mérat rapporte que des cataplasmes de feuilles de tanaisie, appliqués sur le ventre d'un enfant malade, lui firent évacuer trente-deux lombrics, et sauvèrent ainsi le pauvre petit souffreteux. Hoffmann, d'homœopathique mémoire, conseillait, dans toutes les maladies vermineuses, des lavements préparés avec du lait, dans lequel on avait fait bouillir des rameaux de tanaisie.

PLANTES VERMIFUGES

ANSÉRINE BOTRYS. — On l'appelle encore *piment, botride, herbe à printemps.*

CARACTÈRES BOTANIQUES. — La *tige* est verte, cylindrique, et présente cette particularité, que non-seulement elle est couverte de poils, mais qu'elle est onctueuse, visqueuse, agglutinative. — Les *feuilles* sont, comme la tige, couvertes de poils d'une matière visqueuse ; elles sont découpées fort irrégulièrement et prennent un caractère presque pinnatifide. Insertion opposée. — Les *fleurs*, presque microscopiques, sont disposées en petites grappes d'un nombre considérable, et forment un épi terminal

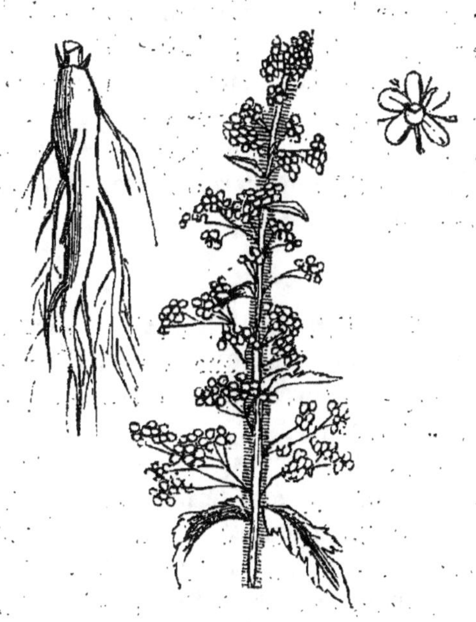

ANSÉRINE BOTRYS.

Racine. — Grappe de fleurs, tige et feuilles. — Fleur séparée.

dont notre gravure donnera une suffisante idée. Ces fleurs n'ont point de corolle, elles n'ont qu'un calice presque problématique, et elles sont encadrées, à chacun de leur épi, de petites bractées caractéristiques. Cinq sépales, cinq étamines et un ovaire arrondi, empanaché d'un style à deux divisions. — La *racine* est charnue et représente un fuseau d'où s'échappent un bon nombre de radicelles : roussâtre à la surface extérieure, elle est blanche à l'intérieur tout autant qu'un radis noir.

UTILITÉ. — Souvent employée comme vermifuge, l'ansérine botrys a réussi ; mais on l'a utilisée aussi dans la médication stimulante, et elle est capable de rendre bien des services dans les maladies chroniques, dans l'asthme, dans l'hystérie, etc.

APPLICATION. — On utilise la plante entière, feuilles, fleurs, tige et racine ; on fait tout dessécher au four, puis, au moyen de la pression et du pilon, s'il est besoin, on la réduit en poudre. Cette poudre est prise par pincées à la dose de trois à quatre par jour. On peut l'administrer comme toutes les poudres amères possibles ; ou bien, en projetant une cuillerée à café de cette poudre médicamenteuse dans un litre d'eau chaude, attendant une demi-heure, puis, passant avec un linge, on obtient une tisane fortifiante et vermifuge, que l'on peut laisser boire à discrétion.

ANSÉRINE VERMIFUGE. — C'est une plante bien plus franchement vermifuge que celle dont nous venons de parler, seulement elle est bien moins commune, et par conséquent plus difficile à récolter.

CARACTÈRES BOTANIQUES. — *Tige* herbacée, ronde et droite. — — *Feuilles* larges, terminées en pointes cependant, dentelées, et dont l'insertion est alterne. Ces feuilles, comme le démontre notre gravure, sont inégales de grandeur. — *Fleurs* petites, s'élançant en grappes de l'aisselle des feuilles. Calice monosépale à cinq divisions profondes. Point de corolle, cinq étamines, un ovaire surmonté de trois stigmates. — *Fruit* membraneux, environné par le calice.

UTILITÉ. — L'ansérine anthelminthique est un des vermifuges les plus usités aux États-Unis. Des botanistes distingués, parmi lesquels nous voyons le nom populaire de M. Mératte, prétendent que c'est un des meilleurs remèdes que l'on puisse opposer comme médicament à toute affection vermineuse, et ils conseillent de le cultiver tout exprès pour l'utiliser au besoin dans les maladies susénoncées.

APPLICATION. — L'application n'en est point difficile. On cueille la plante encore verte; on en extrait tout le jus en exprimant suc et résidus mis dans un linge par une vigoureuse torsion. On donne de ce suc une cuillerée à bouche aux malades en bas âge, un demi-verre aux grandes personnes ; la cuillerée ou le demi-verre doivent être pris le matin à jeun ; seulement il est nécessaire d'apporter à cette médication un peu de persévérance, c'est-à-dire de continuer l'usage du remède pendant six à sept jours de suite. On a encore trouvé moyen d'adoucir le

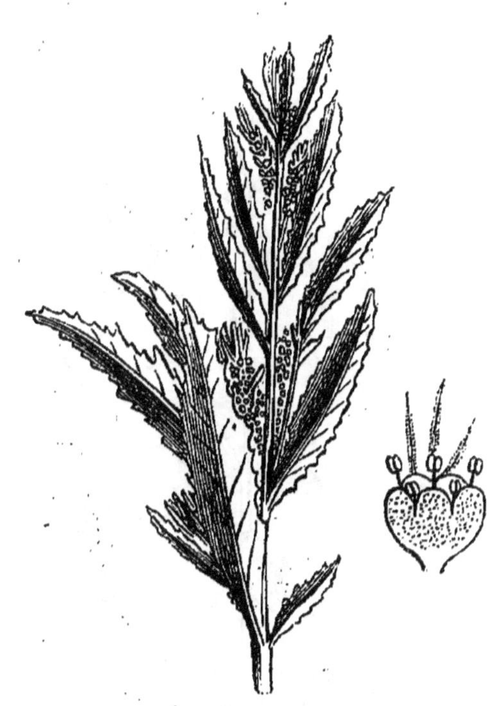

ANSÉRINE VERMIFUGE.

Tige, feuilles et fleurs. — Fleur séparée avec les étamines et les pistils.

remède sans perdre beaucoup de ses qualités médicamenteuses : on cueille les feuilles encore vertes, on les réunit en petits paquets que l'on fait sécher au soleil, et, projetant un de ces paquets dans environ un demi-litre de lait prêt à bouillir, on laisse assez longtemps sur le feu, et l'on prépare de la sorte une décoction laiteuse qui n'est point sans efficacité, et que bien des habitants des campagnes regardent comme un remède infaillible contre les vers.

BALSAMITE. — On l'appelle encore *mante de Notre-Dame, grand baume, baume des coqs, baume des jardins.*

CARACTÈRES BOTANIQUES. — Les *tiges* de balsamite sont droites et tellement blanchâtres, qu'elles semblent toujours couvertes de poussière; elles se partagent, du reste, en un grand nombre de rameaux. — Les *feuilles* sont de deux natures : celles qui partent de la racine sont supportées par de longs pétioles; elles sont largement ovales, un peu dentelées et pulvérulentes comme les tiges. — Les *feuilles* qui s'attachent à la tige n'ont point de pétioles et sont beaucoup plus étroites, beaucoup moins régulières que les feuilles radicales. — Les *fleurs*, réunies en un grand nombre dans un involucre commun, rappellent un peu les fleurs du chardon et de l'artichaut. L'involucre est formé par

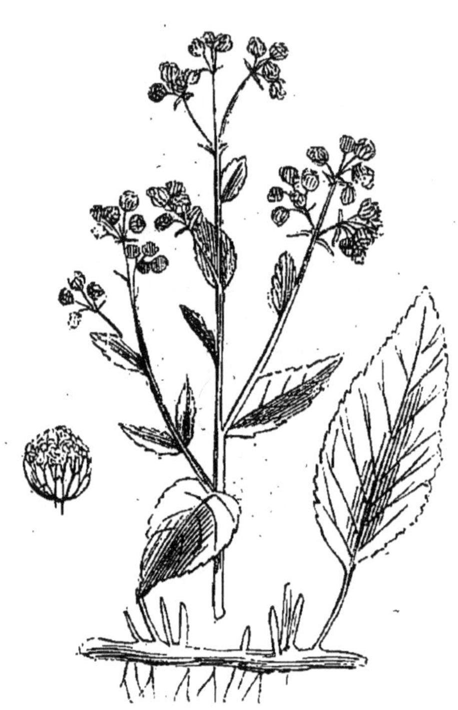

BALSAMITE.

Involucre. — Rameau, tige, fleurs et feuilles. — Racine avec une fleur radiculée.

de nombreuses écailles végétales qui s'imbriquent avec beaucoup de symétrie; du réceptacle partent un nombre considérable de petits fleurons très-pressés les uns contre les autres, tubuleux à la base, mais s'épanouissant chacun en cinq divisions.

UTILITÉ. — Vermifuge, antispasmodique, presque sudorifique.

APPLICATION. — On emploie les sommités fleuries, vertes ou desséchées, les graines parvenues à maturité et les feuilles les plus larges, les plus garnies de suc; les sommités fleuries s'emploient en infusion; on en met de dix à douze grammes dans un litre d'eau bouillante, si la plante est fraîche; de quatre à huit grammes si elle est desséchée. Les graines se mettent macérer dans du lait; une grande cuillerée suffit pour un litre; les feuilles servent en cataplasmes; on les fait bouillir dans un litre d'eau ou de lait. Quand elles sont suffisamment ramollies, on en fait un cataplasme végétal que l'on applique sur le bas-ventre.

CYCLAME. — On l'appelle encore d'un bien vilain nom, *pain de pourceau*.

CARACTÈRES BOTANIQUES. — Point de *tige*; *feuilles* ovales, s'élançant avec un long pétiole d'une racine dont nous dirons tout à l'heure les caractères. Ces feuilles,

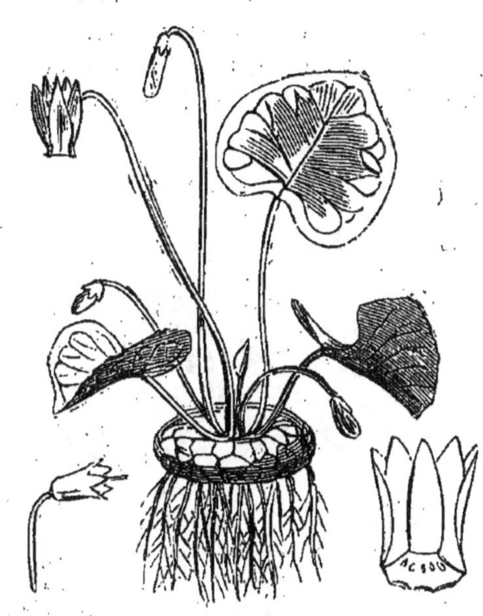

CYCLAME.

Fleur détachée. — Plante entière. — Racines, feuilles et fleurs.

pleines de taches blanches sur la partie supérieure, sont roussâtres à la face opposée et supportées par des pétioles allongés qui partent de la racine; les *fleurs*, supportées elles-mêmes par des pédoncules émanant de la souche, ont un calice à cinq divisions aiguës, une corolle tubuleuse, monopétale, penchée sur le pédoncule et découpée en cinq lobes; cinq étamines, long stigmate qui dépasse et les étamines et la fleur. La racine, épaisse, arrondie, est pourvue de radicelles nombreuses, douée d'une saveur très-amère.

UTILITÉ. —Bonne comme vermifuge, cette plante, dont l'usage interne est à peu près abandonné, a encore la propriété, employée en cataplasme, d'augmenter l'émission des urines, d'aider aux vomissements, et de combattre la constipation.

APPLICATION. — Il est bon de prévenir que le suc de cyclame, administré à l'intérieur, devient souvent un purgatif si violent, qu'il détermine une espèce d'empoisonnement. Il est donc important de n'en user qu'extérieurement. C'est la racine surtout qui contient des vertus médicamenteuses : fraîche ou desséchée, on la fait bouillir jusqu'à ce qu'on puisse l'écraser; or c'est avec ces racines mises en bouillie que l'on fait des cataplasmes qui, appliqués sur le ventre, sont capables, dit-on, de faire sortir les vers intestinaux, ou tout au moins de provoquer des évacuations alvines. Il existe dans les anciennes pharmacies un onguent vermifuge et que l'on appelle *onguent d'arthanita*. Ce n'est autre chose que du jus de cyclame mêlé avec des graisses.

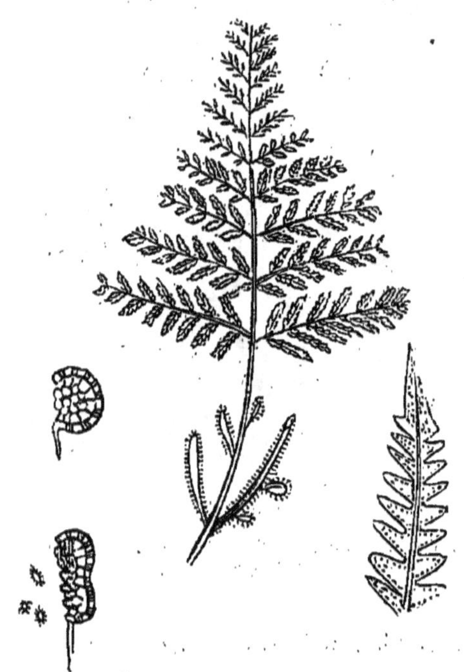

FOUGÈRE FEMELLE.

Fruits. — Feuilles. — Foliole détachée montrant les frondes.

FOUGÈRE FEMELLE. — On l'appelle encore *grande fougère, porte-aigle*.

CARACTÈRES BOTANIQUES. — Les fougères ne sont plus comme les plantes dont nous avons parlé. Ce sont des herbes dans lesquelles on ne trouve ni tige ni fleurs. De la racine part un certain nombre de feuilles; sur ces feuilles naissent des capsules fructifères que les botanistes appellent des frondes, et qui contiennent les graines.

Nous n'avons donc, en étudiant les fougères, que trois choses à bien examiner, la racine, les feuilles et les fruits. — La *racine* est une souche en forme de fuseau, s'enfonçant perpendiculairement dans la terre; noirâtre à l'extérieur, elle est presque tout à fait blanche en dedans. C'est un des caractères habituels des racines napiformes. — Les *feuilles* sont pinnatifides, et leur insertion est opposée. C'est sur ces feuilles, sur chacune des pinules qui les composent que l'on trouve les frondes contenant les fructifications, lesquelles forment une ligne continue qui semble séparer chaque fronde entre elles.

Utilité. — Vous dire que la fougère est un vermifuge n'est pas vous apprendre grand'chose, pour peu que vous ayez jamais entendu parler de médecine; seulement il est important de faire remarquer ici que la fougère femelle, c'est-à-dire celle qui nous occupe, est bien moins efficace que la fougère mâle, dont nous allons parler dans l'article qui suivra.

Application. — C'est de la racine de fougère femelle, racine d'un goût très-amer, que l'on tire une espèce de fécule ou farine regardée comme un bon vermifuge. Nous le constatons, mais nous ne recommandons rien.

FOUGÈRE MALE. — Caractères botaniques. — Là encore, ni tige ni fleurs. — La *racine* est une souche noirâtre, écailleuse, présentant de nombreuses nodosités, mais ne dépassant jamais, en fait de calice, la grosseur du pouce d'un adulte. — Les *feuilles* sont supportées par des pétioles très-longs, mais qui se trouvent garnis presque au niveau de leur point d'insertion; ils sont garnis de nombreuses folioles dont l'insertion est alterne, lesquelles folioles sont assez courtes à la base du pédoncule, puis vont en s'allongeant à mesure qu'elles gagnent le milieu, puis enfin se rétrécissent quand elles arrivent au sommet, de façon que la feuille complète, avec toutes ses folioles réunies, forme une espèce de fuseau. Au lieu d'avoir des frondes, la fougère mâle a des sores, sores arrondis et marqués d'un point brun à leur centre, à leur milieu.

UTILITÉ. — C'est dans la racine que se trouvent toutes les vertus vermifuges de la fougère mâle.

APPLICATION. — On recueille la racine en plein été; on la nettoie, on la fait sécher. Il est deux moyens de tirer parti de cette racine. Le premier est de la faire bouillir à la dose de cinquante grammes dans environ un litre d'eau, on obtient ainsi une très-bonne tisane que l'on fait boire dans une seule journée; ou bien on fait macérer la racine dans de l'éther et de l'alcool; on laisse évaporer et l'on obtient un extrait que les pharmaciens mettent en pilules, que les gens du monde peuvent mettre en boulettes et dont on peut donner près d'un gramme, deux et même trois fois par jour.

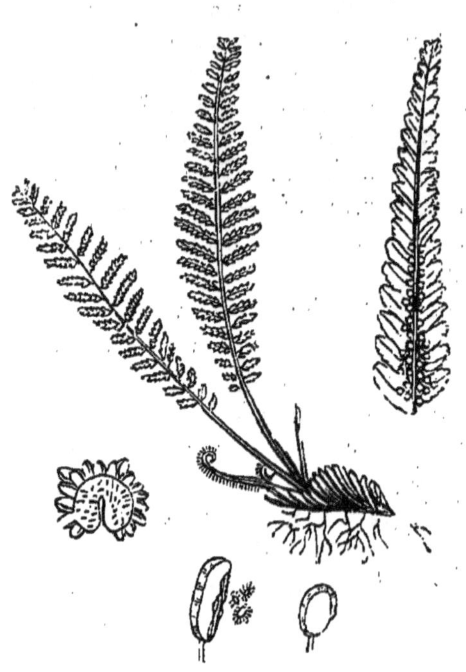

FOUGÈRE MALE.
Fruits. — Plante entière. — Foliole détachée montrant les sores.

FUMETERRE. — On l'appelle encore *fiel de terre*.

Il est bien peu de gens habitant la campagne qui ne connaissent la fumeterre pour l'avoir rencontrée dans les champs.

CARACTÈRES BOTANIQUES. — Les *tiges* sont multiples, très-minces, anguleuses, presque rampantes. — Les *feuilles*, pourvues d'un long pétiole, sont exagérément pinnatifides; chacunc de leurs folioles sont si minces, si légères, que les botanistes les disent taillées et que l'ignorant les prendrait pour des appendices, stipules ou bractées. — Les *fleurs*, disposées en grappes au sommet de la plante. grappes peu compactes, mais assez gracieuses, sont multiples et très-petites. Le calice a deux sépales; la corolle à quatre pétales, dont l'un, celui qui se trouve placé tout en haut, est terminé à sa base par un éperon assez remarquable. Les autres, épaissis sur leurs bords, semblent munis de petits ailerons; ovaire à une seule loge, surmonté d'un style arqué. — Le *fruit* est un akène rude et rond.

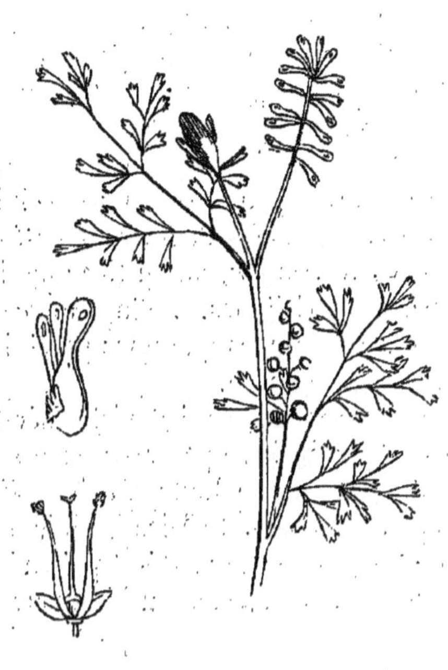

FUMETERRE.

Fleur détachée. — Étamine et pistil. — Planto entière. — Tige, feuilles, fleurs et fruits.

UTILITÉ. — Bon vermifuge, en même temps tonique et dépuratif.

APPLICATION. — La fumeterre n'a de vertus médicamenteuses que dans ses feuilles fraîches, qui contiennent un principe amer analogue à celles du trèfle d'eau. On pile les feuilles, on en exprime le jus en tordant les pulpes pilées dans un linge d'un tissu lâche et cependant résistant. On fait prendre un demi-verre de ce suc, soit seul, soit en l'associant avec partie égale de petit-lait.

GRENADIER. — Bien que le grenadier ne soit point un arbre de nos contrées, on est parvenu à le naturaliser si bien en France, que non-seulement il se trouve dans bien des jardins, mais que je l'ai vu croître en pleine terre en toute prospérité et en abondance dans le midi de notre cher pays.

CARACTÈRES BOTANIQUES. — Qui ne connaît ses *tiges* rabougries, ses rameaux tortueux? — Ses *feuilles* sont délicates, ses grosses *fleurs* rouges et son *fruit* rafraîchissant; ses *racines* ne diffèrent en aucune façon de celles du plus grand nombre de nos arbrisseaux.

UTILITÉ. — Or écoutez bien : le suc du fruit de grenadier est rafraîchissant à peu près comme celui de l'orange, dont nous avons déjà parlé. Ses fleurs sont dotées de vertus astringentes; en les faisant bouillir, on en tire une tisane fort efficace dans les accidents diarrhéiques. Enfin l'écorce de la racine est un des meilleurs vermifuges que nous possédions; on l'a surtout vantée contre le ver solitaire.

APPLICATION. — Le botaniste Mérat recommande aux gens affectés de ténia de se procurer un grenadier de sept à huit ans; c'est de cette plante toute fraîche qu'il faut arracher la racine, en séparer l'écorce, la faire bouillir dans de l'eau. La dose est de trois verres par jour. Mérat prétend que le succès est certain. Pour mon compte, je l'ai vu bien souvent inefficace.

MOUSSE DE CORSE. — On l'appelle encore *coralline, mousse maritime, varech vermifuge.*

CARACTÈRES BOTANIQUES. — Inutile d'entrer dans beaucoup de détails. La plante dont il est question ne croît que dans l'île de Corse et sur les côtes de la Méditerranée. Notre gravure en dira plus que nous n'en pourrions décrire; elle montre assez bien et les petites touffes formées par la mousse de Corse et l'espèce de durillon qui en forme la base. De plus, nous avons représenté une des tiges exagérément grossie où apparaît la fructification.

UTILITÉ. — Excellent vermifuge que la pharmacie a trouvé moyen d'utiliser de toutes les façons.

APPLICATION. — Quant à nous, nous ne comprenons et nous ne recommandons, par conséquent, qu'une seule manière d'employer la mousse de Corse. Nous l'avons déjà indiquée dans notre volume intitulé : *Santé des mères et des enfants*. Nous avons dit comment, en faisant bouillir la mousse de Corse, on en obtient une espèce de sirop et de confiture que nous avons même recommandé de sucrer. (Voir l'article *Convulsions*.)

Nous préférons la gelée de mousse de Corse aux biscuits et dragées préparés au moyen de cette plante par messieurs les pharmaciens. Dans ces préparations pharmaceutiques, en effet, la plante vermifuge entre dans une si petite proportion, que ses vertus médicamenteuses deviennent souvent inefficaces.

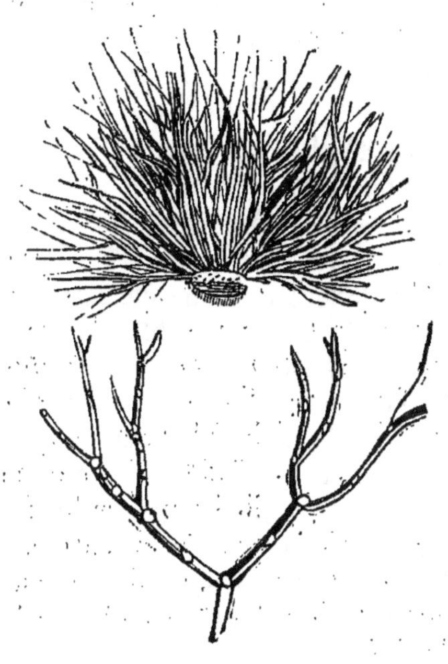

MOUSSE DE CORSE.

Touffe de mousse de Corse. — Tige et fructification.

PÊCHER. — Vous ririez de moi si je m'arrêtais à vous décrire et cet arbre fruitier, et ses belles fleurs roses, et ses grandes feuilles lancéolées, et surtout sa pulpe savoureuse.

UTILITÉ. — Il ne s'agit ici ni des fleurs ni du fruit, mais bien des feuilles, qui contiennent une vertu purgative et vermifuge incontestable.

APPLICATION. — On a pourtant contesté les qualités vermifuges des feuilles de pêcher; on ne les a pas toujours trouvées efficaces; mais la raison, c'est qu'elles avaient été mal récoltées.

C'est au printemps, au moment où les feuilles viennent de s'épanouir et sont gorgées d'un suc nourricier qui contient toutes les vertus médicamenteuses, qu'il faut les récolter et les cueillir; mais alors il faut les mettre dans des boîtes bien fermées, et, quand on voudra en faire usage, on en mettra infuser sept à huit dans un bol de lait.

PRIMEVÈRE. — On l'appelle encore des noms de *primerolle, brayettes, coucou, oreille-d'ours, primevère d'hiver, herbe de paralysie, herbe de Saint-Paul.*

Caractères botaniques. — Les *racines* sont composées d'une souche grosse, un peu rougeâtre, odorante, garnie de longues fibres, presque simples, blanches et charnues.

Ces racines produisent des *feuilles* toutes radicales, ayant de cinq à quinze centimètres, ovales, oblongues, dentées, ondulées, rétrécies en pétioles à la base, pubescentes en dessous.

Du centre des feuilles s'élèvent une, deux ou trois hampes droites, nues, cylindriques, ordinairement pubescentes, longues de dix à quinze centimètres, terminées par une ombelle de fleurs odorantes, pédicellées, pendantes, munies à la base des pédicelles d'une sorte de collerette formée par des folioles courtes, linéaires, tubulées.

Le calice est persistant, d'un vert jaunâtre, pubescent, serré, à cinq angles saillants, à cinq dents ovales aiguës. Corolle tubulaire, se renflant au-dessus du calice, et se terminant par un limbe plan concave, à cinq lobes courts, d'un jaune pâle, marqués de cinq taches orangées. Cinq étamines, sans filets, attachées à la gorge de la corolle. Style à peu près de la hauteur du calice, inclus; un stigmate globuleux; capsule ovoïde allongée, uniloculaire, s'ouvrant en dix dents au sommet, et recouverte par le calice et la corolle marcescente. Semences nombreuses, attachées à un placenta libre et central.

La racine de la primevère exhale à l'état frais une odeur fragrante, comme anisée, et offre une saveur astringente et un peu amère. On y a découvert une huile essentielle et une petite quantité d'arthanitine, substance âcre et qui ferait supposer des propriétés actives, si elle était plus abondante. Les feuilles sont à peu près insipides ou inodores. Les *fleurs*, dont la saveur est douce, sont remarquables par la suavité de leur arome, qui se communique facilement à l'eau et à l'alcool.

UTILITÉ. — La primevère n'offre aucun des caractères d'une plante héroïque, bien que sa racine ait été jadis décorée du nom d'*herbe de la paralysie*, et administrée comme telle contre l'apoplexie, le balbutiement, l'hémiplégie, et vantée également contre l'hystérie, les céphalalgies rebelles et autres phénomènes nerveux, etc., etc. La plante entière a été appliquée sur les articulations affectées de la goutte, ce qui l'a fait appeler *arthritica* par Gessner. Les gens de la campagne emploient la racine en décoction aqueuse contre la gravelle, et en infusion dans le vin ou la bière comme vermifuge. Aspirée en poudre par le nez, cette racine est un assez bon sternutatoire. Chomel, enfin, a reconnu à la racine de primevère la propriété de faire disparaître les vertiges.

L'odeur suave et aromatique qu'exhale la primevère fait déjà supposer en elle des propriétés antispasmodiques analogues à celles de la fleur de tilleul ou d'oranger. Boerhaave et Linné lui ont reconnu la faculté de calmer la douleur, de provoquer le sommeil et d'opérer même divers phénomènes sédatifs. Suivant Bergens, l'infusion des fleurs serait utile dans les douleurs rhumatismales. D'autres l'ont recommandée comme pectorale et anti-catarrhale.

Ce qu'il y a de certain, c'est que l'infusion de ses fleurs, qui est d'une si belle couleur d'or, est un très-bon vermifuge.

APPLICATION. — La primevère est fort estimée dans le nord de l'Europe. On en emploie les racines pour rétablir la bière; dans plusieurs parties de l'Angleterre, on mange les feuilles de primevère cuites avec les autres herbes potagères, ou crues en salade. En Suède, on soumet l'infusion des fleurs à la fermentation, en y ajoutant du sucre ou du miel et des citrons, et on en fait une liqueur acide et vineuse, assez agréable et fort utile en été.

SARRIETTE. — On l'appelle encore *sadré* et *savourée*.

CARACTÈRES BOTANIQUES. — Sa *tige* est couverte de poils, plutôt rouge que verte, et divisée à son sommet en rameaux fort nombreux. — Les *feuilles*, supportées par un court pétiole, sont velues à leur naissance, mais perdent leurs poils en grandissant; étroites, longues et pointues. Insertion opposée. — *Fleurs* petites et supportées par des pédoncules qui partent de l'aisselle des feuilles. Calice tubuleux et s'évasant en deux lèvres bien distinctes : lèvre supérieure petite et échancrée; lèvre inférieure plus large, pendante, découpée en trois lobes, dont le moyen est le plus grand. Quatre étamines, dont deux plus longues, deux plus courtes. Un style à deux stigmates recourbés.

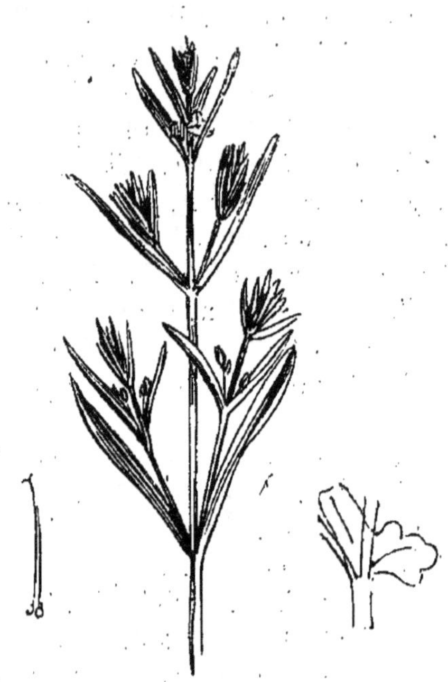

SARRIETTE.

Style. — Plante entière. — Tige, feuilles et fleurs. — Fleur détachée.

UTILITÉ. — Non-seulement la sarriette est vermifuge, mais, comme elle est très-aromatique, elle est encore tonique et stimulante.

APPLICATION. — On récolte les sommités fleuries de la sarriette, on les met sécher en bouquets, on en prend deux ou trois pincées seulement, que l'on met infuser dans un bon demi-litre d'eau, c'est-à-dire six à sept cents grammes; on passe après infusion, et l'on fait boire le matin, à jeun, par petites tasses, de demi-heure en demi-heure.

PLANTES DANGEREUSES

ACONIT. — On l'appelle encore *casque, capuchon, pistolet*.

CARACTÈRES BOTANIQUES. — La *tige* est cylindrique, droite, simple, terminée par un épi floral.

Les *feuilles*, pétiolées, palmées, multifides. sont à découpures linéaires, luisantes et d'un vert sombre en-dessus.

Le calice, à cinq sépales pétaloïdes, dont le supérieur est ample, concave, offre l'aspect d'un casque demi-circulaire, comprimé et terminé par une pointe courte.

La corolle, composée de cinq pétales, dont deux supérieurs dressés dans l'intérieur du casque forment un sac sous-conique, est terminée par un éperon court,

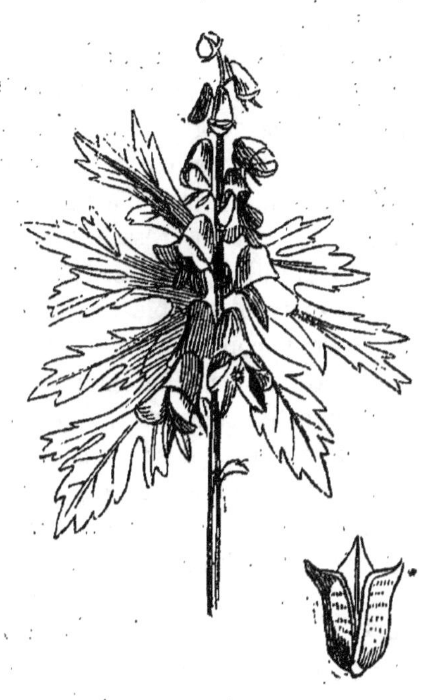

ACONIT.
Rameau présentant la tige, les feuilles et les fleurs.
— Fruit.

épais, incliné; les trois autres pétales sont très-petits, réduits à l'état d'onglets ou convertis en étamines; étamines très-nombreuses; trois ovaires, trois pistils.

Le *fruit* est représenté par trois capsules ovales, dressées, aiguës, à une seule valve, polyspermes.

La *racine* de l'aconit napel est noirâtre, tubéreuse, allongée en forme de navets, d'où lui vient son nom spécifique de *napel*, *napellus*, petit navet, diminutif de *napus*. Cette racine est ligneuse, munie d'un grand nombre de radicules, et elle offre ordinairement l'assemblage de deux ou trois tubercules fusiformes, développés horizontalement à côté les uns des autres, et qui se détruisent successivement après avoir duré deux ou trois ans. Cette racine, qui est très-vénéneuse, a été quelquefois confondue avec celles de raifort ou de livèche, et a causé des empoisonnements mortels.

Utilité. — L'aconit, ou plutôt l'extrait d'aconit, est l'une des panacées de nos médecins à globules ; ils en donnent un millième, un millionnième de grain à la fois. Le malade avale, s'imagine éprouver du mieux, et chante les louanges de son docteur.

Le fait est que l'extrait d'aconit est tellement actif, qu'il produit des résultats à de très-petites doses, seulement je n'ai jamais cru aux doses infinitésimales. Nous discuterons cela un jour.

Chose bizarre, il semble que les principes médicamenteux et vénéneux de l'aconit ne se développent qu'à un certain âge, c'est-à-dire quand la plante a pris une certaine croissance. Les Lapons, disent les botanistes, mangent frites, assaisonnées avec je ne sais quelle graisse, les jeunes pousses d'aconit, qu'ils récoltent, assaisonnent et mangent avec passion. Ils n'éprouvent de cet aliment aucun désagrément, aucun malaise. Pour mon compte, je n'en voudrais pas faire l'expérimentation.

Ce qu'il y a de bien certain, c'est que la plante toute fraîche, la plante fleurie, mûrie, prise sur pied, contient un principe des plus âcres dans ses feuilles, dans sa tige et surtout dans sa racine.

Mais arrachez cette plante, laissez-la sécher au soleil, ou bien conservez-la un certain temps dans une officine ou dans un grenier, il semble que son efficacité médicamenteuse s'évapore ; la plante devient presque inerte. De là une recommandation fort importante, c'est de n'employer la plante que lorsqu'elle est encore verte ; or, pour l'employer, il faut beaucoup de précautions, voire même un peu d'expérience.

APPLICATION. — L'aconit, à mon avis, ne doit être employé
par les gens du monde que sous deux ou trois formes :

1° A l'état de plante fraîche, — feuilles et tiges. On les écrase,
et, ainsi écrasées, on les applique à nu sur la peau. M. Cazin dit
avoir retiré de très-grands avantages de ce genre d'application.
Il a pu calmer des douleurs qu'aucun autre médicament n'avait
pu arrêter; seulement il ne faut point laisser trop longtemps
en place ce cataplasme végétal, car il finit non-seulement par
rougir, mais par écorcher la peau.

2° La meilleure préparation pharmaceutique, celle que toute
bonne ménagère peut mener à bien, est ce qu'on appelle en
terme de pharmacie *alcoolature*.

Prenez cinq cents grammes d'aconit napel encore vert; broyez
feuilles, tiges, sommités dans un mortier; versez sur l'aconit
ainsi broyé cinq cents grammes d'alcool à 40 degrés. Versez tout
ce mélange dans un pot de grès; laissez macérer pendant quinze
jours, puis filtrez au papier et gardez l'alcoolature dans des bou-
teilles bien bouchées.

Dans les maladies goutteuses, on donne de cette boisson à la
dose d'un, deux, et jusque trois grammes par jour.

Bien entendu, on mélange cette dose de préparation dans une
tasse de boisson agréable.

3° Enfin, j'ai souvent employé, d'après les conseils de Récamier et du professeur Rostan, des pilules ainsi formulées :

> Extrait d'aconit. . . . . . 1 centigramme.
> Tridace. 5   »

Faites une pilule.

Ces pilules, prises à la dose de une et deux par jour, sont quelquefois d'un effet merveilleux dans les maladies nerveuses réputées incurables et dans les douleurs atroces que détermine un
cancer, dans quelque région qu'il se trouve placé.

Vous voyez que nos plantes dangereuses ont aussi leur utilité;
mais, quelle que soit l'utilité de l'aconit, il n'en est pas moins
vénéneux, et c'est à cette terrible qualité que l'aconit doit le
désagrément de figurer dans la grande classe des plantes qu'il
faut redouter. Redoutez-la pour les enfants, qui généralement

cueillent et mâchonnent tout ce qu'il trouvent dans un jardin ; redoutez-la même pour les malades, et ne l'employez pas sans les avis d'une personne expérimentée.

ACTÉE. — On l'appelle encore *herbe de Saint-Christophe, herbe aux poux*.

Caractères botaniques. — La *tige* est grêle, simple, nue à son extrémité inférieure, mais garnie vers son sommet de *feuilles* largement pinnatifides, portées par de longs pétioles qui fournissent à chaque lobe des pétiolules très-allongés aussi ; leur forme est ovale ; elles sont dentées sur les bords et pointues à leur sommet ; vertes, d'un vert presque brun à leur surface supérieure, elles sont grises et blanchâtres à la face opposée. — Les *fleurs* sont en grappes, blanches et petites ; calice à quatre divisions, non persistant ; corolle à quatre pétales munis chacun d'un onglet ; étamines très-nombreuses : pour *fruit*, une carpelle qui devient noire à maturité.

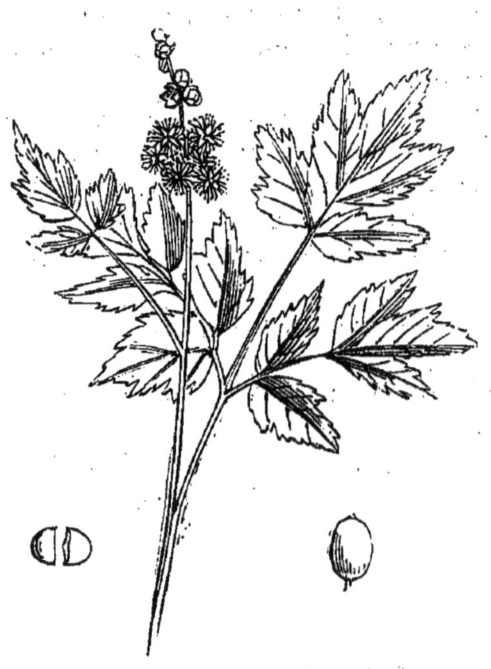

ACTÉE.
Rameau présentant la tige, les feuilles et les fleurs.
— Fruits séparés.

Utilité. — On prétend que la plante séchée, pulvérisée, est capable de tuer les poux ; soit ; mais ce que nous voulons constater ici, ce sont ses dangers.

Application. — Les fruits de l'actée, quand ils sont frais, deviennent un poison si violent, que quelques baies seulement suffisent pour tuer des chiens vigoureux. Le grand botaniste Linné rapporte qu'à la suite de l'ingestion des fruits de l'actée il a vu les imprudents qui les avaient mangés, rendus fous furieux, se tordre dans mille convulsions et mourir dans d'affreuses tortures.

Conseil qui servira pour toutes les plantes dangereuses dont nous allons parler.

Nous l'avons expliqué dans la *Médecine des accidents*, mais nous croyons nécessaire de le répéter ici, toutes les fois qu'un poison, quel qu'il soit, végétal comme minéral, a été introduit dans l'estomac, le meilleur moyen d'abréger les douleurs qu'il fait subir et de conjurer tous les accidents qu'il peut déterminer, est de chercher à faire sortir ce poison de la grande cavité digestive. En d'autres termes, il faut chercher à faire vomir, et par l'ingestion d'eau tiède et par les doigts mis dans la bouche, et par de l'émétique même s'il est besoin. Les vomissements une fois déclarés, on calme l'estomac par une eau gommeuse ou albumineuse; on le réveille par une infusion aromatique, thé, tilleul ou fleur d'oranger, et, s'il est besoin d'agir sur les entrailles, on y parvient par des lavements huileux et manifestement adoucissants.

ANÉMONE SYLVIE. — On l'appelle encore *anémone* et *renoncule des bois.*

Elle est fort abondante dans les forêts, et c'est un rubéfiant qui a ses avantages, mais qui, par contre, a ses dangers. Décrivons d'abord et nous détaillerons ensuite.

Caractères botaniques. — La *tige* est grêle et tout à fait simple, c'est-à-dire sans ramifications. — Les *feuilles*, portées sur un long pétiole, sont tridigitées, c'est-à-dire partagées en trois folioles; çà et là quelques folioles manquent à l'appel, mais c'est l'exception. — Les *fleurs*, supportées par un long pédoncule, apparaissent au sommet de chaque tige et sont accompagnées de feuilles avortées qui leur forment une espèce d'involucre, corolle à six pétales; nombreuses étamines, et enfin un ovaire bizarre et qui mérite une description spéciale. C'est une gousse ovoïde, poilue, finissant à son sommet par une petite pointe recourbée.

Utilité. — Je vous l'ai dit en commençant, à côté des dangers d'une plante se trouvent toujours certains avantages. Ainsi les feuilles d'anémone, broyées et immédiatement appliquées sur la peau, produisent un effet analogue à celui des sinapismes préparés avec la farine de moutarde, à celui des vésicatoires confectionnés par nos pharmaciens. Il en résulte de la rubéfaction, des

ANÉMONE SYLVIE.
Fruit, tige, fleurs et feuilles. — Calice détaché.

cloches même, et il est un médecin fort recommandable qui prétend que, de tous les rubéfiants indigènes, les feuilles d'anémone sont celles qu'il faut choisir et préférer.

Nous savons que dans les campagnes les paysans pris de fièvres intermittentes font quelquefois avorter les accès en plaçant à chacun de leurs poignets, au premier symptôme du frisson, des topiques faits avec des feuilles d'anémone fraîches et pilées. Laissés en place trop longtemps, ces topiques ne tardent pas non-seulement à faire des cloches, mais à cautériser la peau. Jugez de ce que ferait un pareil végétal introduit dans le tube digestif.

Application. — Autant je recommande les feuilles d'anémone

pour l'usage extérieur, autant je dois prévenir qu'il serait dangereux d'en mâcher les feuilles.

ARON. — On l'appelle encore *gouet, conquerot, thouroux, sarra, chansal-grand, contrefaix.* Ça n'a pas le sens commun, mais c'est comme ça.

Caractères botaniques. — La *racine* est arrondie, grosse à peu près comme un œuf de pigeon, tubéreuse, garnie de quelques fibres, brunâtre extérieurement, blanche à l'intérieur, charnue et imprégnée d'un suc laiteux.

Sa *tige* est une hampe cylindrique, haute de quinze à vingt centimètres, entourée à sa base par les gaînes du pétiole des *feuilles.* Celles-ci, longues de vingt-cinq à trente centimètres, sa-gittées, à oreillettes peu divergentes, engainent la tige par leur pétiole; leur surface, verte, lisse, luisante, veinée, est souvent parsemée de taches blanches ou noirâtres, qui lui ont valu son nom spécifique, bien que ce caractère manque quelquefois.

La tige se termine par une fleur unique, remarquable par sa disposition; elle présente : 1° au lieu de calice, une spathe mo-nophylle, membraneuse, très-ample, droite, terminée en oreille d'âne, verdâtre en dehors, blanchâtre en dedans; 2° un spadix très-simple, beaucoup plus court que la spathe qui l'environne, d'abord blanc jaunâtre, puis rougeâtre ou pourpre livide, fleur à sa partie inférieure, nu à son sommet ou chaton, lequel est cylin-drique, ressemblant à un pilon, se flétrit et tombe avant la matu-ration.

Les anthères sont nombreuses, sessiles, tétragones, disposées sur plusieurs rangs au centre du chaton et au-dessous de deux ou trois rangées de glandes aiguës; ovaires très-multipliés, à stigmate barbu entourant la base du chaton.

Les *fruits* consistent en baies globuleuses, molles, succulentes, qui prennent en mûrissant une couleur rouge éclatante et for-ment un bel épi serré. Elles sont à une seule loge et contiennent une ou deux graines dures et arrondies.

Utilité. — Bonne extérieurement comme dérivatif, cette plante, comme nous le dirons tout à l'heure, est un poison fort dange-reux.

APPLICATION. — Des racines coupées en tranches assez minces, des feuilles pilées et appliquées immédiatement sur la peau, produisent une dérivation analogue à celle de farine de moutarde, et on peut en tirer parti. Bien plus, pour faire mûrir les abcès, on prépare à la campagne, et avec grand succès, le simple maturatif que voici : on prend une poignée de feuilles d'aron, une poignée de feuilles d'oseille ; on met le tout dans une feuille de choux ; on fait cuire le tout jusqu'à consistance de pâte, on verse dans un linge, on laisse un peu refroidir, et l'on applique sur les abcès.

Quant aux dangers de la plante qui nous occupe, ils sont au moins ou doivent être connus de tout le monde. La plante de l'aron est un poison violent dans toutes ses parties, et d'autant plus perfide, qu'il est presque insipide quand on commence à le mâcher ; mais il ne tarde pas à développer une saveur âcre et brûlante ; l'intérieur de la bouche semble piqué par des milliers d'aiguilles ; puis surviennent de vives douleurs d'estomac, des vomissements, des coliques, des convulsions, des crampes, des déjections, en un mot un ensemble de symptômes analogues à ceux du choléra-morbus. La racine et les feuilles mâchées amènent un gonflement horrible de la langue et une stomatite intense, ainsi qu'une inflammation du pharynx si violente, qu'il est impossible de faire rien avaler aux jeunes sujets. Bulliard rapporte que trois enfants, ayant mangé de ces feuilles, qui sont quelquefois confondues avec celles de l'oseille des bois, éprouvèrent des convulsions horribles ; il fut impossible de rien faire avaler aux deux plus jeunes, qui périrent, l'un au bout de douze heures, l'autre au bout de seize ; le troisième, qui était plus âgé, plus vigoureux, ou qui peut-être en avait moins mangé, eut la langue tellement tuméfiée, qu'elle remplissait toute la capacité de la bouche. Une saignée rendit la déglutition plus libre. Il fut sauvé, mais il resta toujours très-maigre. Il ne faut pas moins se défier des fruits.

L'empoisonnement récent réclame l'emploi des vomitifs les plus prompts. Un géomètre, qui éprouvait des maux d'estomac horribles pour avoir mangé des fruits de l'aron, ne sentant aucune amélioration après avoir avalé plusieurs verres d'eau fraîché, se tira heureusement d'affaire en se titillant l'arrière-bouche avec les doigts, et rendit le poison.

Un botaniste provençal éprouva la même aventure, et, après avoir mâché des fruits d'aron, il fut tourmenté d'une soif ardente et pris d'un flux incessant de salive gluante. Alors il demanda du soulagement à toutes les plantes qu'il rencontra sur sa route : l'oseille, la patience, la pimprenelle, les chicorées ; mais ce fut en vain, et il ne savait plus à quel saint se vouer, quand il aperçut du thym ; à peine en eut-il mâché quelques sommités, que la chaleur et l'inflammation de la bouche disparurent comme par enchantement.

BRYONE. — On l'appelle encore *vigne blanche, navet du diable, couleuvrée*. C'est une plante grimpante dont la tige frêle, rude, cautelée, est garnie de vrilles analogues à celles de la vigne, mais beaucoup plus contournées. — Les *feuilles*, palmées, à

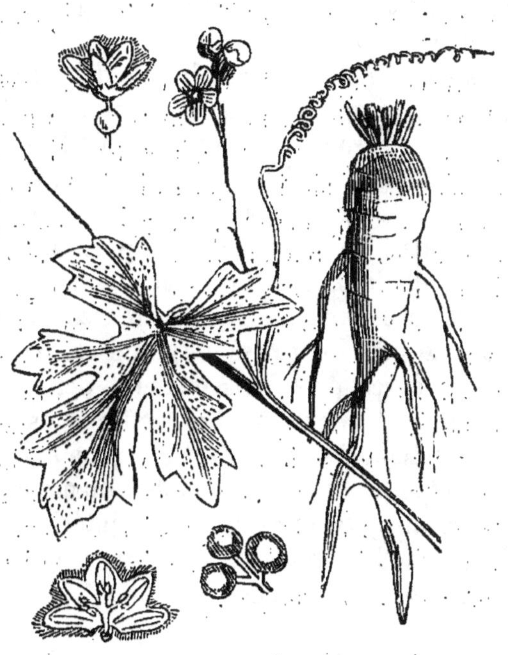

BRYONE.

Rameau. — Feuille. — Vrille. — Fleur détachée. — Fleur ouverte. — Racine.

cinq lobes, sont glabres et couvertes de poils résistants ; elles sont supportées par des pétioles. Les vrilles elles-mêmes ont leur pédoncule. Insertion alterne. — Les *fleurs* sont en grappes et de deux natures différentes, les unes sont mâles et les autres femelles ; l'aspect extérieur de la fleur est cependant le même pour les unes comme pour les autres. Le calice est à cinq divisions, en forme de cloche, et accolé à la corolle. La corolle elle-même est campanulée, tubuleuse à sa base ; elle s'évase, en se découpant, par cinq divisions profondes, cinq étamines partagées en trois paquets. Dans les fleurs qui portent l'ovaire, cet ovaire, rond, est au-dessous du calice. Le style, qui le surmonte, est trifide. — Le *fruit* est une petite cerise ronde, rouge foncé, qui contient cinq à six graines.

Utilité. — On s'est servi de la racine de bryone comme purgative ; mais le purgatif est si énergique, qu'il est vraiment à redouter.

Application. — Il paraît que, dans certains pays, les habitants de la campagne mettent environ de vingt à trente grammes de racine de bryone dans environ deux litres de bière ou de vin, et ils obtiennent ainsi un purgatif si efficace, qu'il suffit d'un seul verre de cette macération, pris à jeun, pour évacuer par haut et par bas. Un auteur prétend qu'en Suède les paysans emploient la racine de bryone d'une façon plus pittoresque encore. Ils la recueillent toute fraîche, la creusent en forme de vase, versent dans ce vase improvisé un grand verre de bière, qui y reste huit à dix heures, puis, sans même se donner la peine de transvaser le liquide, ils l'avalent et se trouvent instantanément purgés.

Somme toute, la racine de bryone est un médicament qui peut être utile, mais qui ne peut être manœuvré que par des gens expérimentés ; autrement, pris à l'intérieur à doses trop considérable, elle déterminerait des inflammations, des excoriations et toute espèce de dangers.

CIGUE (GRANDE). — Je me souviens, lorsque je faisais mes classes, de m'être attendri comme tant d'autres sur la mort de Socrate et de Philopœmen. L'un et l'autre, dit l'histoire, burent héroïquement la ciguë, et passèrent sans aucun signe de douleur de la vie au trépas. On pourrait croire, par conséquent, que, de tous les poisons du monde, le jus de ciguë est le plus compatissant, et qu'il assassine son monde de la plus jolie manière ; il tue, c'est vrai, et c'est pour le bien rappeler que nous écrivons ce petit article ; mais il fait périr avec la cruauté la plus terrible, dans les convulsions les plus atroces : au lieu de tuer par la tête, il commence en quelque sorte par les pieds (la paralysie du train postérieur est l'effet constant de la ciguë administrée aux animaux); et de là des convulsions, des crispations, en un mot de véritables tortures.

CARACTÈRES BOTANIQUES. — La *tige* est droite, épaisse, fistuleuse, glabre, se ramifiant et s'élevant à la hauteur de un à deux mètres; elle est de couleur vert clair, et parsemée, surtout à la partie inférieure, de taches sanglantes ou d'un pourpre brun.

Les *feuilles* sont alternes, grandes, deux ou trois fois ailées, composées de folioles pinnatifides, petites, aiguës, d'un vert sombre, un peu luisantes, semblables à celles du persil sauvage.

Les *fleurs* sont blanches, disposées en ombelles nombreuses, très-ouvertes, munies d'un in-

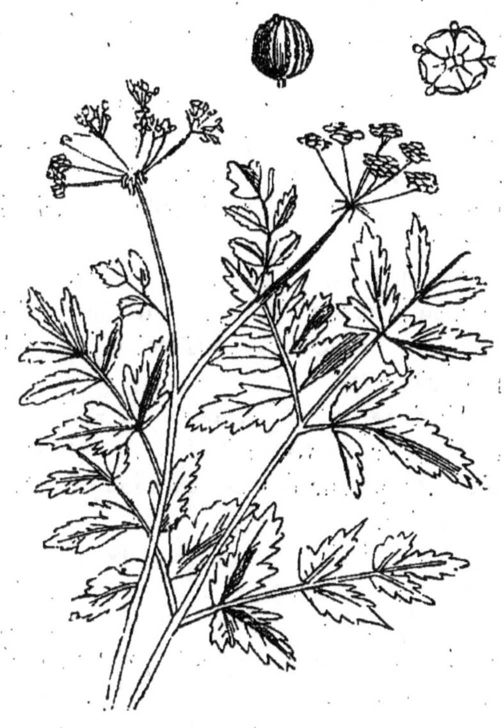

GRANDE CIGUË.
Rameau présentant tige, feuilles et fleurs. — Fruit. — Fleur détachée.

volucre à cinq ou trois folioles rabattues; calice court, à bord entier. Cinq pétales cordiformes, un peu inégaux; cinq étamines, deux styles courts, persistants, dont les restes se voient sur la figure.

Le *fruit* est court, ovale, presque globuleux, comprimé par es côtés, composé de deux akènes ou semences convexes extérieurement, relevées de cinq côtes, légèrement crénelées et tuberculeuses, et offrant sur leur face commissurale un sillon longitudinal profond. Au moment de la maturité, ces fruits se détachent l'un de l'autre de bas en haut, et restent suspendus par le sommet à l'extrémité d'une anse filiforme.

La *racine* est bisannuelle, persistante, de la grosseur du petit doigt, longue de vingt à vingt-cinq centimètres, presque point ramifiée, d'un blanc jaunâtre, d'une odeur forte et d'un goût douceâtre.

Utilité. — On employait beaucoup le suc de ciguë dans la médecine des anciens; puis ce médicament, dangereux d'ailleurs, avait été mis de côté, lorsqu'il y a peu d'années il est revenu à la mode. On l'a même vanté contre la maladie terrible qu'on appelle cancer.

Application. — La grande ciguë, comme la ciguë vireuse, comme la petite ciguë, est un poison fort dangereux; mais on l'emploie beaucoup en médecine. On l'emploie à l'intérieur et à l'extérieur.

Ainsi il suffit de recueillir des feuilles de ciguë toute fraîches, de les piler, de verser le tout dans un linge et d'appliquer le linge ainsi rempli sur des tumeurs languissantes ou des articulations engorgées.

Quand il s'agit de plaies, d'ulcères, de cancers ouverts, on prend des feuilles de grande ciguë, on les écrase, on y mélange de la râpure de carotte, on met dans un linge, et l'on forme ainsi un cataplasme végétal, que l'on applique à nu sur les plaies; on en retire souvent d'assez bons résultats.

On emploie encore un emplâtre de ciguë, soit sur les plaies, soit sur les tumeurs. En voici la formule :

Prenez (dit le *Codex*) :

Résine,	470 grammes.
Poix blanche,	220 —
Cire jaune,	320 —
Huile de ciguë,	64 —
Feuilles vertes de ciguë,	1000 —
Gomme ammoniaque,	250 —

Mettez sur le feu, et faites cuire jusqu'à consistance d'emplâtre.

CIGUE VIREUSE. — Caractères botaniques. — La *tige* est ronde aussi, glabre, divisée en plusieurs rameaux, mais elle n'a aucune espèce de taches. — Les *feuilles* ressemblent beaucoup à celles de la grande ciguë, mais elles sont plus grandes, plus aiguës, surtout. — Les *fleurs* sont blanches, disposées en ombelles comme celles de la grande ciguë, mais les rayons ombellifères sont beaucoup plus nombreux, et elles ne sont garnies d'aucun involucre. — La *racine* est très-grosse, ressemble un peu au légume employé dans nos cuisines et que l'on nomme panais. La racine de la grande ciguë fournit un suc

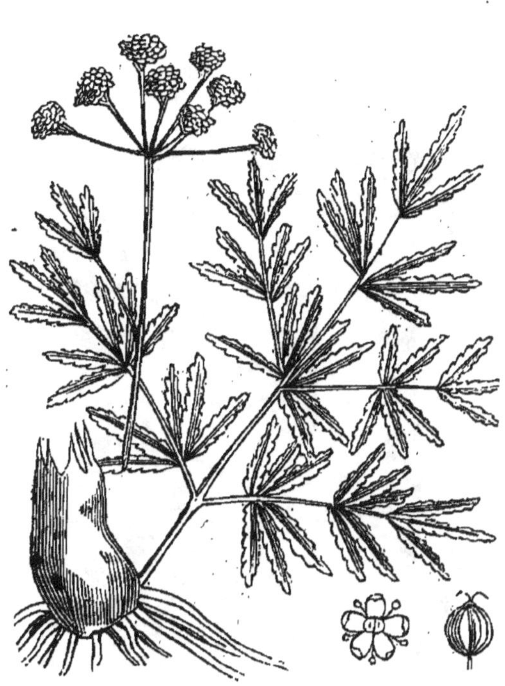

CIGUE VIREUSE.
Racine, tige, feuilles et fleurs. — Fleur détachée. — Fruit.

blanc, tandis que la racine de la ciguë vireuse fournit un suc jaune. La ciguë vireuse est la plus dangereuse.

Utilité. — Nulle.

Application. — Aucune. Nous parlerons tout à l'heure des moyens de combattre ses dangers.

CIGUE (PETITE). — C'est une plante dangereuse aussi, et qui malheureusement ressemble beaucoup au persil; elle a donné lieu à bien des méprises qui ont eu de graves résultats.

Caractères botaniques. — Sa *tige* est creuse et striée, munie de feuilles plus petites que celles de la grande ciguë. — Ces *feuilles* sont à trois grandes folioles, ce que les botanistes appellent tripinnatifides. Les folioles sont aiguës et incisées profondément. — Les *fleurs* de la petite ciguë sont à peu près les mêmes que celles de la grande; chaque bouquet floral est un peu plus petit; puis il existe aussi cette différence qu'elles sont dépourvues d'involucres.

UTILITÉ. — Peu considérable. On a cependant quelquefois remplacé la grande ciguë par la petite ciguë.

APPLICATION. — Voyez *Grande ciguë*.

Il importe, avant de clore cet article par les conseils que je veux donner en cas d'empoisonne-

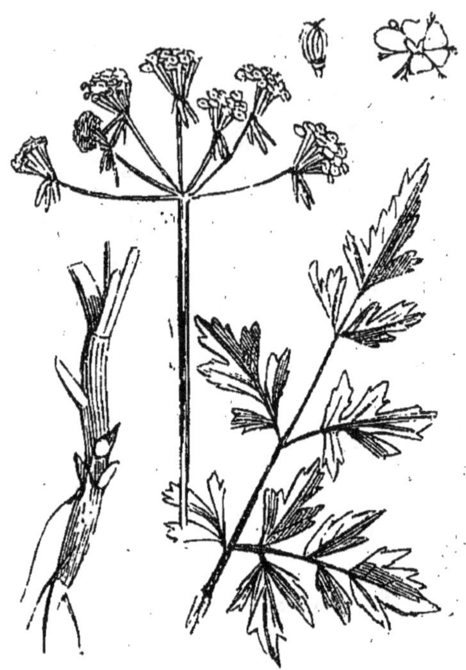

PETITE CIGUE.
Racine. — Rameau florifère. — Feuilles et fleur détachée.

ment dû aux différents genres de ciguë; il importe d'enseigner la manière de distinguer la ciguë du persil, car souvent une domestique ignorante, qui va cueillir des légumes au jardin, rapporte ces herbes dangereuses. Il est bon qu'on puisse reconnaître sa faute pour qu'elle puisse l'éviter en pareille occasion. Eh bien, dans les ciguës, l'odeur est fétide, nauséabonde. Le persil a une odeur très-agréable et tout à fait à lui. Dans les ciguës, les feuilles ont trois folioles, ces folioles sont très-aiguës et très-incisées. Dans le persil, les feuilles n'ont que deux folioles, et ces folioles sont larges, presque arrondies.

Danger des ciguës. — *Remèdes à y opposer.* Nous avons dit le mal, il faut que nous en indiquions le remède; nos renseignements ne seraient pas complets si nous ne donnions les moyens de combattre l'empoisonnement par la ciguë, si nous n'indiquions le petit traitement à faire suivre aux personnes qui ont été assez ignorantes pour manger de la ciguë en guise de persil.

Je le répète, toutes les fois qu'une personne s'aperçoit, à certains symptômes douloureux, qu'elle a pris une substance empoisonnée, végétale ou minérale, sa première préoccupation, sa première manœuvre doit être de chercher à vomir ce qu'il reste de cette substance à l'intérieur de l'estomac. Vite donc de l'eau tiède en abondance, les doigts dans la bouche, le chatouillement du fond de la gorge et de la luette, et si tous ces moyens ne suffisent pas, envoyez chercher de l'émétique ou tout autre vomitif. Prenez, avalez, le temps presse.

— Mais, monsieur, je viens de manger, j'ai l'estomac plein d'aliments.

— Tant pis pour les aliments. Vomissez, vomissez tout, car le poison s'est infiltré dans la masse alimentaire.

Les anciens considéraient comme un excellent remède, dans l'empoisonnement par la ciguë, deux ou trois verres de vin pur. On sait combien les vins anciens étaient chargés et limoneux; la clarification de ces liquides est d'une date assez récente, et je ne sais si cette réflexion a guidé les médecins à trouver l'antidote de la ciguë, mais ce qu'il y a de certain, c'est que les deux moyens préconisés actuellement se retrouvent dans le vin de nos pères.

C'est d'une part le tanin, d'autre part les acides. Or le vin rouge contient une assez grande quantité de tanin, et de plus il renferme un acide qui souvent le transforme en vinaigre, et que l'on appelle acide acétique.

Que faire donc quand un enfant ou une grande personne, après avoir avalé de la ciguë, ont vomi autant qu'on devait les faire vomir?

1° Leur donner dans de l'eau, une, deux, trois cuillerées de tanin, s'il y a moyen de s'en procurer tout de suite.

2° Faire avaler de l'eau vinaigrée, de l'eau contenant du jus de citron, en un mot des acides en assez notable quantité.

COLOQUINTE. — Encore appelée *concombre-coloquinte*. Son fruit, en effet, ressemble assez au fruit de la plante concombre, et c'est là ce qui rend la coloquinte dangereuse. Nous avons voulu la représenter pour tâcher de conjurer les accidents qui se commettent annuellement. On veut une citrouille, un concombre, on envoie un enfant au jardin, il coupe, il rapporte ; on prépare, et surviennent d'inévitables accidents. Ou bien l'enfant, sans rien dire, va couper un fruit de coloquinte, il l'ouvre, il en mâchonne les pepins, il en goûte le fruit ; aussitôt surviennent des coliques dénoncées par des cris, de la fièvre et du tremblement.

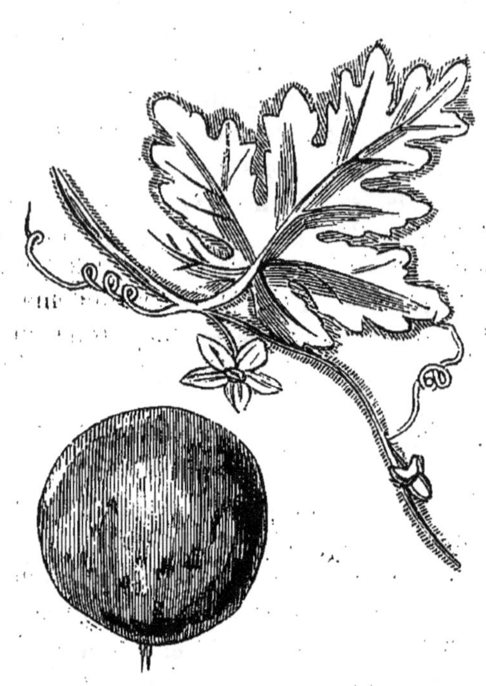

COLOQUINTE.
Fruit. — Tige, vrille, fleur et feuille.

CARACTÈRES BOTANIQUES. — Indiquons donc bien les caractères de la plante en question. — Sa *tige* est couchée, grimpante, munie de vrilles comme la tige des melons et des concombres ; mais elle est plus charnue, plus cassante, et couverte de poils très-rudes. — Les *feuilles*, supportées par de longs pétioles présentant à leur surface des nervures bien marquées, couvertes de poils assez rudes, ont cinq divisions ou cinq lobes plus ou moins profondément dentées. — Les *fleurs* de la coloquinte sont de deux natures, les unes sont mâles, les autres femelles : les unes et les autres, du reste, sont solitaires, supportées par un pé-

doncule qui part de l'aisselle des feuilles. Chez les premières, le
calice est garni de poils denses, découpé en cinq divisions. La
corolle, en forme de cloche, a cinq lobes aussi, dont chaque frag-
ment est terminé en pointe. Les étamines sont tellement disposées, que le fond de la fleur paraît tapissé d'un bourrelet jaunâtre;
elles sont soudées entre elles; une seule se trouve libre. Chez les
secondes, même calice, même corolle, mais un ovaire, auquel
nous devons une description spéciale. Cet ovaire est infère, rond,
ou plutôt en forme d'œuf, surmonté d'un style s'évasant en trois
stigmates.— Le *fruit* est un globe jaunâtre, de la grosseur d'une
orange. Ouvrez-le, et vous y trouverez des graines en abondance.

UTILITÉ. — C'est l'écorce, la pulpe du fruit, douée d'une amertume peu commune, qui renferme toutes les vertus médicamenteuses; c'est un des purgatifs les plus énergiques que fournisse la
botanique médicale. Mais, par cela même qu'il est énergique, il
devient dangereux.

APPLICATION. — On n'emploie prudemment de la plante co-
quinte que la pulpe, qui est éminemment purgative, et qu'on
emploie encore comme vermifuge et comme antigoutteux. On
l'emploie de deux manières différentes, à l'intérieur et à l'extérieur. Les pharmaciens en ont préparé des extraits et des tein-
tures; mais nous n'avons pas à nous occuper de tout cela. On
peut donner à l'intérieur, pour purger un adulte, une pincée de
poudre de la pulpe de coloquinte, préalablement desséchée. Je
dis une; suivant les tempéraments, on peut aller à deux ou trois;
mais surtout, pilant cette pulpe, renfermant les semences pilées
dans un linge, on peut l'appliquer sur le bas-ventre, et ce topique devient purgatif et vermifuge.

DENTELAIRE. — On l'appelle encore *mal-herbe* et *herbe-au-
cancer*.

CARACTÈRES BOTANIQUES. — C'est une plante dont les *tiges*,
assez hautes, sont divisées en un grand nombre de rameaux. —
Les *feuilles*, d'une forme ovale, allongée, sont pointues à leur
sommet, et semblent embrasser la tige à leur point d'insertion;
couvertes de poils peu soyeux, elles sont peu agréables au tou-

cher; leurs bords sont découpés par de variables dentelures. — Les *fleurs*, réunies en bouquets, lesquels bouquets sont encadrés de quatre à cinq bractées, apparaissent toujours au sommet de la plante. Calice à cinq divisions; corolle en forme de clochette, c'est-à-dire que, tubuleuse à son point d'insertion, elle s'évase en cinq découpures. Le tube contient cinq étamines, un style à cinq divisions, un ovaire qui donne naissance à une capsule renfermée dans le calice. — La *racine* est pivotante et très-rameuse.

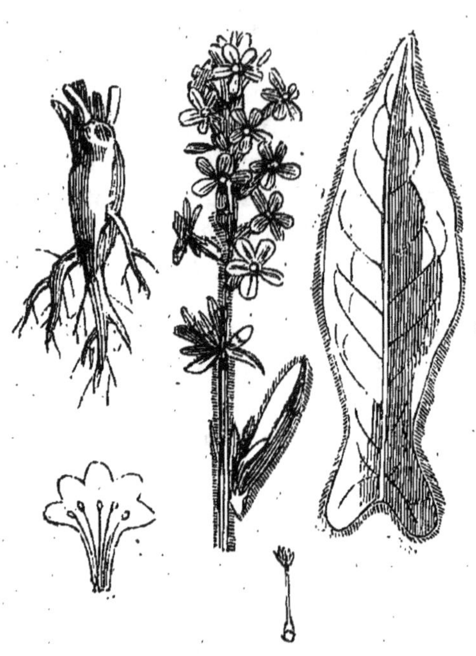

DENTELAIRE.
Racine. — Fleur ouverte. — Grappe florale. — Feuille détachée.

UTILITÉ. — C'est une plante éminemment rubéfiante, et qui contient des sucs vraiment empoisonneurs. On n'en peut faire usage qu'extérieurement. Ingérée dans le tube digestif, elle y détermine de véritables accidents.

APPLICATION. — On peut, en pilant la plante de dentelaire, dans le cas où l'on manquerait de moutarde ou de cantharides, l'employer comme rubéfiant ou vésicant. Nous trouvons dans un auteur la recette du fameux liniment Sumeire, que l'on vante beaucoup contre la gale et la teigne. En voici la formule :

Versez une livre d'huile bouillante sur deux ou trois poignées de racine de dentelaire pilée; agitez pendant quelques minutes, pressez en exprimant le marc, qu'on met dans un nouet de linge dans lequel on ajoute un peu de sel. Avec ce nouet, qu'on trempe dans l'huile bien chaude, on frotte, matin et soir, toute la superficie du corps des galeux. « Il y a plus de quarante ans, dit Sumeire (1779), qu'un charlatan enseigna cette manière de se servir de la dentelaire; depuis elle a toujours été pratiquée, du moins dans ce pays, avec un succès qui ne se dément jamais. On prétend, ajoute-t-il, que cette plante n'est pas moins bonne pour la teigne. »

ERGOT DE SEIGLE. — On l'appelle encore *seigle ergoté, clou de seigle.*

CARACTÈRES BOTANIQUES. — Nous n'en avons pas beaucoup à annoncer. Il ne s'agit pas d'une plante, mais de la maladie d'un graminée. Chacun connaît

ERGOT DE SEIGLE.

Tige, feuille et épi présentant des graines ergotées.

le seigle, et, dussions-nous en parler longuement, nous ne le décririons pas. Or sur les épis de seigle tombent les ardeurs du soleil, les pluies intempestives; il en résulte que plusieurs des épis se corrompent, se dénaturent et se trouvent brûlés à tel point qu'il n'en reste plus que la cendre, c'est-à-dire une poussière noirâtre. Il est facile d'en trouver des exemples et de le constater dans les champs; toutefois, comme nous ne voulons pas trop envoyer promener nos lecteurs, nous avons pris la peine de faire représenter par la gravure les épis ou plutôt les grains de seigle avariés. Inutile, du reste, de rechercher si cette transformation du grain en poudre est due aux ardeurs du soleil ou à la naissance de petits champignons parasites; le seigle ergoté est malade, c'est là tout ce que nous avons à constater.

Utilité. — De la maladie du seigle, de l'ergot du seigle, pour être fidèle à notre titre, on a tiré un médicament que nous aurions pu placer dans les plantes spéciales; mais ce médicament est si dangereux, si empoisonneur, qu'au lieu de le recommander aux gens peu expérimentés en matière médicale, nous avons cru devoir annoncer qu'il était très à redouter.

Application. — Les médecins donnent la poudre d'ergot de seigle à la dose de trente à quarante centigrammes, et le renouvellent six à huit fois de suite dans une même journée, mais c'est lorsqu'il s'agit d'arrêter des hémorragies dangereuses. La poudre de seigle ergoté, en effet, porte spécialement sur les régions utérines, et elle y détermine des contractions qui arrêtent les extravasions de sang trop abondantes; mais vous comprenez que ce poison a aussi son action générale sur la vitalité; trop souvent l'ergot de seigle a déterminé non-seulement du délire, des vomissements et des purgations, mais des gangrènes inattendues qui frappaient sur les pieds ou sur les mains. Défions-nous donc de l'ergot de seigle.

EUPHORBE. — On l'appelle encore *catapuce*, *épurge*, *catherinette*.

Caractères botaniques. — *Tige* résistante et robuste se partageant en un grand nombre de rameaux; chaque partage se trouve encadré par des bractées qui forment à cette naissance une espèce de collerette. — Les *feuilles* sont lancéolées, sans dentelures, fermes, luisantes à la partie supérieure, ternes à la face opposé; insertion opposée. — Les *fleurs* partent d'un involucre en forme de calice; elles sont de deux natures; les fleurs mâles n'ayant que des étamines inégales, les fleurs femelles placées au centre de l'involucre et supportées par d'assez longs pédicules. En somme, l'involucre, chargé des fleurs des deux sexes, semble ne former qu'un seul calice.

Utilité. — Plusieurs praticiens prétendent que le suc d'euphorbe est analogue à l'huile de croton-tiglium ; comme il ne s'agit que d'un emploi extérieur, nous le recommandons ; mais nous savons aussi que le suc d'euphorbe est un véritable poison.

APPLICATION. — Donc nous en recommandons l'emploi extérieur, et si nous prévenons des dangers occasionnés par l'usage intérieur, croyez bien que ce n'est pas sans raison. Il est certains pays où les paysans qui veulent se purger mâchent les feuilles d'euphorbe, sans les avaler, bien entendu ; mais le suc dangereux de la plante mâchonnée finit par rendre la salive vénéneuse. C'est un remède qui peut avoir été utile, mais qu'il est prudent de ne point employer.

GAROU. — On l'appelle encore *sain bois* et *bois d'oseille*.

CARACTÈRES BOTANIQUES. — C'est un arbuste ; pour le chercher, ne nous perdons pas dans les taillis ; il habite surtout les lieux secs et arides. — Sa *tige* est presque ligneuse. — Ses *feuilles*, taillées en fer de lance, lisses d'un côté, glabres de l'autre, sont éparses sur la tige, c'est-à-dire que leur insertion n'est ni alterne ni opposée. — Ses *fleurs* sont rassemblées en bouquets qui se trouvent attachés à un seul pédoncule ; de sorte qu'on prendrait l'inflorescence pour un panicule, si on n'y regardait d'un peu près. Calice pétaloïde en forme d'entonnoir, corolle à quatre divisions, huit étamines. — *Fruit* globuleux.

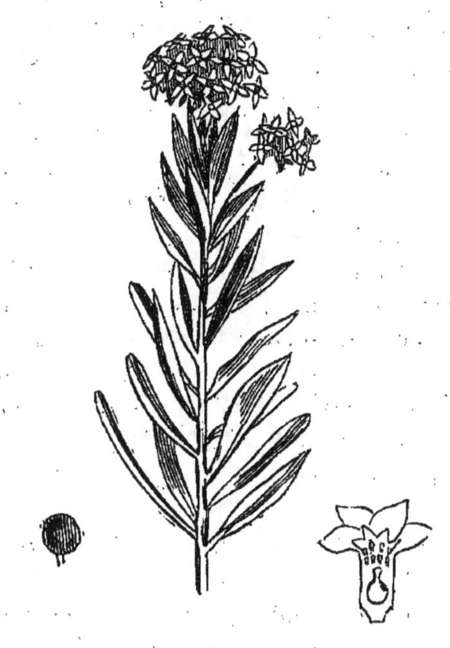

GAROU.
Fruit. — Rameau, c'est-à-dire tige, feuilles et fleurs.
— Fleur ouverte.

Utilité. — J'avais bien raison de vous dire en commençant que toutes les plantes dangereuses ne l'étaient pas sans avoir quelque avantage. L'écorce du garou est éminemment vésicante, elle a été employée à l'intérieur par quelques étrangers; mais que n'emploient pas les médecins anglais et allemands!

Application. — C'est l'écorce de garou, l'écorce seule, qui contient non-seulement des qualités rubéfiantes, mais vésicantes. Le garou du Midi est beaucoup plus caustique que celui du Nord. Aussi les habitants des contrées méridionales ont-ils souvent l'habitude de ne point aller chercher les toiles vésicantes des pharmaciens, dès qu'il s'agit d'appliquer un vésicatoire à un malade. Ils coupent une branche de garou, ils la dépouillent de son écorce, et cette écorce, trempée dans du vinaigre, est ensuite appliquée sur la région où l'on veut déterminer un vésicatoire. Par exemple, il faut la laisser en place pendant au moins quarante-huit heures.

Les pharmaciens préparent, avec l'écorce de garou, une pommade excellente pour faire tirer les vésicatoires.

Par là même que la plante de garou, non-seulement est rubéfiante, mais vésicante, on doit comprendre que, prise à l'intérieur, elle deviendrait fort dangereuse. Son contre-poison doit être celui de tous les poisons végétaux : boissons acidulées, vomissements provoqués, cataplasmes sur l'estomac.

JUSQUIAME. — On l'appelle encore : *jusquiame noire, herbe aux engelures, mort-aux-poules, hanebane* et *porcelet*.

Allez demander à un pharmacien un peu d'extrait de jusquiame, et vous verrez s'il vous en octroie la moindre partie! Pourquoi vous en refusera-t-il? Parce que la jusquiame est une des plantes les plus vénéneuses, les plus dangereuses, les plus exagérément narcotiques que fournissent toutes nos contrées.

Caractères botaniques. — La *tige*, poilue, partagée en plusieurs rameaux, est d'un vert grisâtre que l'on reconnaît de bien loin quand une fois on l'a remarquée. Les *feuilles*, pétiolées à la base de la tige, deviennent de plus en plus sessiles à mesure qu'elles approchent du sommet, à tel point qu'on les a dites amplexicaules. Du reste, elles sont poilues comme la tige et découpées sur leurs bords en angles très-aigus. Les *fleurs* sont disposées en grappes toutes pendantes du même côté et forçant le sommet de la tige où elles sont implantées à s'incliner de façon à simuler une crosse. Elles ont un calice et une corolle :

un calice velu à cinq divisions, une corolle taillée en clochette, c'est-à-dire monosépale et tubuleuse à la base, puis s'évasant au sommet ; en s'évasant, le susdit calice se découpe en cinq lobes inégaux. Au centre de la fleur se trouvent cinq étamines. L'ovaire est supère, c'est-à-dire renfermé dans le calice ; c'est une capsule à deux loges contenant des graines cendrées.

Utilité. — En parlant aux gens du monde des qualités de la jusquiame, je ne puis en recommander que l'usage extérieur ; car le suc

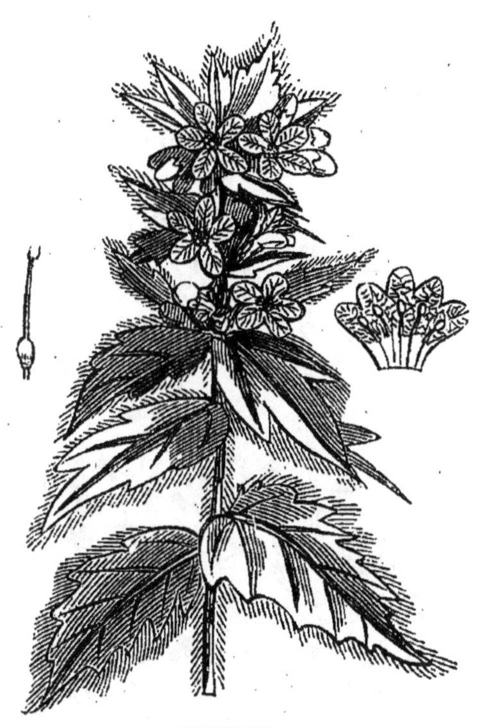

JUSQUIAME.

Ovaire et pistil. — Rameau présentant tige, feuille et fleurs. — Fleur ouverte.

de cette plante, administré intérieurement, est tellement dangereux, qu'à dose minime même il tue en quelques minutes des bœufs, des chevaux, des chiens ou même des chats.

Application. — On prend les feuilles de jusquiame, on les pile si elles sont fraîches, on les fait bouillir si elles sont desséchées, et l'on en fait des cataplasmes excellents à appliquer sur les articulations gonflées par la goutte.

Si un malade ou un ignorant a mâchonné des feuilles de

jusquiame en assez grande quantité pour que l'on ait à redouter des accidents vénéneux, non-seulement il convient de le faire vomir, mais, comme le café et le thé sont les meilleurs antidotes des narcotiques, il faut lui faire boire en abondance de l'infusion de thé ou de café.

LAITUE VIREUSE. — On l'appelle encore : *laitue sauvage*, *laitue fétide* et *lerseron*.

CARACTÈRES BOTANIQUES. — La *tige* est glauque, partagée en panicules à son sommet supérieur. Les *feuilles* sont de deux sortes, comme bien des plantes que nous avons étudiées jusqu'ici : les inférieures sont beaucoup plus grandes que les feuilles supérieures. Toutefois il est à remarquer que les unes et les autres sont non-seulement sessiles, mais presque amplexicaules. Les feuilles supérieures sont ovales, dentelées, non-seulement glauques à leur partie inférieure, mais en quelque sorte épineuses, tant leurs poils sont roides et aigus. Les feuilles du sommet, au contraire, sont petites, pointues et pinnatifides. Les *fleurs* sont composées, encadrées dans un involucre, supportées dans un réceptacle commun ; l'involucre, écailleux, rétréci, a tout l'aspect d'un tube ; le réceptacle, garni

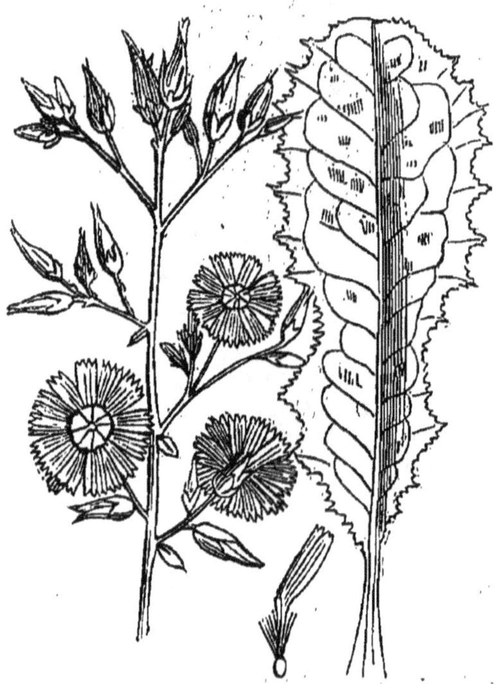

LAITUE VIREUSE.
Tige et fleurs. — Fleurons. — Ovaire et aigrette. — Feuille détachée.

de demi-fleurons à languettes écourtées à leur base, mais dentelées à leur sommet, est, comme tous les réceptacles, plan et garni d'alvéoles. Chaque fleuron, ou plutôt demi-fleuron, renferme cinq étamines si c'est un fleuron mâle, deux styles bifurqués si c'est un fleuron femelle. Le *fruit* est tout rond, surmonté d'une aigrette soyeuse.

Utilité. — Le nom de laitue vireuse indique assez combien la plante est narcotique, et en dénonce tous les dangers. Comme narcotique toutefois, on l'a utilisée pour remplacer l'opium et la belladone qu'on ne pouvait se procurer.

Application. — C'est par extrait, en suc concrété, que l'on emploie la laitue vireuse, comme on utilise l'extrait et le suc de laitue ordinaire. Au moment de la séve et du printemps, on cueille les feuilles, on les pile, on en exprime le jus, ou bien on fait cinq ou six incisions à la souche, et l'on recueille le suc qui peut en sortir. De ce suc, les pharmaciens préparent des extraits et des pilules. Utilisez-les, faites-en usage quand le médecin les a ordonnées ; ne dépassez jamais la dose prescrite, autrement abstenez-vous.

LAURIER-CERISE. — *Laurier d'amande, laurier à lait.*

Bien de mes lecteurs le connaissent sans doute. Il n'est presque point de jardin où l'on n'en trouve quelques arbrisseaux.

Caractères botaniques. — J'ai dit un arbrisseau, par conséquent la *tige* est ligneuse ; j'ajouterai qu'elle est foncée en couleur, lisse et partagée en un grand nombre de rameaux. Qui ne connaît ses *feuilles* noirâtres, luisantes, compactes ? n'en trouve-t-on pas dans toutes les cuisines ? Ses *fleurs* sont blanches, disposées en grappes, lesquelles grappes partent de l'aisselle des feuilles et donnent naissance à des *fruits* qui ressemblent à de petites cerises noires.

Utilité. — On a employé en pharmacie, non-seulement les fleurs, mais les feuilles et les noyaux du laurier-cerise. Or elles contiennent un acide, l'acide hydrocyanique, espèce d'huile essentielle que l'on regarde à bon droit comme l'un des poisons les plus dangereux. Une goutte d'acide hydrocyanique, mise sur le globe de l'œil d'un chien, le tue comme un coup de pistolet.

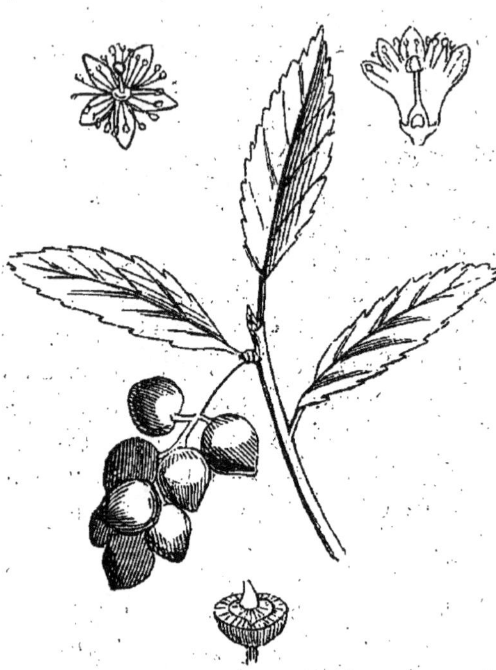

LAURIER-CERISE.

Fleur détachée. — Fleur ouverte. — Tige, feuilles et fruit. — Fruit ouvert.

cyanique qui tue les animaux aussi promptement que le ferait un coup de foudre.

MUFLIER. — On l'appelle encore *mufle-de-veau*, *gueule-de-lion*, ou *gueule-de-loup*.

Cette plante-là n'a pas les dangers de celle qui la précède. Quelques botanistes même l'ont rangée parmi les plantes fortifiantes. Quelques-uns l'ont désignée comme émolliente et résolutive; mais nous avons pu en constater les inconvénients, et c'est pourquoi nous l'avons classée parmi les plantes dangereuses.

Caractères botaniques. — Lisse à sa base, la *tige* devient velue à mesure qu'elle approche du sommet; droite du reste, elle ne se partage pas en nombreux rameaux. — Les *feuilles* sont entières, taillées en lance, supportées par un très-court pétiole; leur insertion est opposée.

La gueule-de-loup est si commune dans nos jardins, que je me demande s'il est nécessaire d'en dĕcrire les fleurs. Essayons toutefois, mais en abrégeant le plus possible. — Ces *fleurs* sont en grappes, et chaque grappe est munie de bractées; le calice est pubescent et présente cinq divisions profondes. La corolle, tubuleuse à sa base, s'évase en deux lobes qui simulent une gueule. La lèvre supérieure a deux divisions; la lèvre inférieure en a trois. Au fond de la partie tubuleuse se cachent quatre étamines et un style tout simple sortant d'un ovaire à deux lobes.

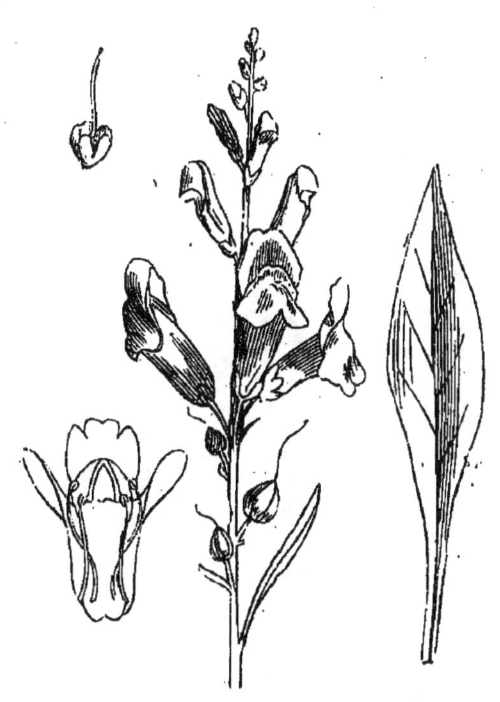

MUFLIER.
Fleurs détachées et ouvertes. — Épi floral. — Feuille séparée.

Utilité. — Le muflier sert beaucoup plus à orner les jardins qu'à soigner et guérir les malades. Bien des paysans en avalent une infusion tout bêtement pour éloigner les sorts et détruire les sortiléges. J'ai dit que c'était une plante dangereuse, et je n'en admets l'usage que pour l'extérieur.

Application. — On peut, en pilant les feuilles de muflier et en lès rassemblant dans un linge, obtenir une espèce de cataplasme résolutif qui, appliqué sur des tumeurs languissantes, stimule et amène la résorption de ces engorgements; mais le muflier avalé, mangé, devient un irritant et un caustique dangereux. C'est après le vomissement et à l'aide de boisson laiteuse qu'en cas d'imprudence on parvient à en conjurer tous les dangers.

PULSATILLE. — On l'appelle encore *anémone pulsatille, passe-fleur, passe-velours, herbe au vent, fleur de Pâques, teigne-fleur*, etc.

CARACTÈRES BOTANIQUES. — Il n'y a pas de *tige;* ce qui paraît être la tige, et cc qui était désigné comme tel par les anciens botanistes, n'est, pour les modernes, qu'un long pétiole laineux, cylindrique, haut de dix à quatorze centimètres; portant une sorte de collerette ou involucre, très-découpée, tenant lieu de calice, et, trois centimètres plus haut, en un mot, la fleur.

Les *feuilles* sont radicales, pétiolées, bi ou tripennatifides, à divisions très-étroites, presque glabres, terminées par un poil.

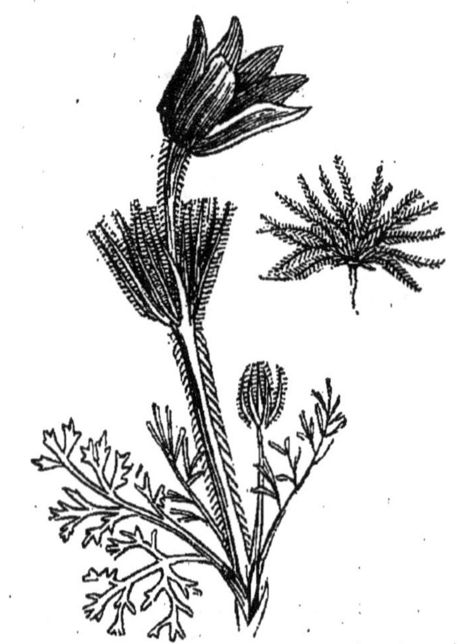

PULSATILLE.

Tige. — Feuille et fleurs. — Involucre en collerette.

La *fleur*, penchée avant son développement, terminale, grande, a sa corolle composée de cinq pétales violets, droits, plans velus en dehors; étamines nombreuses, hypogynes, à anthères adhérentes au filet par leur face interne, et s'ouvrant par l'externe (ce qui est le contraire de presque toutes les autres plantes), plusieurs ovaires supères réunis en tête, surmontés chacun d'un style de stigmate simple.

Les *graines* sont nombreuses, pédicellées, terminées par une longue arête velue.

La *racine*, un peu diminuée dans cette figure, est à peu près longue comme le doigt, fibreuse, noirâtre, et divisée à son sommet en plusieurs souches courtes et chevelues.

UTILITÉ. — Nous répétons qu'aux plantes dangereuses est attachée toujours une certaine utilité. On a regardé longtemps le suc de pulsatille comme le remède le plus efficace contre le vice dartreux. On le donnait à la dose de huit centigrammes, deux fois par jour, et on faisait en même temps lotionner les parties affectées avec la décoction de jusquiame et de ciguë.

APPLICATION. — La dose de feuilles, pour cette infusion, ne doit pas dépasser deux grammes.

La pulsatille a été recommandée à l'intérieur, par Stoerck, contre cette maladie. On l'a quelquefois employée dans les campagnes, mais alors en topique sur le siége du mal. Bulliard, pour faire connaître les dangers d'une application trop prolongée de ce topique sur la peau, rapporte le fait d'un vieillard chez lequel cette plante, laissée douze heures sur le mollet, dans le but de guérir un rhumatisme très-douloureux, produisit la gangrène d'une grande partie du membre. Le mal céda aux scarifications et aux fomentations d'eau-de-vie camphrée. Cet homme fut, du reste, complétement délivré de son rhumatisme.

La poudre des fleurs et des feuilles sèches de pulsatille est un très-bon sternutatoire. Quand elles sont fraîches, il suffit de les broyer sous le nez avec les doigts pour provoquer un violent éternument. Aussi Tournefort en recommandait-il l'emploi pour les affections soporeuses, et c'est probablement en vue de cette propriété que Schroeder dit que la coquelourde est utile dans les obstructions des narines.

L'anémone pulsatille est presque inodore. Toutes ses parties, et surtout les feuilles, sont imprégnées d'un sucre âcre et caustique qui les rend fort délétères aux bestiaux. Ils n'y touchent pas quand elle est verte, à moins qu'ils n'aient pas autre chose à manger, et alors il est rare qu'ils n'en meurent pas.

Jugez de ce que cela doit être quand un enfant ou un adulte a l'imprudence d'avaler le suc de cette plante.

RENONCULE ACRE. — Pendant que nous rédigions notre *Journal de médecine populaire*, nous recevions non pas seulement une épître, mais une espèce de paquet, c'est-à-dire une lettre bien et dûment affranchie qui renfermait une plante desséchée et la petite communication qui va suivre :

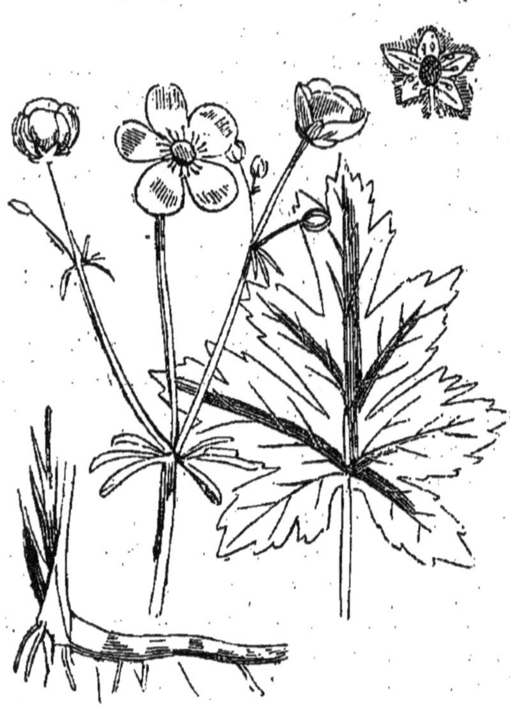

RENONCULE ACRE.

Racine, tige et fleurs. — Feuille et fleur séparées.

« Monsieur le Docteur,

« Vous désirez des remèdes de commère ; en voici un qui réussit à peu près à coup sûr toutes les fois qu'il s'agit de faire disparaître les taches blanches, les petites taies qui si souvent troublent les yeux.

« On prend une pincée de quintefeuille (je vous en envoie un échantillon) infusée dans du vinaigre, et on l'applique sur le poignet du bras opposé à l'œil ; non par-dessus, mais au dedans, du côté du corps.

« On enveloppe le poignet avec un linge.

« On renouvelle tous les jours. J'ai vu plus de trente personnes guéries par ce moyen. »

J'avoue que je fus passablement étonné du moyen proposé. Eh bien, dans l'histoire médicale de la renoncule j'ai retrouvé, ou à peu près, le bizarre remède communiqué par notre abonné.

La renoncule, en effet... N'anticipons pas, étudions d'abord les caractères botaniques de la plante en question.

Caractères botaniques. — Il y a bien des espèces de renoncules : la renoncule âcre, la renoncule scélérate, dont nous allons dire quelques mots tout à l'heure, etc., etc.; mais ce qu'il y a de plus terrible encore, ce qui me paraît fort difficile à retenir, c'est le grand nombre de surnoms donnés à tous ces genres de renoncules.

Ainsi la renoncule âcre est appelée : *renoncule des prés;* — *grenouillette;* — *bouton d'or;* — *patte-de-loup;* — *jauneau;* — *herbe à la tache.*

Je n'en finirais pas si je voulais continuer ces ennuyeuses litanies.

La renoncule a des *racines* fibreuses, presque fasciculées; il s'en élève plusieurs *tiges* droites, fistuleuses, rameuses, médiocrement feuillées, glabres ou un peu velues, hautes de trente à soixante-dix centimètres.

Les *feuilles* sont radicales, pétiolées, légèrement velues, quelquefois maculées, palmées, anguleuses, divisées en trois ou cinq lobes principaux; ceux-ci en plusieurs autres moins profonds, ovales, aigus, incisés, dentés à leur sommet, quelquefois marqués d'une tache brune. A leur sommet, les feuilles des tiges sont digitées ou plus profondément découpées; les supérieures partagées en trois lanières étroites, quelquefois simples et linéaires.

Les *fleurs* sont peu nombreuses, assez grandes, portées sur de longs pédoncules à l'extrémité des tiges et des rameaux; folioles du calice glabres, obtuses, colorées; corolle d'un beau jaune, luisante et comme vernissée. Étamines en grand nombre insérées sur le réceptacle; ovaires nombreux, terminés par autant de stigmates recourbés.

Les *fruits* sont de couleur brune, ovales, aigus, comprimés, très-glabres, terminés par une pointe recourbée.

RENONCULE SCÉLÉRATE. — On l'appelle encore *renoncule des marais*, *grenouillette d'eau*, *mort-aux-vaches*, *pied-pou*.

CARACTÈRES BOTANIQUES. — Sa *tige* est fistuleuse dressée. — Ses *feuilles* sont de deux sortes : celles qui partent de la racine sont supportées par des pétioles et divisées en lobes assez nombreux ; celles qui partent de la tige sont beaucoup plus étroites et presque bractiformes. — Les *fleurs* sont disposées en panicules qui semblent avortées ; pas d'écailles, mais des carpelles en grand nombre.—Les *fruits* forment une espèce de capitule ovale qui s'allonge après floraison.

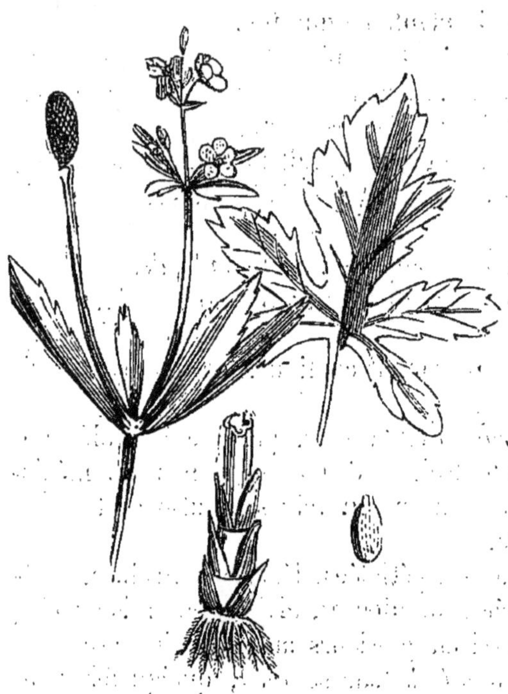

RENONCULE SCÉLÉRATE.

Rameau avec tige. — Feuilles supérieures. — Feuille et fruit. — Racine. — Feuille séparée. — Ovaire.

On dit que les mendiants utilisent les feuilles de la renoncule scélérate pour se faire venir instantanément des ulcères aux jambes et attendrir ainsi la compassion publique, espérant que cet attendrissement amènera d'abondantes aumônes.

UTILITÉ. — Les feuilles de renoncule peuvent servir pour remplacer les vésicatoires.

APPLICATION. — Les effets des renoncules appliquées à l'extérieur paraissent purement locaux, et se réduisent à la rubéfaction et à la vésication. L'absence de phénomènes d'absorption les a fait quelquefois préférer aux cantharides, lorsqu'on craignait l'action de celles-ci sur la vessie; mais l'application des feuilles de renoncule exige beaucoup de surveillance. On ne doit en appliquer qu'une petite quantité à la fois, sur une petite étendue, et l'enlever au bout de quelques heures, et même beaucoup plus tôt quand il s'agit d'une peau fine et délicate, et surtout de certaines régions.

Cette rapidité d'action recommande d'ailleurs la plante dans les cas qui exigent une action prompte, et c'est à la campagne surtout qu'on a été à même de l'utiliser. Voici maintenant sur quelles autorités la renoncule s'appuie.

Chesneau a employé la renoncule âcre comme vésicatoire dans la goutte et les maux de tête. Il assure avoir guéri un prêtre retenu au lit depuis trois mois par la goutte, en appliquant sur la partie affectée des feuilles de renoncule écrasées. Baglivi appliquait cette plante sur le siége des douleurs externes; Stoerck, dans le rhumatisme chronique.

Sennert dit qu'un individu affecté de fièvre quarte, avec douleurs violentes à l'épaule gauche, fut guéri par l'application au poignet de la renoncule pilée. Divers auteurs ont également vanté les bons effets de ces applications contre les fièvres intermittentes rebelles. Ce mode d'application est aussi d'un usage vulgaire, dans les campagnes du nord de la France, contre les taies de la cornée. On entoure de l'herbe écrasée de la renoncule âcre le poignet du côté opposé à l'œil atteint de taches, de manière à obtenir la vésication. De là le nom d'*herbe à la tache* donné à cette espèce de renoncule. C'est précisément à cette dernière application que je faisais allusion en commençant cet article.

Dangers. — La plupart des renoncules prises à l'intérieur causent, outre de vives douleurs, des contractions spasmodiques des muscles de la face et des lèvres, l'espèce de rire forcé appelé *rire sardonique.*

Mais ce sont les bestiaux qui sont le plus souvent victimes des propriétés vénéneuses des renoncules. Ces plantes ravagent quelquefois, au printemps, des troupeaux entiers; car alors ces animaux, ennuyés de fourrages secs, se jettent sur les herbes des prairies et dévorent tout ce qu'ils rencontrent. Les renoncules, qui jouissent alors de toutes leurs forces corrosives, leur causent des tranchées et des inflammations viscérales qui les enlèvent rapidement, et qu'on attribue, quelquefois mal à propos, à une épidémie.

Les remèdes les plus utiles à administrer aux animaux empoisonnés par la renoncule sont une décoction de son, ou à son défaut de l'eau simple, dont on doit en quelque sorte les gorger ; car on a remarqué que le suc de la renoncule, étendu d'eau, perd beaucoup de ses propriétés vénéneuses. (On estime qu'il faut cinquante parties d'eau au moins pour neutraliser le suc de la renoncule). On y joindrait des lavements émollients répétés.

Chez l'homme, on emploierait une médication analogue : le lait coupé ou des décoctions mucilagineuses à profusion. Krapf s'est guéri des accidents produits par une seule fleur contuse en prenant quinze gouttes de baume du Pérou et trois ou quatre verres d'eau froide. Il faudrait bien se garder d'employer l'alcool, le vin, la bière, et surtout le vinaigre, qui augmentent singulièrement l'âcreté de la renoncule.

STRAMOINE. — On l'appelle encore d'un nom latin : *datura stramonium ;* dans les campagnes, elle est surtout connue sous le nom de *pomme épineuse ;* et puis, vous avez sans doute entendu raconter ces histoires lugubres de vols, de pillages et d'assassinats ; on vous a détaillé les aventures des endormeurs, absolument comme les hauts faits des Cartouche et des Mandrin. Deux moyens servaient à ces scélérats : la cruche de vin et la tabatière. Après deux ou trois verres du vin qu'ils avaient présenté, les imprudents assez niais pour les avoir acceptés perdaient complétement connaissance. Après cinq ou six prises d'un tabac qui paraissait délicieux, les consommateurs étourdis n'avaient plus la force d'empêcher qu'on ne fouillât dans leurs poches.

Eh bien, endormeurs, rêveurs de sabbat, ont usé les uns et les autres de la plante dont nous allons nous entretenir, et c'est pourquoi on l'a appelée : *endormie, endormeuse, herbe au diable, herbe aux sorciers.*

C'est donc un poison bien violent que le datura stramonium? Pas si funeste cependant que ne l'est la ciguë. D'abord, parce que la plante du datura ne peut être confondue avec aucune des plantes employées dans l'art culinaire, et que son fruit, tout hérissé de pointes, tout bardé d'épines, semble avertir les ignorants qu'ils n'y doivent pas toucher, et ensuite parce que, dans bien des maladies, le datura, pris à petites doses, amène un soulagement manifeste.

Étudions bien vite les caractères de cette plante ; puis nous dirons quelques mots des applications que peuvent en faire les gens du monde, et nous donnerons les moyens de remédier à l'empoisonnement qu'elle peut quelquefois déterminer.

Caractères botaniques. — La *tige* est herbacée, cylindriqué, un peu pubes-

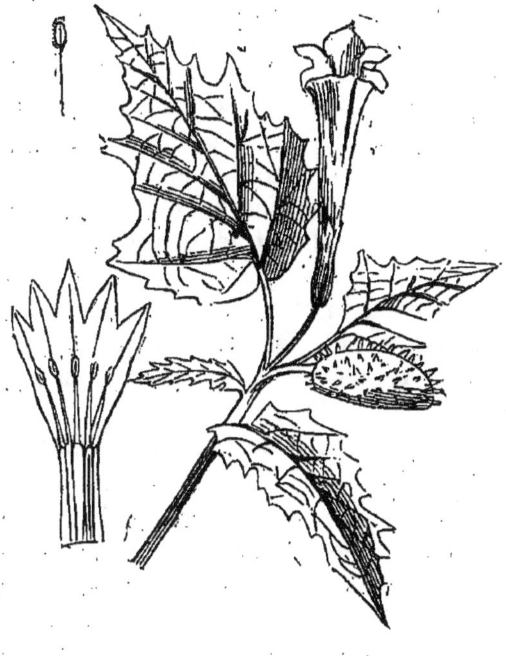

STRAMOINE.

Ovaire et pistil. — Fleur ouverte. — Tige avec feuilles, fleurs et fruit.

cente à sa partie supérieure, très-rameuse, haute de deux à quatre pieds et plus ; dichotome.

Les *feuilles* sont grandes, ovales, pétiolées, aiguës, sinuées et anguleuses, un peu pubescentes.

Les *fleurs*, blanches ou violacées, sont très-grandes, extra-axillaires, solitaires, dressées, portées sur un court pédoncule pubescent. Leur calice est tubuleux, allongé, un peu renflé à sa partie inférieure, márqué de cinq côtes très-saillantes qui aboutissent supérieurement à cinq dents inégales, aiguées ; il est caduc : sa partie la plus inférieure est la seule qui persiste avec le

15.

fruit. La corolle est plus grande que le calice ; elle est infundibuliforme ; tube à cinq angles assez marqués ; limbe allongé, plus long que le calice, évasé, plissé longitudinalement, se terminant à sa partie supérieure en cinq lobes plissés, très-acuminés.

Étamines incluses, insérées au haut du tube de la corolle.

Ovaire presque pyramidal, couvert de petites pointes, à quatre loges ; ovules nombreux, attachés à quatre trophospermes saillants, partant de la cloison moyenne. Style cylindrique de la longueur des étamines, glaive élargi à sa partie supérieure. Stigmate en fer à cheval, étroit, glanduleux, marqué d'un léger sillon sur toute sa face supérieure. Le fruit est une capsule ovoïde, presque pyramidale, offrant les restes du calice à sa partie inférieure, chargée de piquants très-aigus, à quatre loges incomplètes communiquant entre elles deux à deux ; s'ouvrant également en quatre valves. Ce fruit, qui ressemble assez bien à une pomme hérissée de pointes, lui a fait donner le nom vulgaire de *pomme épineuse*.

Les graines sont brunâtres, réniformes, et à surface chagrinée.

Toutes les parties de cette plante répandent une odeur désagréable, vireuse, nauséeuse, qui augmente lorsqu'on les froisse entre les mains ; la saveur en est amère, âcre.

UTILITÉ. — On l'a successivement employée contre tous les accidents nerveux possibles ; on en a même proposé l'emploi contre les tumeurs, les ulcères, et cette affreuse maladie que l'on appelle épilepsie. Mais c'est une arme qui demande beaucoup d'adresse dans la main de ceux qui la font manœuvrer. Nous avons dit que c'était un poison, et je ne me pardonnerais jamais d'avoir pu, par mes conseils, occasionner le moindre accident. Je me contenterai donc de conseiller l'usage du datura contre l'asthme nerveux, d'une part, et contre certaines névralgies de la surface cutanée.

APPLICATION. — Qui ne connaît cette affection désolante, interminable, décourageante, qui prend l'homme en pleine poitrine, le serre en quelque sorte à la gorge, et semble vouloir obstruer tous les mouvements de la respiration ! L'asthme nerveux, l'asthme essentiel, comme disent les médecins, c'est-à-dire qui n'est le résultat d'aucune autre maladie; l'asthme vous surprend les gens le plus ordinairement au milieu des ténèbres. On a dormi une heure, deux heures, et voilà que tout à coup on se réveille en toussant; la respiration devient sifflante, embarrassée; on ne peut rester dans la position horizontale. On s'assoit d'abord dans son lit; mais peu à peu les mouvements respiratoires deviennent encore plus difficiles, il faut se lever, ouvrir les fenêtres, aspirer le grand air; trop heureux encore si toutes ces manœuvres deviennent soulageantes. J'ai vu des asthmatiques qui, après deux à trois heures d'angoisses, semblaient avoir déjà la mort sur la figure : des yeux caves, un nez tiré, des traits contractés, et, sur un front pâli par la douleur, cette sueur froide effrayante, que l'on rencontre dans toutes les agonies.

En pareille circonstance, les dérivatifs, c'est-à-dire les sinapismes et les ventouses, n'amènent qu'un soulagement passager, et rien ne m'a jamais semblé plus promptement efficace que les fumigations de datura.

Ou bien on fume cette plante comme on peut fumer du tabac; ou bien, jetant les feuilles sur une pelle à feu rougie, on respire la fumée qui se trouve produite. Dans le premier cas, il y a deux moyens d'opérer : on peut fumer le datura dans une pipe, on peut en rouler les feuilles dans du papier et le fumer en cigarettes. Comme la fumée du datura est excessivement âcre à la bouche, on peut mêler les feuilles de la plante avec partie égale de feuilles de sauge ou de feuilles de mauve. Une demi-pipe et une cigarette sont les doses nécessaires pour les premières fois; mais on peut aller jusqu'à une pipe et demie et jusqu'à deux ou trois cigarettes.

Je dois ajouter que, pour les personnes qui ont l'habitude de fumer, elles peuvent mélanger le datura à leur tabac ordinaire.

Quant aux névralgies extérieures, vous connaissez encore, j'en suis sûr, ces sortes de maladies qui surviennent tout à coup à la figure, au dos, au cou, etc.; vous savez quelle ténacité elles apportent dans leurs tortures; eh bien, un grand nombre de ces névralgies sont presque immédiatement soulagées par des frictions faites à l'aide de la paume de la main copieusement imbibée de la teinture que je vais dire.

Prenez :

60 grammes de semence de datura ;
250 grammes d'un vin chaud comme le vin d'Espagne ;
125 grammes d'alcool rectifié.
Mêlez le tout ensemble.

Laissez macérer ou *digérer*, comme disent les pharmaciens, pendant deux ou trois jours.

Tirez à clair, bouchez et conservez pour l'usage.

Que faire en cas d'empoisonnement causé par la stramoine?

C'est presque toujours sur des enfants que tombent des accidents analogues. Effectivement, les marmots ont la mauvaise habitude de tout porter à la bouche ; si la plante est amère, ils font la grimace ; mais, comme ils entendent rabâcher dans la maison paternelle ce vieil adage de famille,

Ce qui est amer à la bouche est doux au cœur,

ils font les braves, ils cherchent à s'habituer, ils supportent ; et, quand ils ont mâchonné de la sorte quelques feuilles de datura, ils rentrent chez eux dans un état analogue à celui de l'ivresse. Ils n'y voient plus clair, ils ont mal à la gorge, ils ont une espèce de délire, ils trébuchent.

— Méchant enfant ! qu'as-tu fait ?

Le pauvre marmot ne peut rien répondre souvent. Alors on le met en pénitence. Oh ! ce n'est pas là ce dont il s'agit ; il faut le soigner.

Et d'abord, s'il n'y a pas longtemps qu'il a avalé son datura, il faut le faire vomir avec de l'eau tiède, et en lui mettant les doigts dans la bouche ; ensuite, il faut lui donner une notable quantité d'une boisson rendue acide, soit par du vinaigre, soit par du jus de citron. Et enfin, comme le datura porte spécialement à la tête, comme il détermine une sorte de cécité instantanée, il faut opérer une dérivation efficace dans la région la plus rapprochée de l'organe attaqué. Il faut mettre un petit vésicatoire volant derrière le cou, et, si l'on n'a pas de vésicatoire sous la main, il faut appliquer des sinapismes dans le dos, entre les deux épaules.

TABAC. — On l'appelle encore *nicotine, herbe à la reine, tournabone, petun*, etc., etc.

Le tabac ne vient guère que par la culture, et, dans les pays où on le cultive, il n'est personne qui ne le connaisse ; toutefois, comme, par hasard, on en trouve çà et là dans quelques jardins potagers, nous croyons utile d'en donner une courte description.

CARACTÈRES BOTANIQUES. — La *tige* est haute, droite, velue, creuse à l'intérieur. — Les *feuilles* sont très-larges, assez rares, semi-amplexicaules, d'une couleur verte très-remarquable ; elles collent un peu après les doigts qui les touchent. — Les *fleurs* sont en panicules, et situées au sommet de la tige. Le calice a cinq sépales très-pointus et couverts de poils ; la

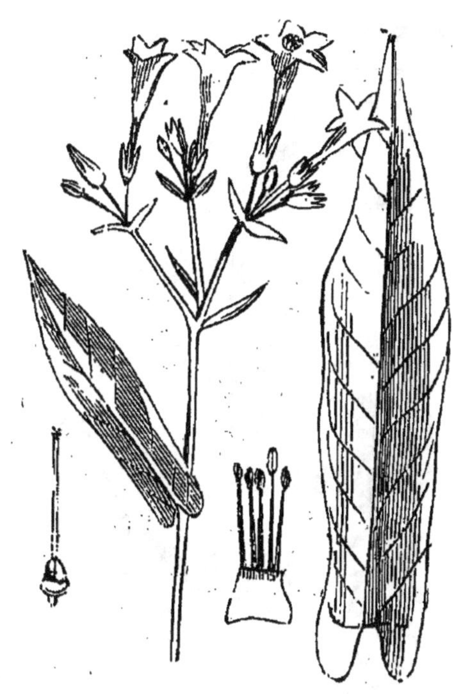

TABAC.

Ovaire et style. — Tige, feuilles et fleurs. — Étamines. — Feuille détachée.

corolle est en forme d'entonnoir, c'est-à-dire que, s'élançant en tube, elle s'évase au sommet en cinq divisions. Cinq étamines, un style bifide, ovaire supère.

UTILITÉ. — Chacun se rappelle un procès célèbre qui prouve à quel point l'huile essentielle de tabac, la nicotine, est un poison violent. Toutefois le tabac peut rendre quelques services dans les douleurs goutteuses et rhumatismales.

APPLICATION. — Il faut éviter toutes ces décoctions de feuilles de tabac que les paysans emploient trop souvent pour guérir des hernies, des vers, de la gale et des poux. Je n'en conseille que l'usage extérieur : on prend les feuilles fraîches et on les applique sur les douleurs névralgiques et sur les articulations goutteuses ou rhumatismales.

VENIN (DOMPTE-). — On l'appelle encore *asclépiade*.

Caractères botaniques. — La *tige* est herbacée, ronde et très-garnie de feuilles. — Les *feuilles* sont larges, ovales, terminées en pointe assez roide; insertion opposée. — Les *fleurs*, ramassées en bouquets, lesquels sont supportés par des pédoncules coniques et d'assez notables dimension. Cinq sépales au calice, cinq pétales à la corolle; pétales longuets, étalés et disposés en étoile; cinq étamines. — *Fruits* capsulaires.

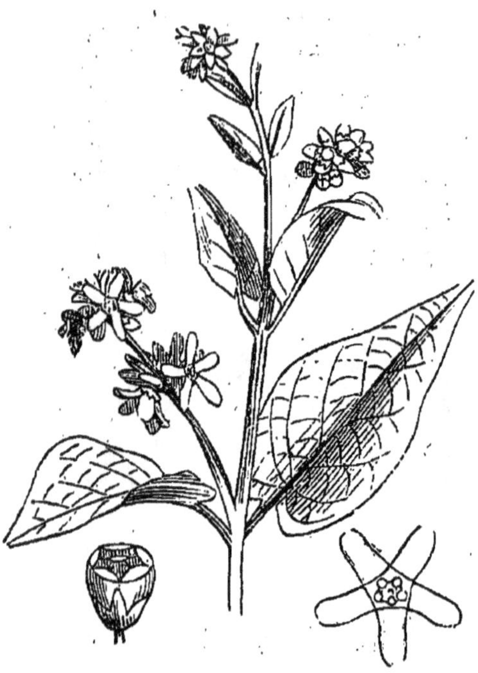

DOMPTE-VENIN.

Ovaire. — Rameau complet avec tige, feuilles et fleurs. — Fleur détachée.

Utilité. — Quelques paysans l'emploient comme vomitif. D'anciens médecins l'ont vanté comme diurétique. Il peut rendre service dans les engorgements lymphatiques et strumeux.

Application. — C'est la racine qui sert d'ordinaire à préparer la décoction *vomitive* et la tisane diurétique; mais nous prévenons qu'il faut s'en défier. C'est l'avis du docteur Orfila, de scientifique mémoire.

PLANTES SPÉCIALES

Nous serons plus bref encore dans cette dernière partie que nous ne l'avons été dans tous les autres chapitres. En étudiant minutieusement la botanique médicale, nous avons trouvé qu'outre les plantes *vermifuges*, *fébrifuges*, *diurétiques*, *sudorifiques* et *purgatives*, qui sont, à bien parler, des plantes vraiment spéciales, un certain nombre de végétaux peuvent servir tout particulièrement contre telle ou telles maladies, combattre tel ou tels accidents, et nous en avons fait une classe à part, une sorte de chapitre excellent à consulter à l'occasion.

Nos douze volumes se tiennent et se lient. Quand on y trouvera une lacune, on devra se dire : C'est que très-probablement cette lacune est comblée par le reste de la publication, la question est traitée dans un autre livre. — Compulsons et vérifions.

De même que, dans nos *Recettes et Formules*, nous n'avons point voulu répéter, et ce que nous avions dit dans les *Petites et Grandes Misères*, et ce que nous avions détaillé dans la *Santé des femmes*, dans les *Maladies viriles*, dans l'*Art de soigner les malades*, etc.; de même dans notre *Botanique médicale*, dussent les critiques s'en offenser, dût l'irréflexion réclamer à outrance, nous voulons autant que possible éviter de reproduire ce que nous avons écrit dans le reste de l'encyclopédie.

Aussi, gardant la marche méthodique, les procédés simples et faciles que nous avons pris dans les *Formules et Recettes*, nous rangerons les plantes plus particulièrement spéciales, non plus par ordre alphabétique, mais suivant les maladies contre lesquelles elles peuvent être de quelque efficacité.

Il apparaîtra bien vite à tout homme qui réfléchit, qui compare, qui apprécie, que — (c'est ce que nous disions dans la préface de nos *Formules et Recettes*), — la botanique médicale n'est que le complément indispensable d'une œuvre compacte, complète et dont le plan a été pesé, examiné, avant d'être définitivement arrêté.

Autre observation bien importante à saisir : c'est que, rangeant notre chapitre des plantes spéciales par efficacité ou plutôt par maladies, ayant soin, comme nous l'avons fait dans les *Formules et Recettes*, de classer ces maladies par lettre alphabétique et prenant la précaution d'indiquer à chaque tête de page le nom de la maladie et celui de la plante à lui opposer, nous n'aurons plus à nous occuper du petit article UTILITÉ.

A côté de la *digitale* nous inscrirons battements de cœur; nous n'avons donc plus à annoncer que la *digitale* est fort utile à employer comme remède contre les palpitations; à côté de la *bourse à pasteur* nous inscrivons hémorragies, inutile d'annoncer que cette plante est utile dans les hémorragies, etc., etc.

Il nous restera les renseignements sur la manière d'employer les plantes recommandées, mais voilà tout. Ainsi, dans cette dernière série, deux articles au lieu de trois : 1° la description botanique; 2° l'application. C'est déjà un moyen d'abréviation.

Asthme. — Pied-d'alouette.

PIED-D'ALOUETTE. — On l'appelle encore *dauphinelle des prés, dauphinelle consoude*.

CARACTÈRES BOTANIQUES. — *Tige* légèrement velue, herbacée. — *Feuilles* étroites et longues, découpées exagérément; un très-court pétiole. Au lieu de former, comme dans les pieds-d'alouette de nos jardins, un épi serré, compacte, pyramidal, les *fleurs* sont en épi tellement lâche, qu'on les prendrait volontiers pour des fleurs opposées. Le calice, corolliforme, a cinq divisions avec éperon à la base; la corolle a quatre pétales, dont deux se prolongent dans l'éperon; étamines nombreuses; fruit en capsule.

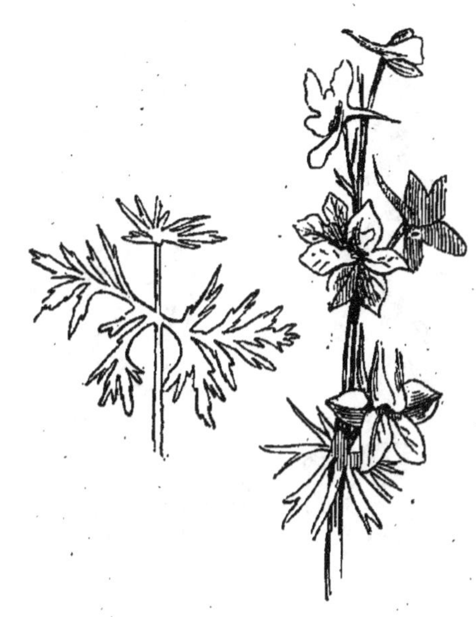

PIED-D'ALOUETTE.

Feuille détachée. — Rameau avec feuilles, tige et fleur.

APPLICATION. — C'est de l'Angleterre que nous sont venues les premières applications des pieds-d'alouette contre les accidents asthmatiques. On recueille les semences de la plante; on fait macérer ces semences dans l'alcool. Bref, on fait une teinture dont on verse une à deux cuillerées à café dans une tasse de tisane; on renouvelle plusieurs fois par jour.

DIGITALE. — On l'appelle encore *gantelée, gant Notre-Dame.*

Caractères botaniques. — La *tige* est creuse, cylindrique, légèrement tomenteuse et d'un vert rougeâtre.

Les *feuilles* sont ovales, pointues, dentées, verdâtres en dessus, blanchâtres et cotonneuses en dessous. Insertion alterne.

Les *fleurs* sont disposées en épi ; calice persistant, à cinq divisions profondes. La corolle représente assez bien la forme d'un dé à coudre ; elle renferme quatre étamines didynames.

Application. — On prend trente centigrammes (six grains) de feuilles de digitale ; on verse dessus à

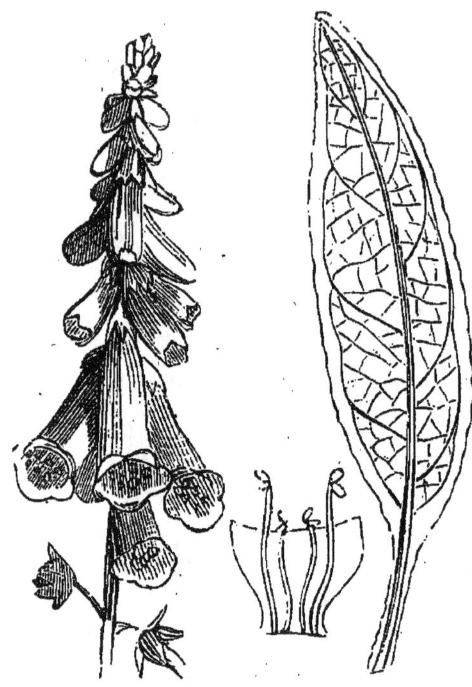

DIGITALE.
Sommité fleurie. — Fleur ouverte montrant les étamines. — Feuille détachée.

peu près un verre d'eau bouillante, et on passe à travers un linge après avoir laissé infuser. Le liquide obtenu doit être alors partagé en deux portions, une pour le soir, l'autre pour le matin. On peut prendre encore la digitale en poudre ou en extrait à la dose d'un à deux centigrammes, et sous la surveillance d'un médecin.

Contusions. — Arnique.

ARNIQUE. — On l'appelle encore *arnica, bétoine des montagnes, tabac des Vosges, doronique d'Allemagne.*

CARACTÈRES BOTANIQUES. — *Tige* cylindrique et pubescente. — *Feuilles* ovales; les unes, partant de la tige, sont amplexicaules; les autres sont sessiles, lancéolées. Insertion opposée. — Chaque *fleur* n'est que la réunion d'une quantité de petites fleurs distinctes, ayant un réceptacle commun. Le réceptacle est formé de deux rangs d'écailles linéaires, égales, aiguës, ouvertes.

Le *fruit* consiste en plusieurs graines ovales, légèrement comprimées et toutes couronnées d'une aigrette plumeuse et sessile.

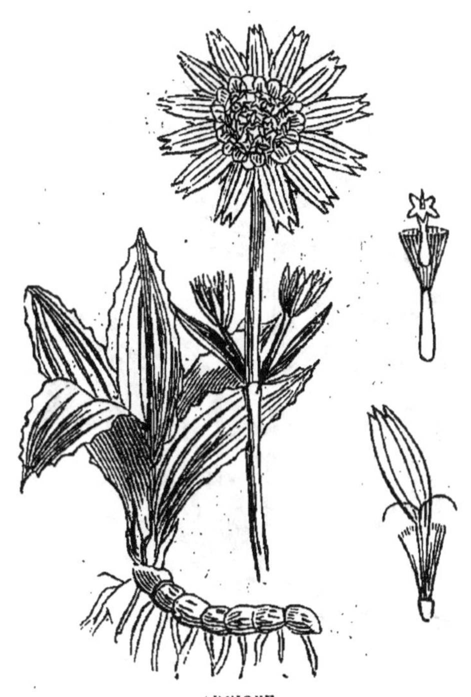

ARNIQUE.

Racine et feuilles. — Tige, inflorescence, fleur. — Fleuron. — Fruit avec son aigrette.

La *racine* est souterraine, irrégulière et horizontale.

APPLICATION. — On prend une pincée de fleurs pour une tasse d'eau bouillante; on fait infuser pendant une heure, et on passe à travers une toile serrée. On sucre et on boit à volonté.

Extérieurement on peut employer avec avantage les fleurs et les feuilles d'arnica, bouillies dans de l'eau, de la bière ou du vin, en application sur les parties contuses.

SANICLE. — On l'appelle encore *sanicle mâle, sanicle d'Europe.*

CARACTÈRES BOTANIQUES. — *Tiges* minces, très-peu garnies de feuilles. Mais de la racine s'élancent de grandes et larges *feuilles* lisses, profondément découpées, partagées en plusieurs lobes et supportées par des pétioles d'une longueur exagérée. — Les *fleurs* sont en ombelles, formées de plusieurs ombellules; involucres et involucelles; cinq lobes au calice; cinq pétales à la corolle; cinq étamines aussi. — La *racine*, très-foncée en couleur, est grosse proportionnellement à la tige; elle est noueuse et presque horizontale.

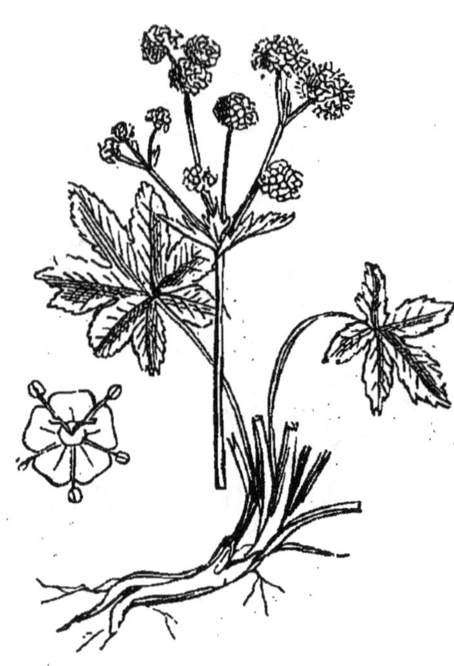

SANICLE.
Fleur détachée. — Tige, feuilles et fleurs en ombelles.
— Racine.

APPLICATION. — On se sert des feuilles desséchées et de la racine de sanicle. Les feuilles de sanicle s'utilisent en infusion. Cette infusion se prend à l'intérieur en guise de tisane.

Pour l'extérieur, on se sert d'une décoction faite avec la racine; décoction dont on imbibe les compresses et que l'on applique sur les contusions, les fractures, et même sur les plaies.

SAPONAIRE. — On l'appelle encore *savonnière, savon des fossés, herbe à foulon.*

Caractères botaniques. — *Tige* glabre, cylindrique, fistuleuse. — *Feuilles* presque sessiles, très-lisses, d'un vert foncé, de forme ovale lancéolée. — *Fleurs* en corymbe. Calice tubuleux, cylindrique, à pédoncules très-courts, cinq dents; dépourvu d'écailles à sa base. Corolle grande, évasée, à cinq pétales. Dix étamines; ovaire à deux styles.

Le *fruit* consiste en une capsule cylindrique, uniloculaire.

La *racine* est grêle, d'un blanc jaunâtre, de la grosseur d'une plume d'oie, traçante et très-étendue.

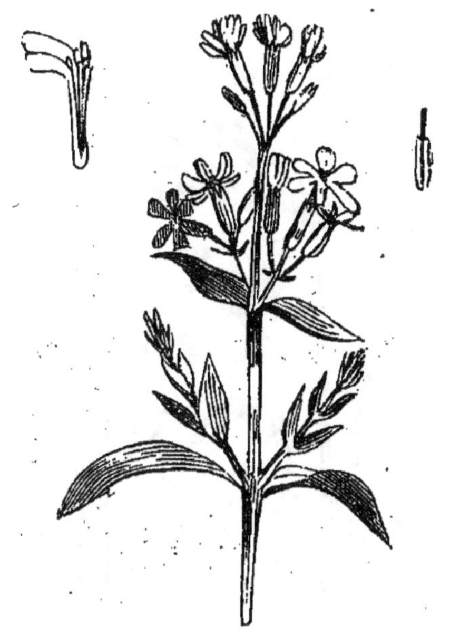

SAPONAIRE.

Fleur ouverte. — Tige, feuilles et inflorescence. — Fruit.

Application. — Le mode de préparation le plus usité est sans contredit la décoction. On met de soixante à quatre-vingts grammes de la plante dans un vase contenant la valeur d'un litre d'eau; on fait bouillir jusqu'à ce que le liquide ait pris la consistance d'un sirop. On passe, on sucre, et l'on fait boire tiède. On peut employer la saponaire à l'extérieur pour des engorgements lymphatiques. On en fait un cataplasme de feuilles végétales.

SCABIEUSE. — Caractères botaniques. — *Tige* arrondie, couverte de poils, dressée et subdivisée en un bon nombre de rameaux. — *Feuilles* de deux sortes; les inférieures très-allongées, très-découpées et présentant cela de particulier, que le dernier lobe ou le lobe terminal est le plus large de tous; elles sont poilues, supportées par des pétioles garnis d'ailes ou de bractées. Insertion opposée. — Les *fleurs* sont en capitules; involucres à folioles très-allongées; chaque petite fleur ou fleuron se compose d'un double calice, d'une corolle en tube, un peu turbinée. La corolle s'évase en quatre divisions inégales. Quatre étamines; ovaire infère, fruit surmonté de longues soies.

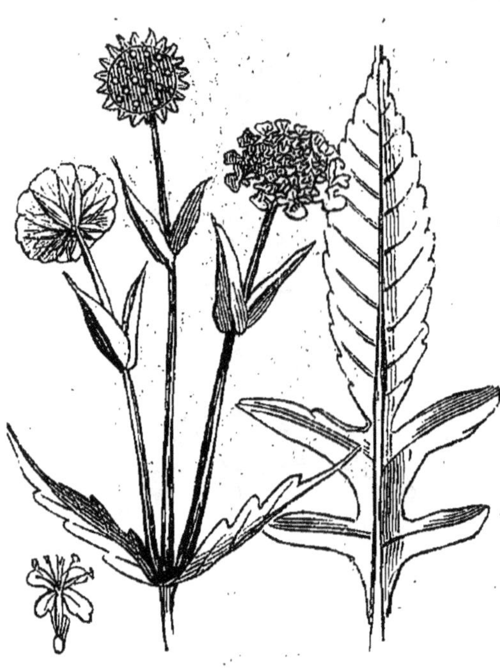

SCABIEUSE.

Fleur détachée. — Tige, fleur et feuille florale. — Feuille radicale.

Application. — Quand la fleur est fraîche et les feuilles vertes encore, on les pile, on en exprime le jus, et on frictionne avec ce suc les parties malades.

Si elles sont sèches, on en fait bouillir une poignée dans un litre d'eau, et on se sert de la décoction obtenue pour onctions ou frictions.

Dyssenterie. — Argentine.

ARGENTINE. — On l'appelle encore *potentile*, *agrimoine*, *bec d'oie*.

CARACTÈRES BOTANIQUES. — La *tige* est rampante, mince, légèrement velue, stolonifère; des stolons partent de larges et longues *feuilles* pinnatifides, pubescentes et d'un blanc d'argent. — Les *fleurs*, supportées par de longs pédoncules, partent de l'aisselle des feuilles; le calice est pubescent comme la tige et les feuilles. Dix sépales, dont cinq inférieurs, cinq supérieurs : corolle à cinq pétales, larges, étalés, à peu près comme les pétales des roses sauvages; étamines nombreuses, racine à souche profonde.

APPLICATION. — De vieux médecins prétendent que pour guérir la dyssenterie il suffit de porter des feuilles sèches, pulvérisées, immédiatement appliquées à la plante des pieds.

Il est plus sûr d'employer la plante entière, que l'on fait bouillir dans une assez grande quantité d'eau, et dont on se sert non-seulement en tisane, mais en lavements.

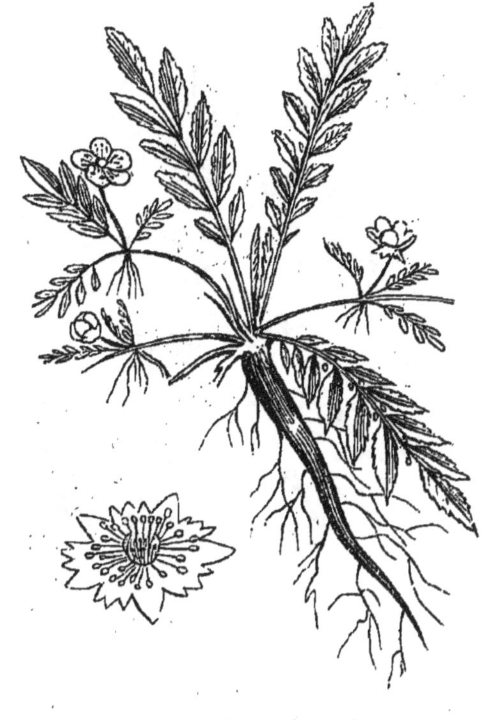

ARGENTINE.

Fleur détachée. — Plante entière avec racine, feuilles, tige et fleurs.

CLÉMATITE. — On l'appelle encore *vigne blanche, berceau de la Vierge, clématite brûlante, herbe aux gueux.*

CARACTÈRES BOTANIQUES. — *Tige* grimpante, anguleuse, découpée en rameaux très-allongés, garnie de vrilles.—*Feuilles* découpées en nombreux folioles, dont chaque groupe est supporté par un pétiole commun, dentées. Insertion opposée. — Les *fleurs* sont en épis lâches, supportées par des pédoncules d'assez longue dimension, un calice, point de corolle. Le calice a quatre sépales velus, étalés, colorés. Grand nombre d'étamines ; style soyeux formant une espèce de plume. — Le *fruit* est composé d'un nombre considérable de carpelles, surmontées chacune d'un plumet velu et tortueux.

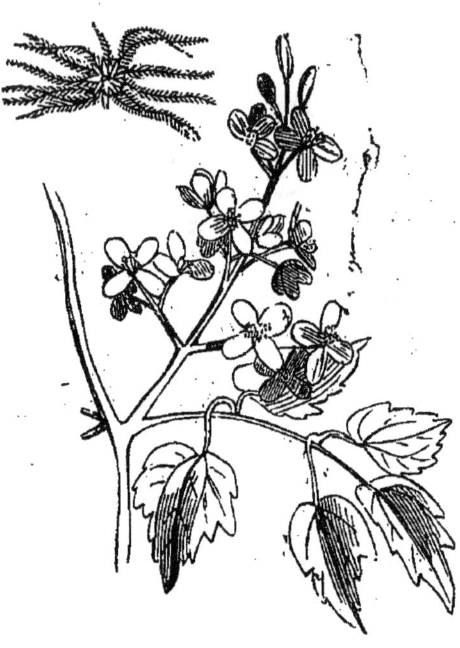

CLÉMATITE.

Fruit accompagné de ses plumets. — Rameau présentant tige, feuilles, fleurs et inflorescence.

APPLICATION. —A la campagne, on peut se servir de ses feuilles en guise de vésicatoire. Il est bon d'avertir que la plante desséchée est beaucoup moins vésicante. On en fait bouillir les feuilles, et on en prépare des cataplasmes que l'on ne doit pas laisser bien longtemps appliqués.

Goutte et rhumatisme. — Colchique.

COLCHIQUE. — On l'appelle encore : *tue-chien, veilleuse, safran bâtard, narcisse d'automne, lis vert* et *flamme nue.*

CARACTÈRES BOTANIQUES. — Point de *tiges.* — Les *feuilles* sont grandes, droites, lancéolées. — La *fleur* de cette plante est formée par un périgone pétaloïde tubuleux, très-long, présentant six incisions profondes.—Six *étamines.* — Le *fruit* consiste en une capsule presque sessile, formée par trois valves, dont les bords, en se repliant, représentent trois loges. Les trois loges polyspermes sont réunies dans leur partie inférieure ; elles renferment une graine du volume d'un grain de millet, graine grisâtre, surmontée d'une crête presque ronde,

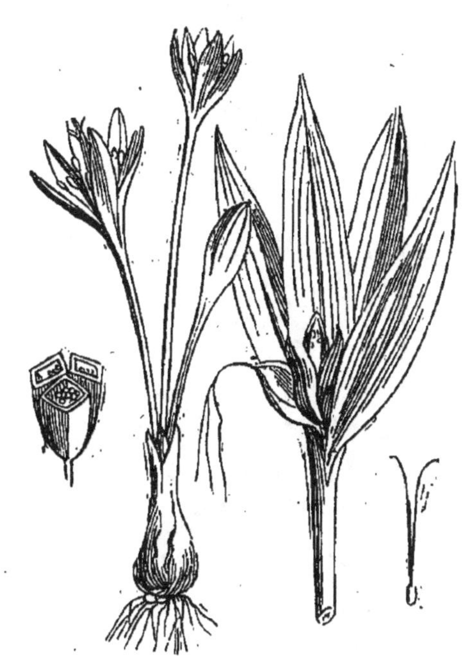

Fruit. — Plante entière. — Feuilles, tige et style avec ovaire.

de, et attachée au bord rentrant de chaque loge. Le périsperme du fruit est charnu.

APPLICATION. — Prenez 60 grammes de semences de colchique desséchées. Faites digérer pendant huit à dix jours dans un vase bien clos, en agitant de temps en temps. Filtrez et conservez dans un vase bien clos. Dose : une cuillerée à café de ce vin dans une tasse de tisane. On peut aller jusqu'à deux et trois cuillerées.

16

IVETTE. — Encore nommée *germandrée ivette*.

CARACTÈRES BOTANIQUES. — *Tige* roussâtre, triangulaire, lisse sur l'une de ses surfaces et poilue sur les deux autres, tantôt dressée tantôt couchée. — *Feuilles* de deux natures : les unes, celles qui sont à la base, trilobées, très-allongées, fort éloignées les unes des autres ; les autres, beaucoup plus petites et plus réunies. Toutes sont couvertes de poils. — Les *fleurs* sont petites et disposées en verticilles. Calice notablement renflé, s'évasant en cinq divisions. La corolle tubuleuse paraît, en s'ouvrant, n'avoir qu'une seule lèvre, quatre étamines.

APPLICATION. — On emploie les feuilles de l'ivette, soit en

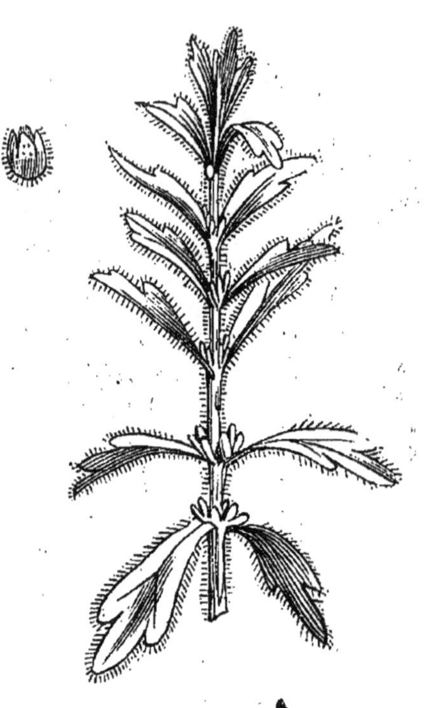

IVETTE.

Calice poilu. — Tige avec feuilles et fleurs.

infusion, soit en poudre, soit en suc ou extrait. L'infusion se fait avec les feuilles.

La poudre se prépare avec les feuilles sèches que l'on broie. On la prend à la dose d'une ou deux pincées. Le jus ou suc se prend comme tous les sucs d'herbes possibles.

Il est rare qu'on l'administre seul et qu'on n'y joigne pas le suc de laitue.

BOURSE A PASTEUR. — On l'appelle encore *tabouret*, *boursette*, *molette à berger*.

CARACTÈRES BOTANIQUES. — *Tige* grêle, velue, rameuse. — *Feuilles* pubescentes, pinnatifides et lyrées vers la base, sagittées et amplexicaules au sommet. — *Fleurs* en grappes; quatre sépales en calice; quatre pétales à la corolle; six étamines. — *Fruit* siliceux, en forme de bourse; c'est parce qu'on l'a comparé à la bourse que portent les bergers à leur ceinture qu'on l'a nommée bourse à pasteur.

APPLICATION. — On se sert de la bourse à pasteur contre les hémorragies et dyssenteries, en sucs, tisanes, lavements et poudres. Le suc se

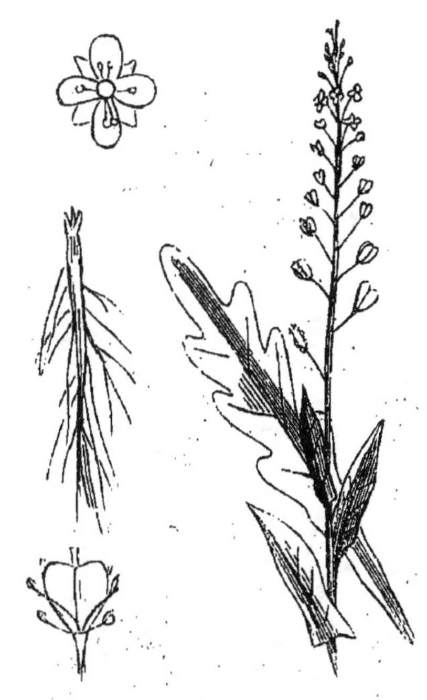

BOURSE A PASTEUR.
Fleur détachée. — Racine. — Fruit. — Rameau floral avec tige et feuilles.

prépare comme tous les sucs dont nous avons déjà parlé, en pilant les feuilles vertes, les tiges et les sommités fleuries, et en en exprimant le jus; on le donne à la dose d'une à deux cuillerées. La tisane se confectionne en faisant bouillir, dans un litre contenant moitié eau et moitié vin, une poignée des feuilles sèches de la bourse à pasteur. La poudre se prend en nature et à la dose d'une cuillerée à café.

OSMONDE. — On l'appelle encore *fougère royale, fougère fleurie.*

Caractères botaniques. — Ni *tige* ni *fleurs.* — De la *racine,* qui est une souche rampante et notablement épaisse, partent des *feuilles* longuement pétiolées, pinnatifides, et dont les folioles ont une insertion opposée. Sur la face inférieure de ces folioles se trouvent des groupes de spores, nommés sporanges, et qui simulent des fleurs. De là, sans doute, le nom de fougère fleurie.

Application. — Prenez huit ou dix grammes de racines sèches et concassées de l'osmonde, mettez dans un demi-litre de vin, laissez ma-

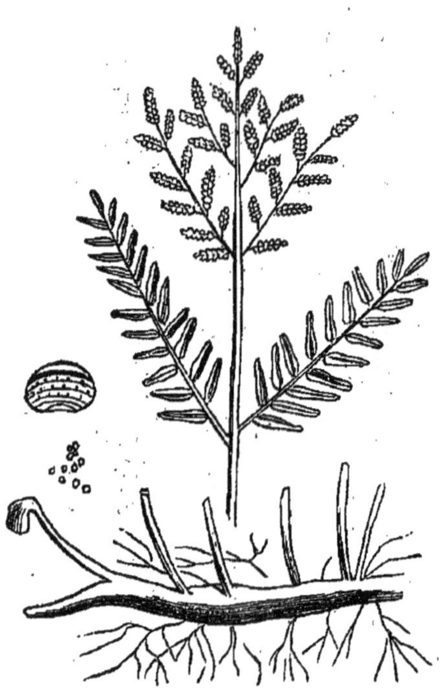

OSMONDE.

Fructification. — Graine. — Racine. — Tige et feuilles.

cérer pendant huit à dix jours, tirez à clair, et faites boire en deux fois, un grand verre le matin, un grand verre le soir. Ce n'est pas tout; faites provision de feuilles sèches, pulvérisez-les et faites prendre, à l'intérieur, matin et soir, une cuillerée à café de cette poudre. Enfin, si la hernie est considérable, appliquez sur la tumeur herniaire des compresses imbibées d'une décoction d'osmonde.

Hystérie. — Armoise.

ARMOISE. — Encore nommée *herbe à la Saint-Jean.*

CARACTÈRES BOTANIQUES. — *Tige* arrondie, cannelée, légèrement velue. — Les *feuilles* inférieures sont pinnatifides, les su

périeures, presque linéaires, simulent des bractées. Les premières sont très-vertes à leur face supérieure, poilues et blanches à la face inférieure. Insertion alterne. — Les *fleurs*, s'élevant en petits épis successifs qui partent de l'aisselle des feuilles, forment une panicule longue et grêle ; chaque panicule renferme des capitules, qui se composent d'un involucre tomenteux, imbriqué, et de fleurons ; chaque fleuron a cinq divisions s'il est au centre, et est presque filiforme s'il est à la circonférence.

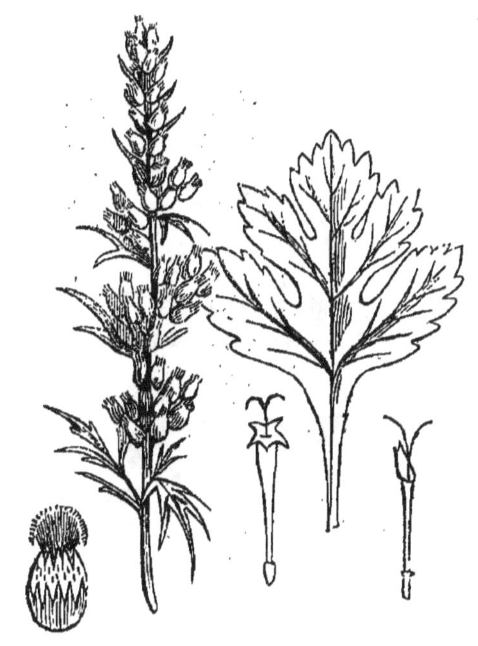

ARMOISE.

Capitule. — Rameau présentant tige, feuilles et inflorescence. — Fleuron. — Feuille. — Demi-fleuron.

APPLICATION. — On utilise l'armoise en tisanes, en bains, en fumigations. La tisane est une légère infusion : pour les bains, bains de siége spécialement, on met une grosse poignée de rameaux entiers d'armoise dans deux ou trois seaux d'eau chaude ; pour les fumigations, on projette dans de l'eau bouillante l'armoise sèche, et l'on s'arrange de façon que la vapeur qui s'exhale de ce mélange soit dirigée vers les parties souffrantes.

16.

CATAIRE. — On l'appelle encore *herbe-aux-chats* et *menthe de chats*.

CARACTÈRES BOTANIQUES. — *Tige* carrée, d'un vert foncé, divisée en plusieurs rameaux. — *Feuilles* larges, d'une structure ovale, dentelées sur les bords, vertes en dessus, blanches en dessous; pétiole; insertion opposée. — *Fleurs* verticillées. Calice à cinq divisions, couvert de poils; corolle tubuleuse, s'évasant en deux lèvres; quatre étamines, dont deux plus courtes et deux plus longues; style surmonté d'un stigmate bifide.

APPLICATION. — On emploie la cataire en infusion simple, parfois même en macération vineuse; on choisit de préférence les sommités fleuries, et on en projette de quinze à vingt grammes dans un grand litre d'eau. C'est là la véritable tisane de cataire. L'infusion vineuse, bien que prise à l'intérieur aussi, mais à moindre dose, bien entendu, par certaines paysannes, n'est généralement utilisée que pour des fomentations. frictions ou injections.

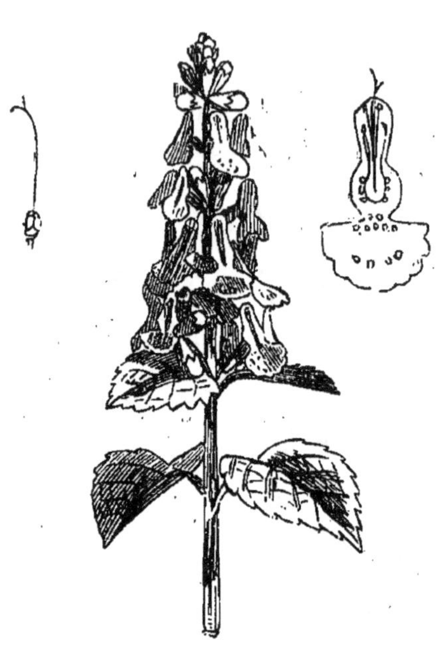

CATAIRE.

Ovaire et style. — Rameau floral avec tige et fleurs. — Fleur ouverte.

Hystérie. — Rue.

RUE. — On l'appelle encore *rue des jardins, herbe de grâce.*

CARACTÈRES BOTANIQUES. — *Tige* droite, cylindrique, ramifiée, vert glauque. — *Feuilles* pétiolées, bipinnées. — *Fleurs* en panicules; quatre pétales; huit étamines. — Le *fruit* est une capsule à quatre lobes.

APPLICATION. — La rue sauvage a beaucoup plus d'activité que celle des jardins; il faut en récolter les tiges les plus feuillées avant même que les fleurs ne soient écloses; on les fait sécher et on les utilise en infusion et en poudre. On projette de cinq à dix grammes seulement de feuilles de rue dans un grand litre d'eau

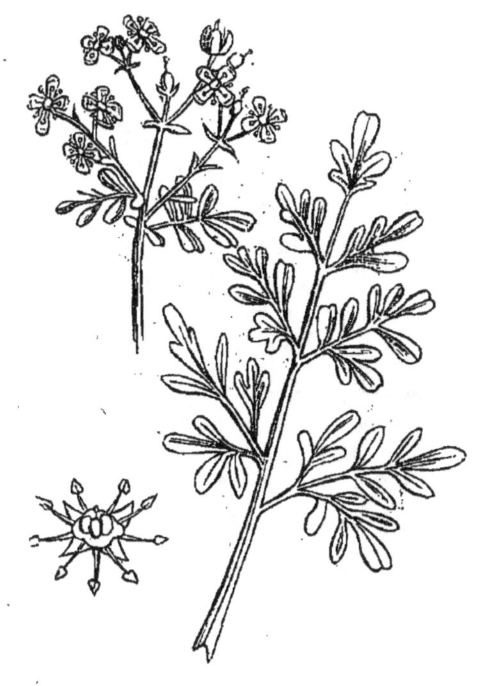

RUE.
Fleur détachée. — Rameau floral. — Feuille séparée.

bouillante; on laisse infuser, on passe, on sucre, et on peut faire boire à volonté. Si au lieu d'une grosse pincée de rue dans la même quantité d'eau à laquelle on fait jeter quelques bouillons sur le feu; on met une petite poignée de rue, il ne faut se servir de cette décoction que pour usage extérieur. Quant à la poudre, elle sert à confectionner des pilules, qui ne peuvent être convenablement préparées que par les pharmaciens.

SABINE. — Encore nommée *genévrier* et *savinier*.

Caractères botaniques. — *Tige* ligneuse. — *Feuilles* minces, exiguës, ressemblant à des écailles appliquées sur la tige. Insertion opposée. — *Fleurs* en chaton, supportées par de petits pédoncules recourbés et presque écailleux. — Les *fruits*, ronds, charnus, une cerise sauvage en miniature, mais renfermant deux noyaux.

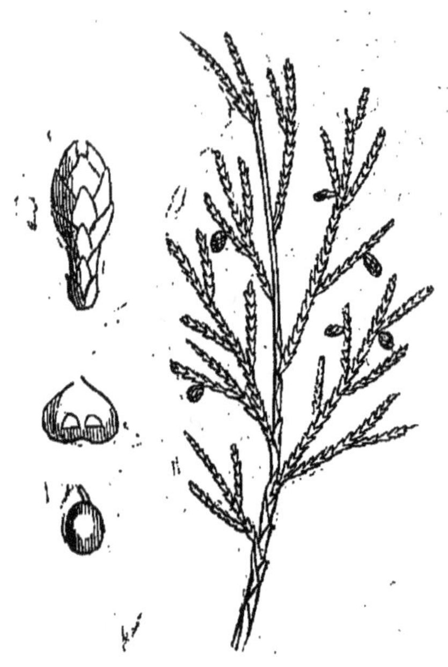

SABINE.

Chaton, fleur et fruit. — Rameau montrant la tige, les feuilles et les fleurs.

Application. — J'ai rangé la sabine parmi les plantes spéciales à cause de l'action qu'elle exerce sur les organes, siége ordinaire ou plutôt point de départ de l'hystérie; toutefois je n'en dois recommander l'emploi qu'à dose très-minime. On a trop souvent usé de la sabine dans des intentions coupables; la faute morale était incontestable, mais la faute physique aussi produisait de graves inconvénients. On recueille les feuilles de sabine; on les fait sécher; on les met en poudre, et, mêlant cette poudre avec du miel, on en fait une confiture peu gracieuse, mais incontestablement antihystérique.

SAFRAN. — Il n'a pas d'autre nom.

Caractères botaniques. — Point de *tige*. —Les *feuilles* sont radicales, étroites, taillées en gouttière. —*Fleurs* pédonculées, feuilles formant une hampe gracieuse, un calice tubuleux, divisé en six sépales, sépales pétaloïdes. Point de corolle ; trois étamines ; un style très-long et divisé en trois stigmates.—Un *fruit* capsulaire à trois loges. — Une *racine* composée d'une bulbe arrondie, de la grosseur d'une noisette, couverte d'une pellicule semi-fibreuse et garnie inférieurement de fibres nombreuses.

Application. — Dans plusieurs contrées de la France, les femmes ont l'habitude de prévenir l'hystérie et les irré-

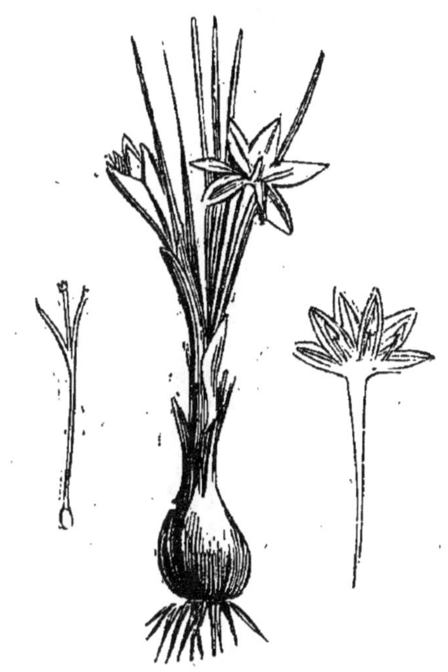

SAFRAN.

Ovaire et style. — Plante entière. — Bulbe, feuilles et fleurs. — Fleur ouverte.

gularités fonctionnelles qui sont souvent la cause déterminante de cette maladie en prenant chaque mois une infusion de safran. On verse un litre d'eau bouillante sur une pincée de safran ; on sucre et on prend par tasses chaudes dans la journée. On peut mélanger le safran avec du thé, si l'on n'aime pas la saveur du premier.

SOUCI. — On l'appelle encore *souci officinal, souci des jardins.*

CARACTÈRES BOTANIQUES. — La *tige*, au lieu d'être ronde, offre des angles très-caractérisés, entre chaque angle se trouve une petite gouttière, et sur toute la longueur de la tige apparaissent des poils assez nombreux. — Les *feuilles* sont amplexicaules, larges, sinueuses, pointues.— La *racine* est une souche à laquelle se rattache toute une chevelure de ranicules.

APPLICATION. — Ce sont les feuilles et sommités fleuries du souci qui possèdent surtout les vertus médicamenteuses.

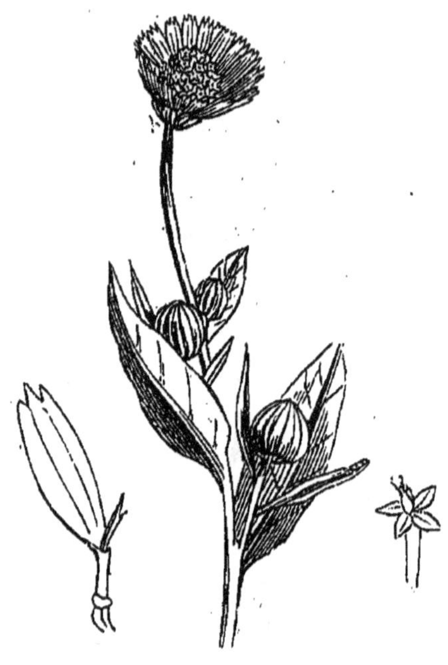

SOUCI.

Demi-fleuron. — Tige, feuilles et fleur. — Fleuron détaché.

C'est en infusion, en décoction et en suc exprimé que l'on utilise le souci. L'infusion se prépare avec cinquante ou soixante grammes de feuilles ou sommités fleuries, projetées dans un litre d'eau bouillante. La décoction est à la même dose, seulement on la laisse bouillir près d'un quart d'heure. La décoction ne sert généralement que pour les usages externes. — Le suc est dangereux.

Maladies du cerveau. — Bétoine.

BÉTOINE. — Caractères botaniques. — La *tige* en est carrée, droite, couverte de poils, nue à sa partie inférieure, feuillée près du sommet. — *Feuilles* : les unes radicales, sont très-
larges et pointues, supportées par un long pétiole ; les autres sont beaucoup plus étroites et n'ont que des pétioles
problématiques. — *Fleurs* en verticilles ; calice tubuleux, à
cinq divisions très-pointues ; corolle tubuleuse et à deux lèvres, se découpant en trois lobes. Quatre étamines, un style à
stigmate bifide ; un ovaire à quatre loges.

Application. — Il ne faudrait pas croire que la bétoine est un
remède bon à appli-
quer contre toutes les maladies du cerveau, inflammation, ramollissement, etc. ;

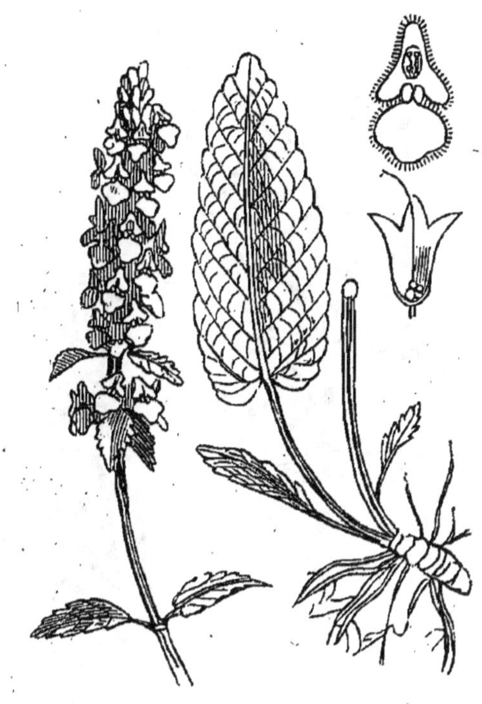

BÉTOINE.
Rameau floral. — Racine et feuille radicale. — Fleur
ouverte. — Fruit.

mais, dès qu'il se fait dans la boîte cérébrale une congestion lente
et séreuse, une première menace de ramollissement, il est bon
d'agir par des dérivatifs. On a conseillé souvent, et avec succès,
de faire priser en guise de tabac la poudre grossière, en malaxant
les feuilles desséchées de bétoine.

ELLÉBORE NOIR. — On l'appelle encore *rose d'hiver*, *rose de Noël*, *herbe de feu*.

Caractères botaniques. — Grosse *tige* supportant les fleurs. —*Feuilles* radicales, larges, portées par un long pétiole et composées de folioles étalées. — La *fleur* est étalée. Calice à cinq divisions, pétalloïde. La corolle s'annihile en quelque sorte en se tordant en cornets; les cornets se groupent autour des étamines qui sont très-nombreuses. — La *racine* est grosse, charnue, c'est une souche noirâtre, donnant naissance à plusieurs ramicules.

Application. — L'ellébore noir était employé par nos pères dans la médecine contre la terrible maladie de l'aliénation, toutefois nous n'avons pas à le recommander contre cette maladie. Nous ne conseillons l'ellébore, contre les maladies cérébrales, que pour l'employer en poudre sternutatoire; il suffit de prendre des feuilles sèches, de les pulvériser et de les faire priser en guise de tabac.

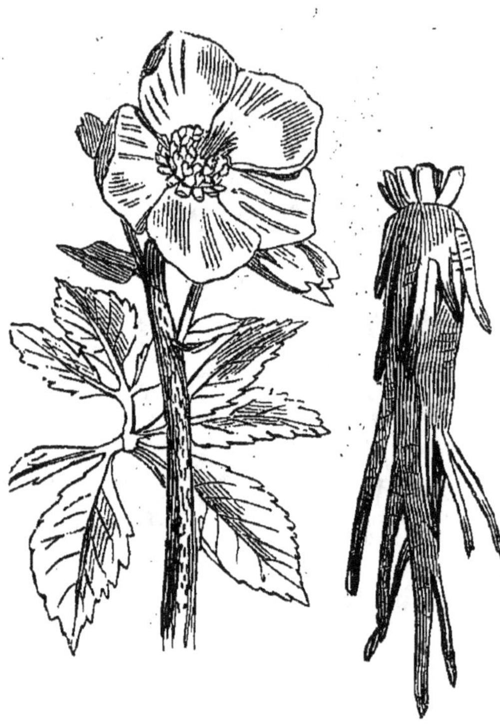

ELLÉBORE NOIR.

Tige, feuilles et fleur. — Racine séparée.

FENOUIL. — On l'appelle encore *anis doux*, *anath*, etc.

Caractères botaniques. — La *tige* est lisse, fistuleuse, partagée en un certain nombre de rameaux. — Les *feuilles*, exagérément étroites, amplexicaules, semblent des prolongements de tiges des stipules multiples ou des feuilles avortées.—Les *fleurs* sont en ombelles, sans involucre, et partant sans involucelle. Chaque fleur, dépourvue de calice, a cinq pétales à la corolle; pétales ronds, roulés à leur extrémité et repliés en dessus. Cinq étamines; deux styles; un fruit allongé et strié.

Application. — Nous pourrions citer, dit Bodard, plusieurs exemples de mères qui, manquant de

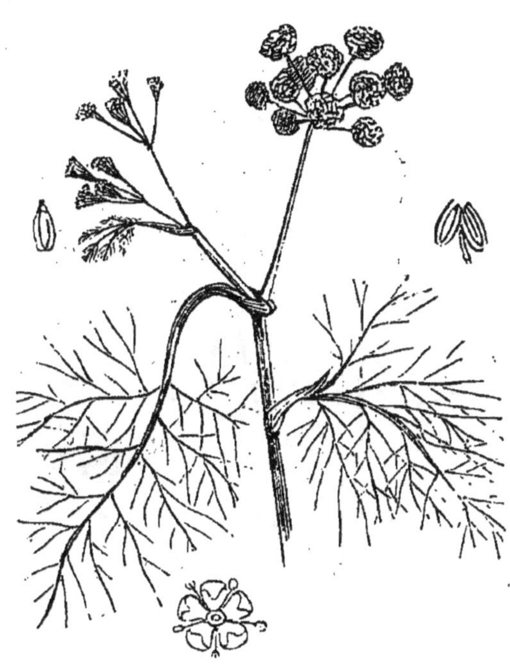

FENOUIL.

Graine. — Rameau, tige, feuilles et fleurs. — Fleur détachée.

lait, étaient sur le point d'abandonner leur enfant à un lait étranger, et chez lesquelles nous avons rétabli la sécrétion de ce fluide précieux par une infusion théiforme de semences de fenouil édulcorée avec un peu de réglisse verte.

Chomel prétend que les feuilles fraîches de fenouil écrasées et appliquées sur les tempes des enfants souffreteux amènent du sommeil.

LIERRE TERRESTRE. — On l'appelle encore *rondette, terrette, herbe à la Saint-Jean*.

Caractères botaniques. — Pas de *tige*. — *Feuilles* pétiolées, opposées, vertes, réniformes, petites, crénelées à leur contour, ayant à leur base des poils multifides ; les pétioles des feuilles inférieures sont très-longs et velus. — Les *fleurs* sont réunies au nombre de trois ou quatre dans l'aisselle des feuilles, sur un pédoncule commun très-court. Calice à cinq dents très-aiguës. La corolle, à tube dilaté, s'étalant en deux lèvres ; la lèvre supérieure est bifide, l'inférieure a trois lobes. Quatre étamines didynames ; un style.

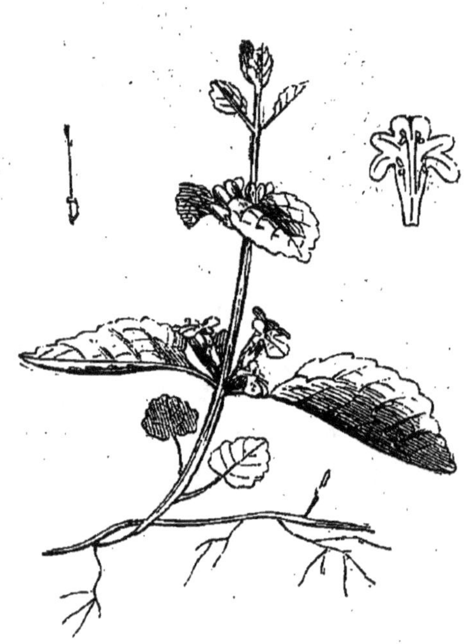

LIERRE TERRESTRE.
Ovaire et style. — Plante entière avec racine. — Tige, feuilles et fleurs. — Fleur ouverte.

Les *racines* du lierre terrestre sont fibreuses et traçantes.

Application. — M. Cazin dit avoir guéri, par le seul usage des fortes infusions de lierre terrestre, des catarrhes pulmonaires chroniques qui, avant l'époque de l'exploration des organes pulmonaires, eussent été pris pour des phthisies, ce qui explique les assertions des anciens relativement aux propriétés antiphthisiques du lierre terrestre.

Maladies de poitrine. — Phellandre.

PHELLANDRE. — On l'appelle encore *phellandre aquatique, fenouil d'eau, persil des fous.*

Caractères botaniques. — *Tige* arrondie, droite, mais striée, creuse à l'intérieur, et, à l'opposé de toutes les tiges, qui diminuent vers leur sommet, se renflant dès qu'elle approche de l'extrémité supérieure. — Les *feuilles* sont pinnatifides, d'un vert très-brun, très-rudes au toucher, et supportées par d'assez longs pétioles. — Les *fleurs* sont disposées en ombelles, elles n'ont point d'involucres, mais des involucelles. Le calice est à cinq divisions ; la corolle a cinq pétales ; cinq étamines. — *Fruit* ovale et strié. — La *racine* est pivotante, creuse et à nœuds.

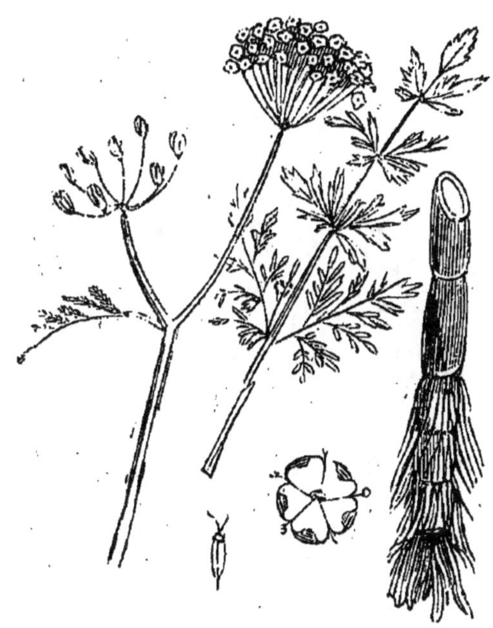

PHELLANDRE.
Rameau florifère. — Tige. — Feuille séparée. — Ovaire. — Fleur détachée. — Racine.

Application. — On a employé la phellandre de toutes les manières. Après l'avoir dénoncée comme un poison, on en est venu à lui demander secours dans les phthisies, dans les catarrhes.

On prend les feuilles séchées de phellandre, on les pulvérise, on les incorpore avec du miel, et on en forme une espèce de confiture que l'on donne à la dose d'une, deux et trois cuillerées par jour.

ANIS. — On l'appelle encore *boucage* et *anis vert*.

CARACTÈRES BOTANIQUES. — *Tige* ronde, herbacée, couverte de poils. — *Feuilles* inférieures pétiolées et partagées en trois folioles dentelées; les moyennes, moins dentées, s'étalent en forme de cœurs; les supérieures, simulant des bractées, s'élancent en forme de lanière. Insertion alterne. — Les *fleurs* se présentent en ombelles, involucres et involucelles. Point de calice; corolle à cinq divisions. Cinq étamines, deux styles. — Un *fruit* rond, ovoïde, renfermant des graines grosses comme une tête d'épingle. — Racine en fuseau, garnie de quelques ramicules.

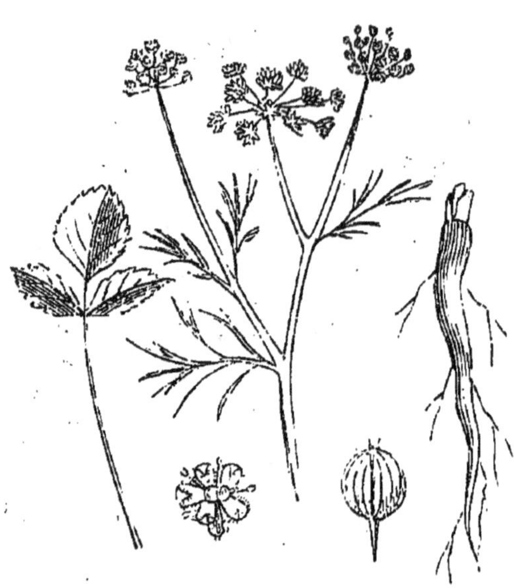

ANIS.

Feuille radicale. — Fleur détachée. — Rameau floral. — Tige, feuille du sommet. — Fruit et racine.

APPLICATION. — On met une petite poignée de feuilles d'anis dans un grand litre d'eau bouillante, on laisse infuser quinze à vingt minutes: on tire à clair, et on laisse boire à discrétion, ou bien on prend les feuilles sèches d'anis, une pincée de ses graines, on broie, on incorpore dans du miel. Une seule cuillerée produit un effet salutaire.

Les nourrices peuvent calmer souvent les coliques de leur nourrisson en prenant elles-mèmes, en guise de tisane, une infusion de graines d'anis.

Maladies venteuses. — Citronnelle.

CITRONNELLE-ORONCE. — On l'appelle encore *armoise mâle, armoise des jardins.*

CARACTÈRES BOTANIQUES. — *Tige* droite, rameuse, grise, parce qu'elle est pubescente. — Les *feuilles* sont très-morcelées, velues, elles aussi ; plus larges à la base, linéaires. — *Fleurs* en capitules. Le réceptacle est une espèce de gâteau garni de nombreuses fossettes, desquelles partent les fleurons. Chaque fleuron a un calice, une corolle tubuleuse, monopétale à cinq divisions. Cinq étamines ; ovaire à une seule loge ; style très-mince et bifide. — *Fruit* consistant en un akène couronné d'une aigrette plus ou moins soyeuse.

APPLICATION. — En recueillant ses sommités, que l'on fait sécher, feuilles et fleurs, en projetant quelques pincées de cette récolte dans un litre d'eau bouillante, on obtient un thé excellent, vermifuge, disent quelques commères, mais très-utile contre les vents.

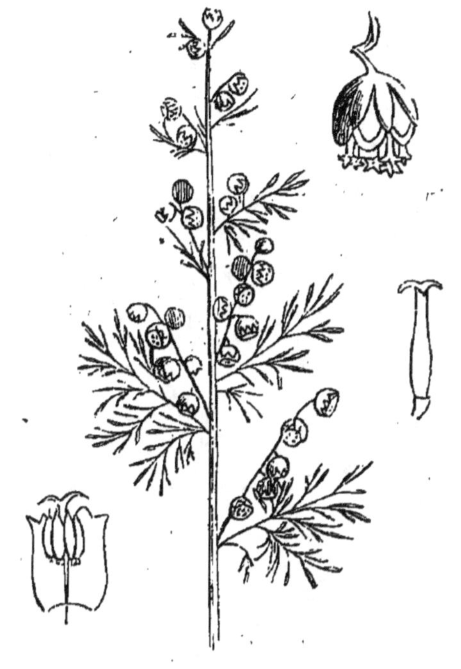

CITRONNELLE-ORONCE.
Fruit avec son enveloppe. — Tige, feuilles et fleurs. — Fleur détachée. — Fleuron.

L'infusion de citronnelle est encore stomachique, et agit comme tous les amers aromatiques.

EUPHRAISE. — Pas d'autres noms.

CARACTÈRES BOTANIQUES. — La *tige* est ramifiée, velue. — Les *feuilles*, ovales, dentelées, petites et nombreuses, sont presque amplexicaules, et par conséquent n'ont pas le plus petit pétiole. — Les *fleurs*, qui naissent plus spécialement au sommet des tiges, sont pédonculées, pendantes, point de calice. Une corolle tubuleuse, s'évasant en entonnoir et découpée en crans nombreux. Les botanistes trouvent deux lèvres : l'une, supérieure, partagée en deux lobes dentés; l'autre, inférieure, offrant trois lobes dentelés aussi, quatre étamines; style très-long.

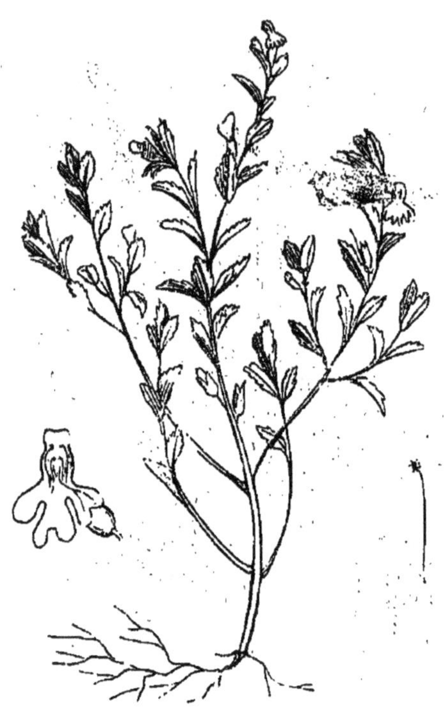

EUPHRAISE.
Fleur ouverte. — Tige, feuilles, fleurs et racine. — Style.

APPLICATION. — On se sert de l'euphraise à l'intérieur et à l'extérieur. A l'intérieur, en tisane, on la mêle à la verveine, au fenouil; on en fait une infusion que l'on boit à volonté, et pendant plusieurs semaines de suite; à l'extérieur, en collyre. C'est le suc de la plante fraîche ou même encore l'eau distillée.

On en projette deux ou trois gouttes dans les yeux malades.

MÉLILOT. — On l'appelle encore *mirlilot, trèfle-de-cheval*.

Caractères botaniques. — *Tige* glabre, droite, herbacée, partagée en un certain nombre de rameaux. — *Feuilles* pétiolées, garnies de stipules; trois lobes dentelés, qui semblent trois feuilles différentes, insertion alterne; petites fleurs jaunes, pendantes, garnies d'un calice à cinq divisions. — Corolle composée d'une carène, d'un étendard et de deux ailes. La carène est très-courte; dix étamines; une gousse pour fruit.

Application. — On ne se sert efficacément que des sommités fleuries; on les cueille au moment de la floraison; on les réunit en paquet, et on les fait sécher à l'ombre.

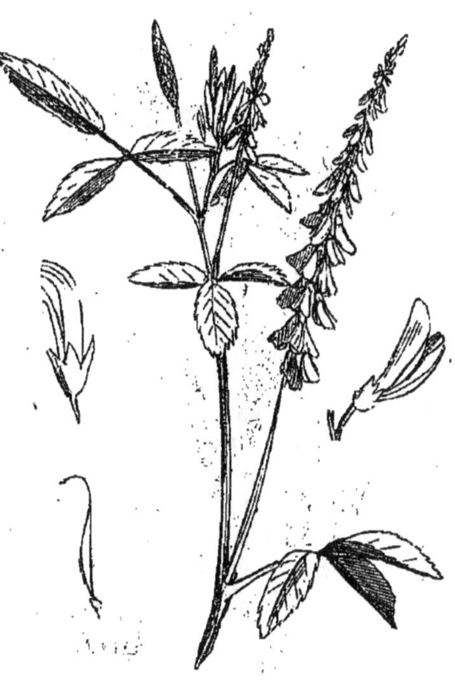

MÉLILOT.
Calice et étamines. — Fruit, tige, feuilles et fleurs. — Fleur détachée.

C'est avec ces bouquets séchés, que l'on fait bouillir et passer à l'étamine, que les pharmaciens préparent une eau distillée que l'on introduit par gouttes entre les deux paupières des yeux malades.

On applique encore les feuilles de mélilot cuites, bouillies, réduites en pulpe en guise de cataplasmes adoucissants. La décoction sert à faire des fomentations.

SCORPIONE. — On l'appelle encore *myosotis*.

CARACTÈRES BOTANIQUES. — *Tige* herbacée, droite et simple.— *Feuilles* sessiles, lancéolées, entières, très-pointues; insertion alterne. — *Fleurs* en grappe; calice monosépale à cinq divisions; corolle monopétale à cinq lobes; cinq étamines; ovaire composé de quatre carpelles, surmonté d'un style à stigmate simple.

APPLICATION.—On emploie les feuilles de scorpione en cataplasmes, et ses sommités fleuries en tisane; la plante entière en décoction; tige, feuilles, fleurs et racines, sont recommandées par de vieux praticiens pour laver et déterger les fistules lacrymales. Inutile, je pense, de m'étendre bien longuement sur la manière de préparer et la décoction et la tisane; quant aux cataplasmes, on choisit de préférence les feuilles fraîches.

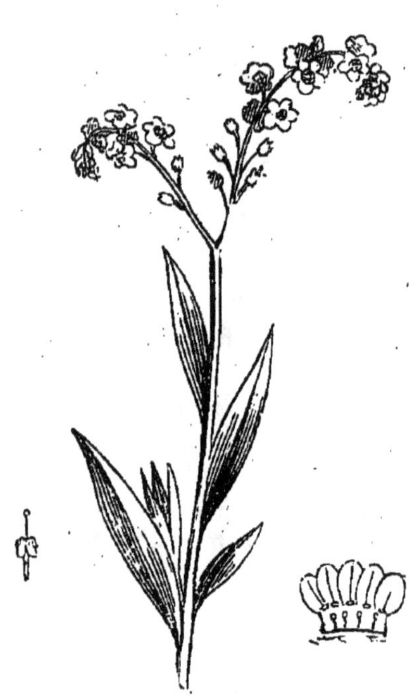

SCORPIONE.

Ovaire et style. — Tige, feuilles et fleurs. — Fleur ouverte.

Si l'on n'a que des feuilles sèches, on en prend une plus grande quantité et l'on fait bouillir jusqu'à consistance de bouillie,

BUGLE. — On l'appelle encore *consoude moyenne, petite consoude*.

CARACTÈRES BOTANIQUES. — *Tige* droite, presque carrée, envoyant de droite et de gauche des rameaux stolonifères. — *Feuilles* ovales, sans pétioles, dentelées, réunies en bouquet à la base. Insertion opposée sur la tige; point de pétioles. — *Fleurs* en verticelles ou plutôt en épi lâche; calice à cinq divisions; corolle tubuleuse à la base, mais s'évasant en deux lèvres distinctes, lèvre supérieure bidentée, lèvre inférieure trilobée. Quatre étamines. — *Racine* chevelue, traçante.

APPLICATION. — On récolte les sommités fleuries de la bu-

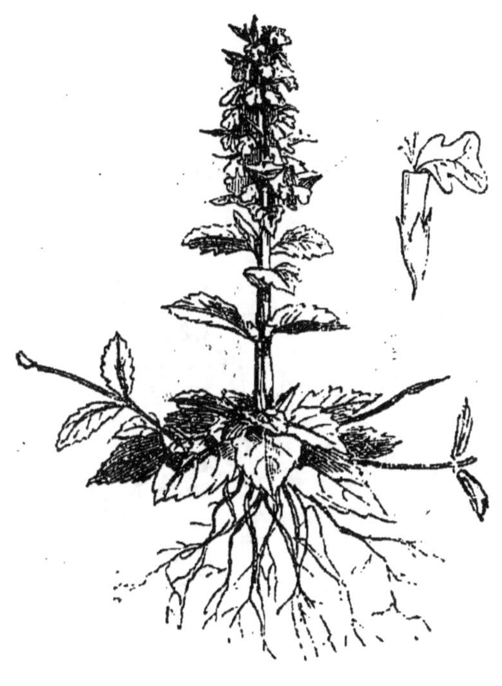

BUGLE.
Plante entière. — Racine, tige, feuilles et fleurs. — Fleur ouverte.

gle au moment de leur floraison, on les fait sécher, et la plante ne perd rien de sa vertu médicamenteuse par la dessiccation; on la fait bouillir en cas de besoin, et cette décoction, que l'on sucre avec du miel, devient un excellent gargarisme contre les maux de gorge. Jadis on préconisait et l'on employait la tisane de bugle (infusion) contre les crachements de sang, maladies de poitrine, etc.

17.

VÉLAR. — On l'appelle encore *erysimum, moutarde des haies, tortelle, sisymbre, herbe aux chantres.*

Caractères botaniques. — *Tige* rameuse, dressée, velue.

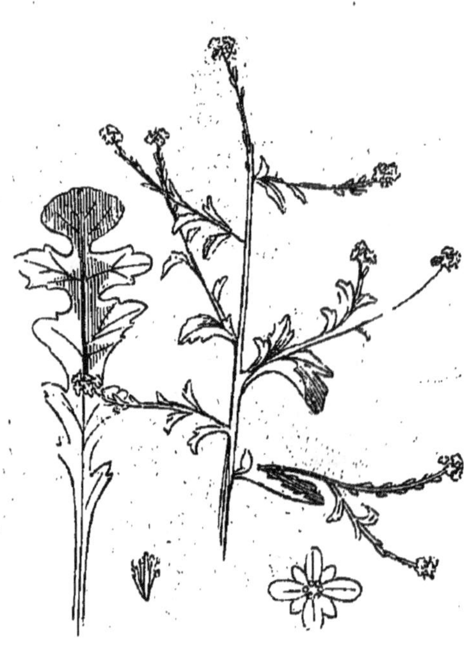

VÉLAR.

Feuille radicale. — Fleur séparée. — Tige, feuilles et fleurs.

Feuilles garnies de pétioles; feuilles inférieures très-découpées et présentant un lobe terminal, large et arrondi; feuilles supérieures dentelées, pointues. Insertion opposée.

Fleurs, les épis; calice à quatre divisions; corolle à quatre pétales étalés en croix, et six étamines.

Le *fruit* est une silique.

Application. — On peut utiliser le vélar en infusion, qui se prépare comme du thé. C'est avec son jus ou suc tiré de la plante fraîche, qu'il s'agit de faire cuire avec quantité suffisante de sucre, que l'on obtient le fameux sirop de Lobel, très-efficace dans les enrouements et maux de gorge.

Le sirop de vélar, autrement appelé sirop d'erysimum, était fort employé au siècle dernier. Racine le vante beaucoup dans ses lettres à Boileau.

Migraine. — Matricaire.

MATRICAIRE. — On l'appelle encore *espargoutte*.

Caractères botaniques. — La *tige* est velue, striée, divisée en nombreux rameaux. — Les *feuilles*, supportées par un long pétiole, sont larges, découpées en segments inégaux, et représentant assez bien la forme que nous avons appelée pinnatifide. — Les *fleurs* sont disposées en corymbes, chacune d'elles composée d'un capitule; réceptacle, fleuron et demi-fleuron. Les fleurons ont cinq dents, les demi-fleurons n'en ont que trois; cinq divisions au calice; cinq étamines et deux styles.

Application. — Au dire de Chomel, qui est une autorité en médecine, les feuilles de matricaire,

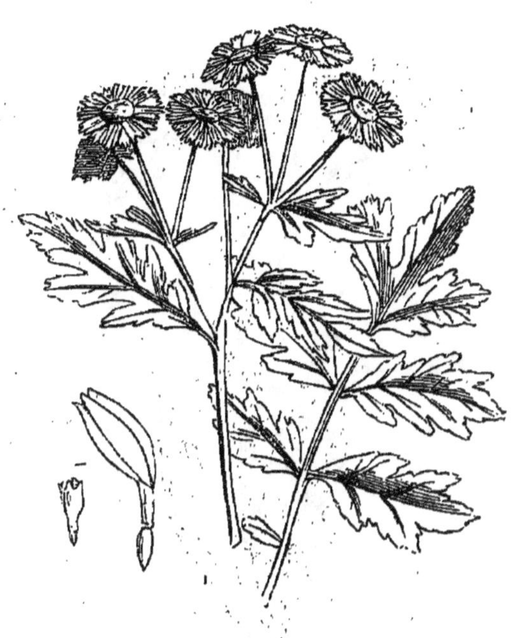

MATRICAIRE.

Fleuron. — Demi-fleuron. — Tige, feuilles et fleurs — Feuille détachée.

cuites, réduites en bouillie, forment un cataplasme excellent contre la migraine.

On a encore utilisé le matricaire dans le cas de piqûres d'abeilles. Des campagnards expérimentés m'ont assuré que les gens munis d'un bouquet de matricaire n'étaient jamais piqués par les abeilles. Avis aux personnes qui ont des ruches en exploitation.

ORPIN. — On l'appelle encore *reprise, joubarbe des vignes, grasse,* *be au charpentier.*

Caral BOTANIQUES. — *Tige* presque ligneuse, accompagnée à sa naissance de feuilles en bouquets, se divisant en quelques rameaux pour l'inflorescence, mais sans feuilles et sans bractées. — *Feuilles* sans pétioles, éparses, longues et charnues, d'un vert glauque qui les fait reconnaître de loin. — *Fleurs* en corymbe; calice à cinq divisions, très-aigu; corolle à cinq pétales qui s'étalent au sortir du calice; dix étamines; cinq capsules à l'ovaire.

APPLICATION. — Ce sont les feuilles fraîches de l'orpin que l'on emploie comme topiques contre les

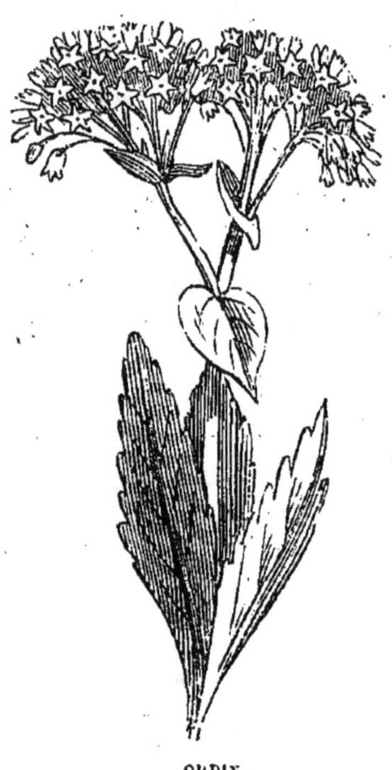

ORPIN.

Feuilles, tige et fleurs. — Rameau terminal.

plaies, et elles réussissent ordinairement d'une façon souvent inattendue. Mais on ne peut avoir des feuilles fraîches en toute saison. En conséquence, les herboristes (et nous conseillons à tout le monde d'en user de la sorte) plongent les feuilles fraîches dans de l'huile. L'huile dans laquelle macère la feuille et la feuille elle-même deviennent un topique excellent.

Scorbut. — Bécabunga véronique.

BÉCABUNGA VÉRONIQUE. — On l'appelle encore *cresson de cheval, vé*   *que aquatique, véronique bécabunga.*

CARACTÈRES BOTANIQUES. — La *tige* est semi-rampante, car, couchée au sortir de la racine, elle se relève, devient simple, rameuse, herbacée, et pleine du suc dont nous allons parler tout à l'heure. — *Feuilles* ovales, étalées, dentelées, pointues au sommet. Insertion opposée. — *Fleurs* en grappe, situées au sommet d'un pédoncule; quatre divisions très-aiguës au calice; quatre divisions à la corolle, avec des stries caractéristiques; deux étamines; pas davantage; un style simple; une capsule polysperme.

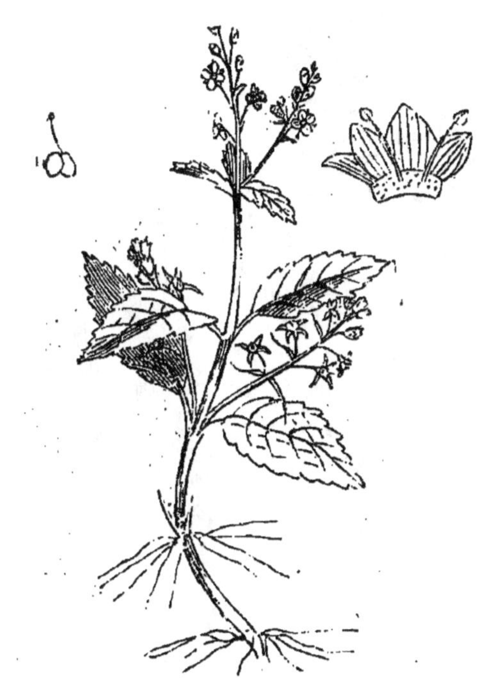

BÉCABUNGA VÉRONIQUE.
Ovaire. — Plante entière. — Racine, tige, feuilles et fleurs. — Fleur ouverte.

APPLICATION.—Les tiges de bécabunga, mâchonnées, chiquées par les gens malades du scorbut, raffermissent les gencives et arrêtent souvent d'une manière merveilleuse les hémorragies scorbutiques.

Les feuilles pilées s'appliquent en cataplasmes sur les ulcères scorbutiques. Bon nombre de médecins prétendent avoir guéri avec ces cataplasmes les engorgements laiteux et les hémorroïdes.

COCHLÉARIA. — On l'appelle encore *herbe aux cuillers, cran officinal.*

CARACTÈRES BOTANIQUES. — *Tige* faible, couchée, ou tout au moins inclinée, ronde et herbacée. — *Feuilles* inférieures larges, en forme de cœur, plantées sur un long pétiole; feuilles supérieures amplexicaules et en forme de languettes; sommet pointu. — *Fleurs* en grappe; calice à quatre divisions; corolle à quatre pétales; six étamines; un style très-court. — *Fruit* ciliqueux.

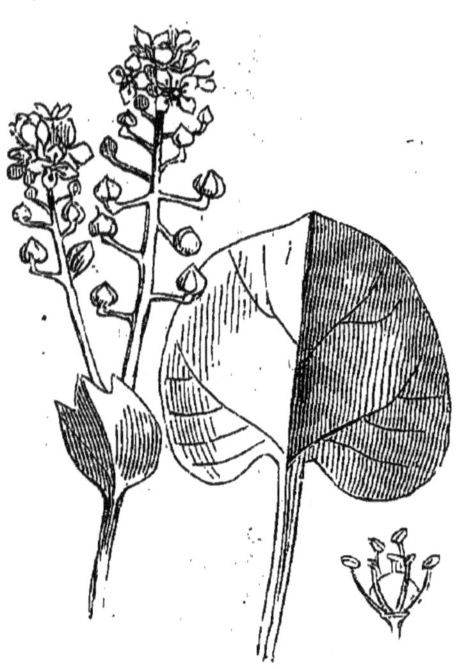

COCHLÉARIA.

Rameau floral présentant la tige. — Feuille radicale. — Ovaire et étamines.

APPLICATION. — On a employé le cochléaria contre l'asthme, les catarrhes pulmonaires et les maladies chroniques de la peau; mais son utilité réelle, son efficacité constante, apparaît quand on l'emploie contre toute affection scorbutique. Chacun sait que le scorbut détermine des ulcères aux gencives. On fait mâcher des feuilles de cochléaria aux gens atteints de cette affection, et tous les accidents du côté de la bouche se trouvent promptement enrayés. On le voit, c'est un effet identique à ceux du bécabunga.

Scrofale. — Gentiane.

GENTIANE. — Il y avait une fois un roi... qui s'appelait Gentius; il demeurait bien loin, bien loin, car il régnait en Illyrie, il y a de cela longtemps, longtemps; mais, enfin, c'est le savant Spielmann qui a raconté l'aventure. Gentius, un beau jour, trouva une belle plante à fleur jaune dont, sans doute, il voulut faire un bouquet, et, comme cela arrive à tant de monde, en voulant cueillir les fleurs, il arracha la plante entière avec sa tige et sa racine. Cette racine était des plus pittoresques, tordue, contournée, chevelue, luxuriante, si bien que cet aspect fit venir l'eau à la bouche du monarque illyrien. Après en avoir tenu les fleurs un instant sous son nez, il mit un

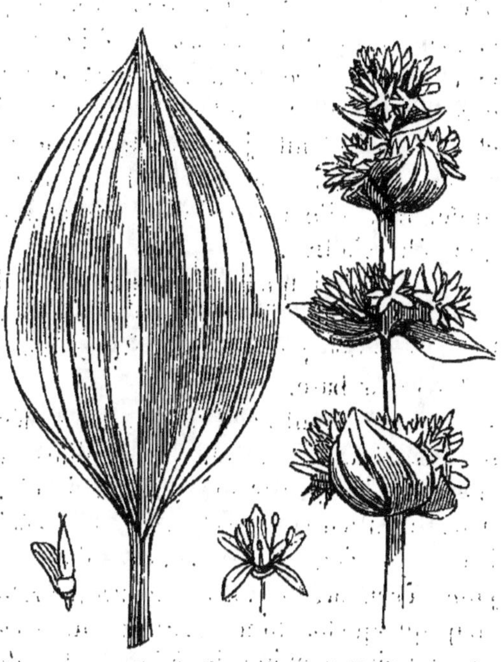

GENTIANE.

Feuille radicale. — Fleur séparée, tige et rameau floral.

morceau de racine dans sa bouche; il trouva cette racine tellement amère, qu'il la jugea tout de suite digne d'être admise parmi les drogues médicamenteuses. Il en étudia les propriétés, il en recommanda l'usage à ses sujets valétudinaires, il en constata les avantages et les bienfaits, et voilà comment cette plante fut appelée gentiane. Telle est la fable qui préside à la réputation de cette plante.

Scrofule. — Gentiane.

Caractères botaniques. — La *racine* de la gentiane, seule partie dont on se sert en médecine, présente la grosseur du doigt ou du pouce, et quelquefois même un diamètre plus considérable, sur une longueur d'environ un pied; elle est cylindrique et marquée par des anneaux voisins les uns des autres, ce qui en rend la surface rugueuse, surtout après la dessiccation. L'écorce qui la couvre est d'un brun foncé ou fauve. Son parenchyme a une teinte jaunâtre tirant un peu sur le rouge; elle est inodore, ou au moins n'exhale qu'une odeur faible et presque nulle, mais elle a une saveur très-amère; c'est de cette racine que s'élève la tige.

La *tige* est simple, cylindrique, haute d'un mètre et plus.

Elle est garnie de *feuilles* d'un vert pâle, larges, ovales, très-lisses, opposées, amplexicaules; les inférieures, rétrécies en pétioles à leur base.

Les *fleurs* sont nombreuses, fasciculées et verticillées autour de la tige dans les aisselles des feuilles supérieures, et soutenues, chacune d'elles, par un pédicule simple. Le calice est membraneux, transparent, déjeté d'un seul côté, et fendu longitudinalement, à cinq dents courtes, subulées, inégales; corolle d'un jaune éclatant, en forme de roue profondément découpée, en cinq (quelquefois huit) segments allongés, aigus; quatre et plus souvent cinq étamines insérées sur le tube de la corolle.

Le *fruit* est une capsule uniloculaire à deux valves.

Application. — Prenez une pinte d'eau ordinaire, un litre si vous voulez, c'est-à-dire cinq cents grammes; mêlez à ce liquide trente grammes de racine de gentiane coupée par petits morceaux; laissez macérer pendant dix ou douze heures, et faites-en prendre une cuillerée avant chaque repas. Cette préparation est d'une amertume considérable, et, pour les enfants délicats, pour les malades difficiles, on peut y ajouter un peu de sucre. On ne tire à clair qu'au fur et à mesure du besoin, et, l'amertume de la macération allant en augmentant, la dose du médicament se trouve progressée d'une façon toute naturelle.

Scrofule. — Scrofulaire.

SCROFULAIRE. — On l'appelle encore *herbe aux hémor-roïdes*, puis *scrofulaire noueuse, scrofulaire des bois*, etc.

CARACTÈRES BOTANIQUES. — *Tige* très-forte, à quatre angles, glabre, et divisée en plusieurs rameaux. — *Feuilles* très-larges, surtout celles qui partent de la base, cordiformes, dentelées et pétio-lées. — *Fleurs* en panicules. Calice à cinq divisions arron-dies; corolle tubu-leuse, urcéolée, et s'évasant en quatre découpures qui sem-blent elles-mêmes bilobées; cinq éta-mines; ovaire globu-leux.

APPLICATION.—On écrase ses feuilles fraîches; suc, jus et pulpe, on met le tout dans un linge, et on prépare de la sorte

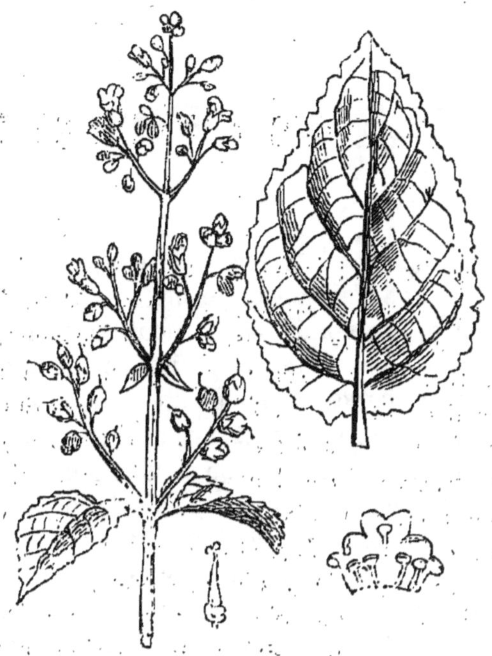

SCROFULAIRE.

Tige. — Rameau floral. — Ovaire.— Feuille radicale — Fleur ouverte.

des espèces de topiques efficaces contre les tumeurs scrofuleuses; ou bien on choisit les racines de la scrofulaire, on les pile avec du beurre frais; beurre et racine, on met le tout à la cave, et on laisse macérer pendant dix ou quinze jours, on repétrit, et l'on obtient ainsi un onguent excellent.

APPENDICE

PLANTES A EMPLOIS MULTIPLES

En étudiant la botanique médicale, et en adoptant la classification que j'ai suivie, je me suis trouvé, par-devant certaines plantes (peu nombreuses, il faut l'avouer), dans un véritable embarras. Elles n'étaient ni franchement calmantes, ni franchement excitantes, ni fortifiantes, ni antinerveuses, ni réellement spéciales; elles étaient un peu tout cela, c'est-à-dire qu'elles m'ont semblé capables de servir de médicaments dans un grand nombre de maladies; je me suis décidé à les ranger dans une catégorie particulière, et c'est sous le titre de plantes à applications multiples que je vais les présenter.

J'admets que bien des plantes calmantes et fortifiantes, bien des plantes astringentes, antinerveuses, etc., etc., ont été représentées comme pouvant servir de médicament dans des maladies différentes; mais leur qualité principale consistait dans leur vertu calmante, fortifiante, antinerveuse ou autre. Ici nous n'avons aucune qualité caractéristique. Les quelques plantes qui nous restent à examiner servent dans des maladies toutes différentes.

C'est pourquoi, les mettant en dehors de toute classification, j'ai cru bon de les grouper dans un appendice. Là, comme nous l'avons fait pour les plantes calmantes, fortifiantes, etc., etc., nous les classerons et les étudierons par lettres alphabétiques.

ABSINTHE. — On l'appelle encore *aluine*.

Caractères botaniques. — *Tige* grise, à cause du duvet dont elle est recouverte, herbacée cependant, et se divisant à son sommet en un assez grand nombre de rameaux. — *Feuilles* tomenteuses, pinnatifides, surtout à la base, beaucoup moins en approchant des fleurs. — *Fleurs* en épis, involucre velouté, fleurons poilus aussi, du moins ceux qui sont au centre du réceptacle ; les uns sont femelles, les autres sont mâles ; les premiers ont une corolle ample, tubuleuse ; les seconds n'ont qu'une corolle très-grêle et à deux dents seulement ; style bifurqué.

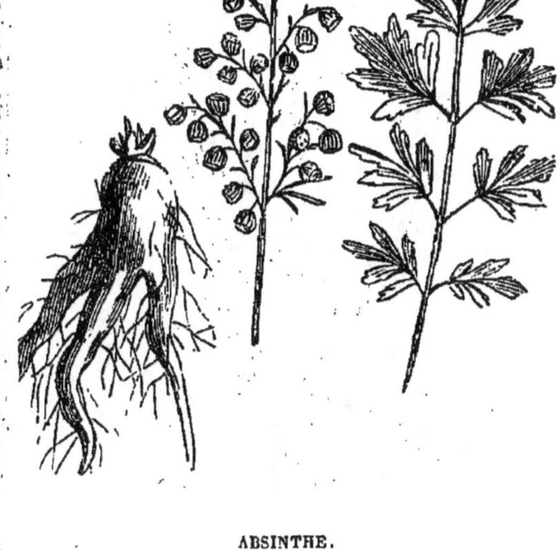

ABSINTHE.
Racine. — Épi floral. — Feuille détachée. — Fleurons séparés.

Application. — L'absinthe est fortifiante, stomachique, vermifuge et antichlorotique. On la prend en infusion aqueuse et en infusion vineuse.

Pour l'infusion aqueuse, on en met une très-petite poignée dans un litre d'eau.

On en met trois ou quatre dans l'infusion vineuse, et cette préparation est capable de remplacer les vins amers de quinquina, etc.

ACORE. — On l'appelle encore *roseau aromatique, acore vrai*.

CARACTÈRES BOTANIQUES. — Point de *tige*. — Des *feuilles* qui s'élancent en touffes d'une racine dont nous allons parler tout à l'heure; feuilles lancéolées, glabres et engainantes; c'est du milieu des feuilles que s'élève le pédoncule qui supporte les fleurs. — Ces *fleurs* sont disposées en hampes, pourvues d'un spadice, et tellement serrées les unes contre les autres, qu'elles ressemblent à un épi. Calice à six divisions; six étamines; ovaire à trois loges; capsule triangulaire. — *Racine* rampante, noueuse, garnie d'une chevelure noire et compacte.

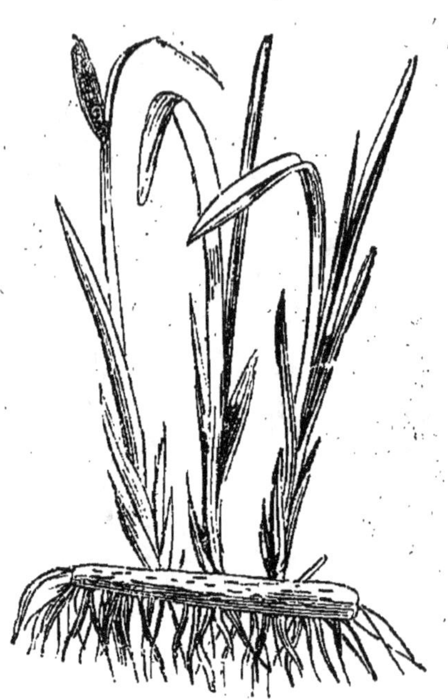

ACORE.
Plante entière. — Racine, fleurs et feuilles.

APPLICATION. — On a employé la racine de l'acore et contre la goutte, et contre les gastralgies, et contre les fièvres intermittentes; on l'a même vantée comme antihémorragique. On s'en sert en infusion, en décoction et en poudre : la décoction et l'infusion réclament la même dose de racine, douze à quinze grammes; la poudre se donne par cuillerées à café.

BELLADONE. — On l'appelle encore *belle-dame, morelle, guigne des dames, permenton.*

CARACTÈRES BOTANIQUES. — La *tige* est verte, cylindrique, dichotome; elle s'élève à la hauteur de trois à six pieds, un mètre à deux mètres, surtout dans les forêts, où elle forme alors un buisson à cime arrondie. — Les *feuilles* sont pétiolées, alternes, et les supérieures géminées, c'est-à-dire que deux feuilles, l'une grande, l'autre petite, se trouvent placées l'une à côté de l'autre; elles sont aiguës, entières, molles au toucher, d'un vert foncé, pubescentes le long des nervures. — Les *fleurs,* solitaires dans l'aisselle des feuilles,

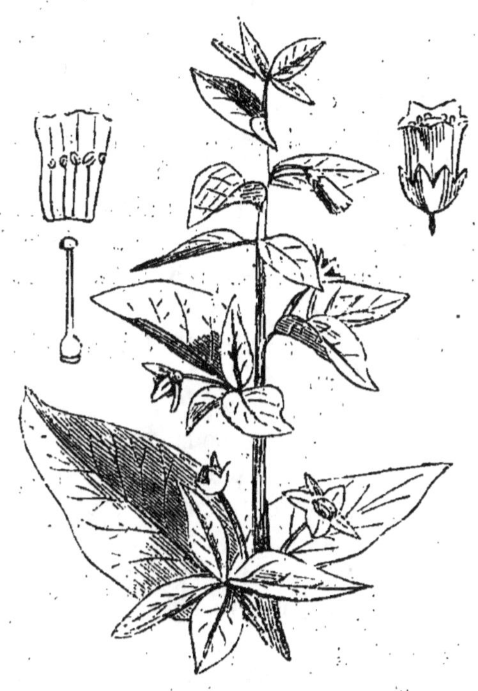

BELLADONE.

Fleur ouverte. — Style et ovaire. — Tige, feuilles et fleurs. — Fleur séparée.

sont longuement pédonculées; calice campanulé, à cinq divisions, s'étendant jusqu'à la moitié environ de sa longueur, persistant. Corolle d'un pourpre violacé, offrant la forme d'une cloche allongée, deux fois plus longue que le calice, à cinq divisions courtes et obtuses. Cinq étamines à filets torses et inégaux, insérées à la base de la corolle, et alternes avec les divisions de cette dernière, qu'elles atteignent à peine;

Applications multiples. — Belladone.

un style, un stigmate dépassant un peu la hauteur des étamines.

Le *fruit* consiste en une baie globuleuse, biloculaire, entourée à sa base par le calice persistant de la grosseur d'un grain de raisin ou d'une petite cerise (guigne), ronde, un peu aplatie, marqué d'un léger sillon indiquant la place de la cloison intérieure. Les baies de la belladone, très-succulentes, noires et luisantes à maturité, sont divisées en deux loges et contiennent un grand nombre de petites semences réniformes.

Application. — La belladone est un de nos médicaments les plus précieux et les plus utiles pour le malade; car, si l'opium a la propriété d'amener le sommeil, la belladone a celle de faire taire la *douleur* dans presque toutes les maladies où ce symptôme est prédominant.

Contre les accidents hystériques, choréiques, etc. Prenez :

Camphre. . . . . 6 grammes.
Assa-fœtida. 6   »
Extrait de belladone. 2   »
Extrait aqueux de thébaïque. . . 0,50 centigr.
Sirop de gomme. . . . . Q. S.

Pour 60 pilules.

Dose : Une pilule le premier jour, deux le second, et on augmente ainsi d'une pilule chaque jour, si c'est nécessaire, jusqu'à six en vingt-quatre heures : deux le matin, midi et soir, et deux heures avant les repas. Il est souvent inutile d'aller jusqu'à une dose aussi forte, et l'on peut s'arrêter à deux, trois et quatre pilules si l'amélioration se prononce et continue et s'il survient beaucoup de trouble dans la vue. Ce trouble n'est, du reste, jamais à craindre, et disparaît toujours quand on cesse l'usage de la belladone.

Contre les névralgies, douleurs rebelles. Prenez :

Extrait de belladone. . . 12 grammes.
Axonge. 12   »
Opium. 2   »

Mêlez exactement pour une pommade, qu'on peut aromatiser

avec quelques gouttes d'huile de thym ou autre huile essentielle.

Mode d'emploi. — Matin, midi et soir, et surtout au moment des plus fortes douleurs, on frictionnera les parties affectées avec un morceau de flanelle et gros comme une petite noisette ou un petit pois de cet onguent, suivant l'endroit douloureux.

Enfin, tout récemment, on a beaucoup vanté la belladone contre l'incontinence d'urine qui survient chez tant de petits enfants. Nous devons cette application à M. Bretonneau, et nous en donnons la prescription d'après un journal médical. Prenez :

> Extrait de belladone. . . . . 0,20 centigr.
> Poudre de feuilles, ou mieux de ra-
>   cine de belladone, si la racine a
>   été préparée et conservée avec
>   soin. 0,40   »

Mêlez, et faites, suivant l'art, 40 pilules.

Si les enfants ne savent pas prendre les pilules, on fait préparer des prises avec un peu de gomme arabique et du sucre.

On donne une pilule le soir pendant une semaine. La dose n'est pas augmentée si l'incontinence cesse ; si elle ne cesse pas, on donne deux et même trois pilules, et, si l'enfant est déjà grand et a dix, douze, quinze ans, on peut aller au delà, jusqu'à ce qu'on obtienne un grand résultat ou un grand trouble dans la vue. Dès que huit jours se sont écoulés sans accidents, on cesse pendant trois ou quatre jours ; puis on reprend pendant une semaine, pour cesser huit jours encore ; reprendre pendant une semaine, cesser quinze jours, y revenir encore ; puis tous les mois, *durant au moins un an*, prendre huit jours de suite une ou deux doses de belladone.

Sans ces dernières précautions, la maladie revient.

Nous recommandons surtout deux choses aux parents : de ne pas se décourager par les insuccès ou les rechutes, et d'avoir de la persévérance jusqu'au terme du traitement.

MENTHE POIVRÉE. — On l'appelle encore *menthe anglaise*, attendu qu'elle est originaire de la Grande-Bretagne.

CARACTÈRES BOTANIQUES. — *Tige* quadrangulaire et velue. — *Feuilles* pétiolées, dentelées, ovales ; insertion opposée. — *Fleurs* en épis, munies de bractées. Calice à cinq divisions. Corolle en entonnoir, à quatre lobes ; quatre étamines ; ovaire à quatre loges ; style bifide.

APPLICATION. — On emploie en infusion les sommités fleuries, desséchées ; on en fait une eau distillée, une huile essentielle, dont nous avons déjà eu l'occasion de parler ailleurs. Enfin, tout le monde connaît les pastilles de menthe. Or, écoutez bien, la menthe est bonne

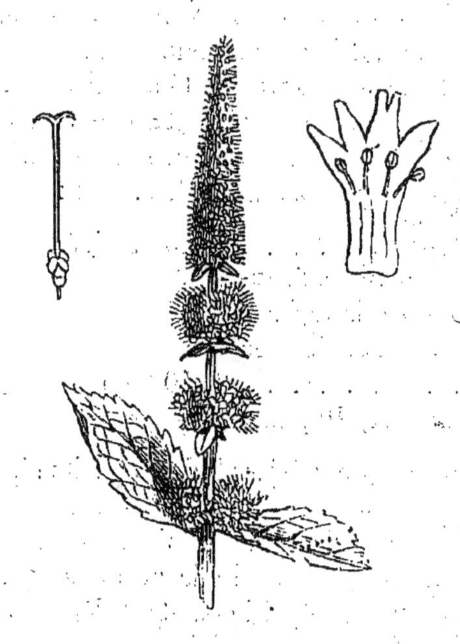

MENTHE POIVRÉE.

Ovaire et style. — Tige, feuilles et fleurs. — Fleur ouverte.

contre les gastralgies, les flatuosités, les palpitations, les tremblements nerveux ; elle est vermifuge, fébrifuge même, car son infusion chaude est excellente dans la période de froid des fièvres intermittentes ; on l'a même vantée comme antilaiteuse et conseillée aux femmes qui vont sevrer. L'essence de menthe anglaise, à la dose d'une goutte sur un morceau de sucre, est un remède excellent.

Applications multiples. — Mouron.

MOURON. — *Mouron rouge, mouron des champs.*

N'allez pas le confondre par conséquent avec le mouron prôné, crié et vendu pour les petits oiseaux.

CARACTÈRES BOTANIQUES. — La *tige*, très-faible, se plie sur elle-même et semble rampante. Elle a quatre angles, et se divise en grand nombre de rameaux très-tortus. — Les *feuilles* sont larges, mais pointues, amplexicaules, c'est-à-dire dégarnies de pédoncules. — *Fleurs* rouges, longuement pédonculées ; cinq divisions au calice, cinq divisions à la corolle ; cinq étamines, style filiforme.

APPLICATION.—On a attribué au mouron rouge, qu'il ne faut pas confondre avec le

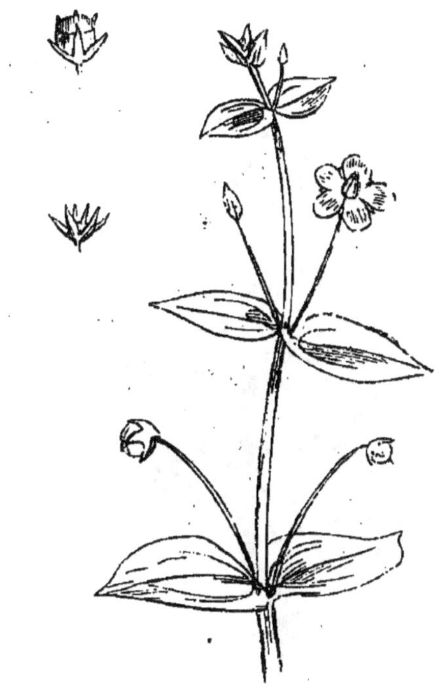

MOURON.

Fleur et calice détachés. — Tige, feuilles et fleurs.

mouron blanc, des vertus médicamenteuses contre une foule de maladies : la goutte, l'hydropisie, les obstructions, le cancer, la mélancolie, voire même l'épilepsie et la rage ; tout cela est exagéré, et nous le mentionnons précisément pour prémunir contre certaines recommandations. Le mouron blanc, au contraire (celui que mangent les oiseaux), est adoucissant, et on l'emploie avec succès en apl......e.

NUMMULAIRE. — On l'appelle encore *lysimaque, herbe à cent maux, herbe aux écus.*

Caractères botaniques. — *Tige* rampante, glabre, peu rameuse. — *Feuilles* ovales, entières, supportées par de courts pétioles; insertion opposée. — *Fleurs* pédonculées, partant de l'aisselle des feuilles; cinq divisions au calice; sépale très-aigu, cinq pétales à la corolle; cinq étamines; style filiforme et pour *fruit* une capsule globuleuse.

Application.— Le surnom d'herbe à cent maux, donné par les campagnards à la nummulaire ou lysimaque, prouve tout le prix que les paysans attachent à cette plante. Non-seulement son suc est em-

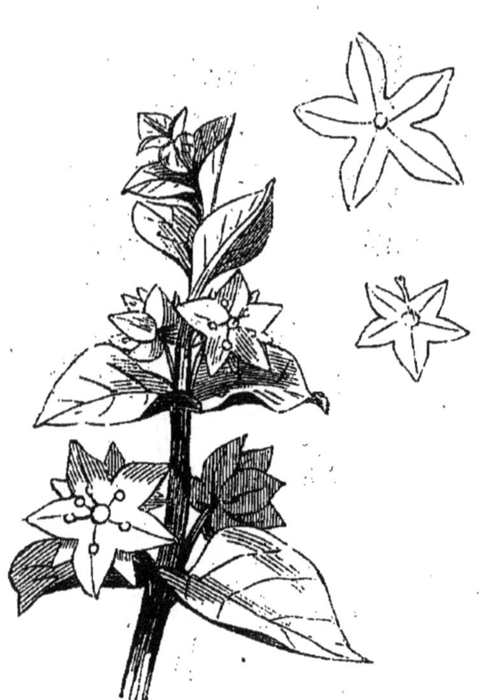

NUMMULAIRE.

Tige, feuilles et fleurs. — Calice et corolle détachés.

ployé contre le scorbut, mais on en a vanté l'infusion contre la diarrhée, la dyssenterie, les hémorragies pulmonaires, etc., etc. Ce qu'il y a de certain, c'est que ses feuilles servent à confectionner d'excellents cataplasmes contre les tumeurs scorbutiques; c'est que son infusion, éminemment astringente, est franchement utile contre les évacuations exagérées et même dans les hémorragies.

Applications multiples. — Passerage (Grande).

PASSERAGE (GRANDE). — On l'appelle encore *moutarde des Anglais.*

CARACTÈRES BOTANIQUES. — *Tige* ronde en bas, anguleuse au sommet, tomenteuse et divisée en un certain nombre de rameaux. — *Feuilles* ovales, très-longues; les inférieures beaucoup plus grandes que les supérieures, supportées par un pétiole; les inférieures beaucoup plus petites et sessiles. — *Fleurs* en panicule: calice à quatre sépales arrondis; corolle à quatre pétales, disposés en croix; six étamines; un style très-court. — *Fruit* cilique.

APPLICATION. — La grande passerage est une espèce de succédané du cochléaria; c'est-à-dire que, tout

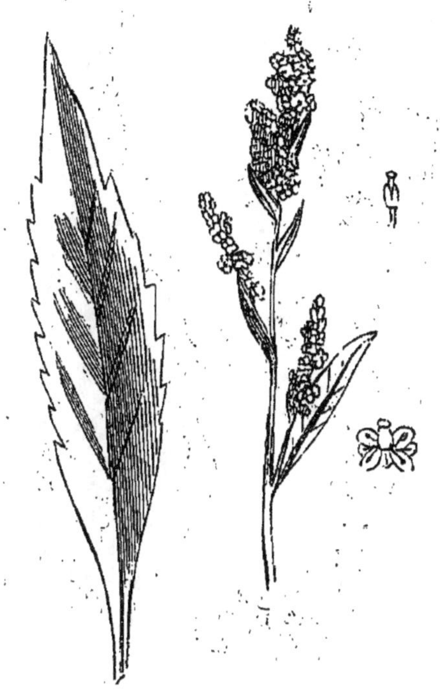

GRANDE PASSERAGE.
Feuille détachée. — Extrémité fleurie avec tige et fleurs. — Fleur séparée.

en étant stimulante, elle est surtout antiscorbutique; mais, de plus, elle produit d'excellents résultats dans l'asthme, la bronchite, l'hydropisie; voire même l'hypertrophie du cœur, car elle modère d'une façon toute spéciale la violence du centre circulatoire.

On l'emploie encore en applications extérieures, soit pilée, soit mélangée avec du beurre.

PATIENCE. — On l'appelle encore *dogue, parel, patience des jardins*.

CARACTÈRES BOTANIQUES. — *Tige* cannelée, jaunâtre et résistante. — *Feuilles* pétiolées, larges, mais très-allongées, à pétiole engaînant, ondulées plutôt que planes, très-pointues au sommet. — *Fleurs* semi-verticillées, présentant des espèces d'épis terminaux, épis pourvus de bractées ; corolle à six divisions, six étamines, trois styles. — *Fruit* triangulaire.

APPLICATION. — La patience a été vantée comme tonique, sudorifique et dépurative. On l'a même employée comme fébrifuge. Les gens de la campagne, dit M. Cazin, mettent de la ra-

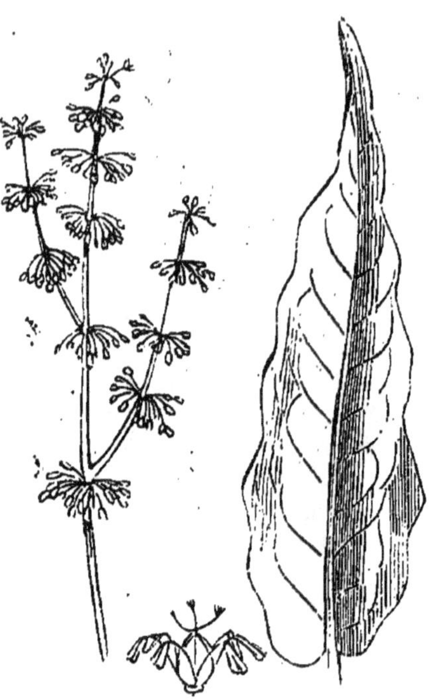

PATIENCE.
Rameau floral. — Étamine et ovaire. — Feuille détachée.

cine de patience dans toutes leurs tisanes ; ils prétendent que cela purifie le sang, et ils ont raison. Les feuilles fraîches, mises en plusieurs doubles et appliquées sur les vieux ulcères, les modifient promptement ; enfin, en broyant la plante entière, en la faisant bouillir avec du vinaigre et de la graisse, on en forme une pommade fort employée contre la galle dans certains pays.

Applications multiples. — Raifort sauvage.

RAIFORT SAUVAGE. — On l'appelle encore *cochléaria de Bretagne, cran, cranson, rave sauvage, moutarde des capucins.*

CARACTÈRES BOTANIQUES. — *Tige* lisse, cannelée, creuse à l'intérieur. — *Feuilles* ondulées, lancéolées, pétiolées, plus larges à la base de la tige que lorsqu'elles se rapprochent des fleurs. — *Fleurs* en grappe; point de calice; corolle à quatre pétales étalés en croix; un ovaire ciliculé.

APPLICATION. — Le raifort sauvage peut être employé comme vomitif, purgatif, dépuratif, mais surtout comme stimulant et antiscorbutique. Avec les racines et les feuilles fraîches on applique des sinapismes, et, mêlant à du sucre le

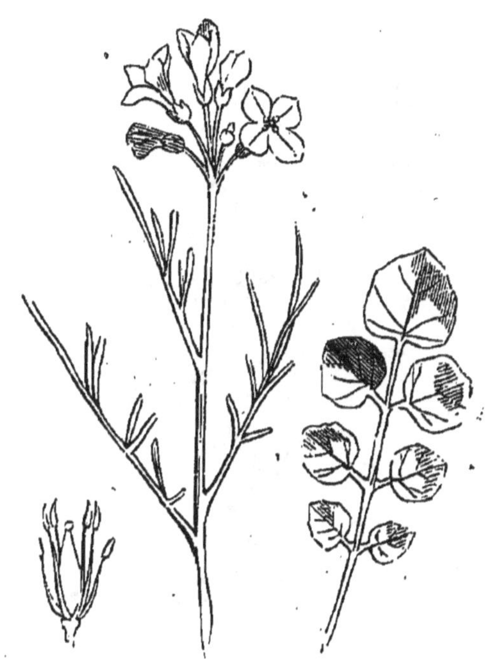

RAIFORT SAUVAGE.
Ovaire et étamine. — Tige, feuilles et fleurs. — Feuille radicale.

jus extrait de la plante pilée, on en prépare un excellent sirop contre les enrouements. La tisane se prépare par infusion ou macération. « J'ai vu, dit M. Rayer, l'hydropisie diminuer, ou même quelquefois disparaître complétement par l'action diurétique de la tisane de raifort sauvage. » C'est un très-bon diurétique.

SCORDIUM. — On l'appelle encore *germandrée aquatique*.

CARACTÈRES BOTANIQUES. — *Tige* rampante d'abord, puis dressée, carrée, tomenteuse et grise. — *Feuilles* sans pétioles, dentelées, oblongues; insertion opposée. — *Fleurs* s'épanouissant deux par deux à l'aisselle des feuilles. Calice à cinq divisions; corolle tubuleuse, s'épanouissant en deux lèvres; quatre étamines. — *Fruits* en akène.

APPLICATION. — Il est employé en infusion, et il entre en assez forte dose dans la confiture pharmaceutique qu'on appelle diascordium.

L'infusion du scordium est fortifiante, stimule l'appétit et est fort recommandée par les anciens comme antiputride. Le diascordium est excellent contre les diarrhées et dyssenteries; enfin le scordium a été vanté comme antinerveux et vermifuge.

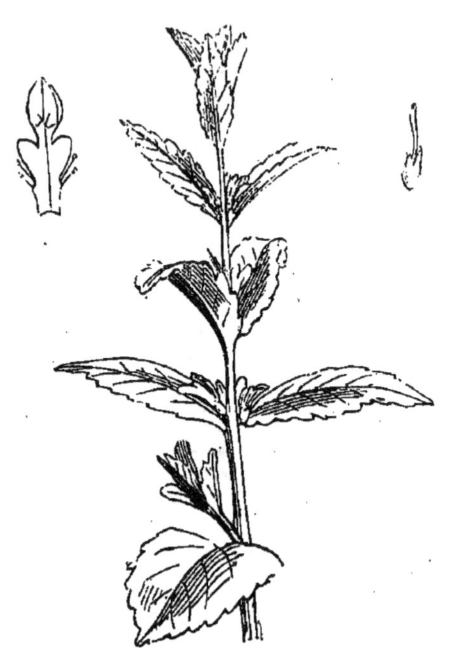

SCORDIUM.
Fleur ouverte. — Rameau avec tige, feuilles et fleur. — Ovaire.

On prend les sommités fleuries, que l'on fait sécher à l'ombre; on les conserve pour l'usage. Quatre à cinq pincées suffisent pour un litre d'eau, et l'on peut boire cette tisane avec du vin.

Applications multiples. — Sédum âcre.

SÉDUM ACRE. — On l'appelle encore *vermiculaire, petite joubarbe, poivre de muraille, pain d'oiseau.*

CARACTÈRES BOTANIQUES. — *Tiges* glabres et multipliées. Toutes ne portent pas des fleurs, et celles qui en sont chargées se ramifient à leur sommet.

Feuilles sessiles, ovales, tantôt vertes, tantôt blanchâtres. Insertion alterne.

Fleurs en épis, tellement rapprochées, qu'elles ressemblent à des corymbes; cinq divisions au calice; cinq ou six pétales à la corolle; huit, dix ou douze étamines.

Fruit capsulaire.

Racine rameuse et chevelue.

APPLICATION. — c'est en décoction, en suc et en poudre, que l'on utilise le sédum âcre.

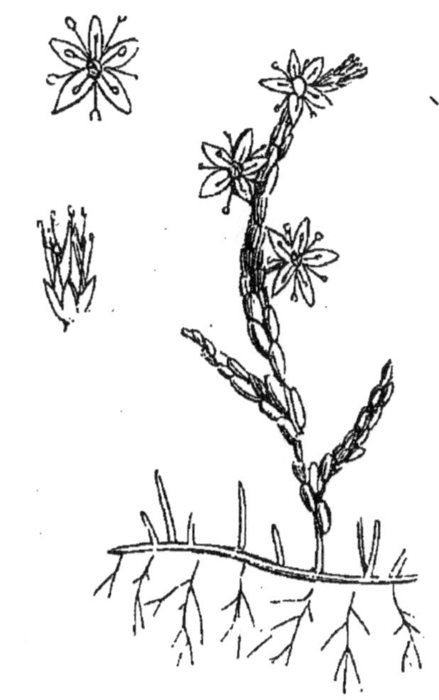

SÉDUM ACRE.

Fleur séparée. — Calice, ovaire et étamine. — Plante entière.

La vermiculaire, dit un journal de médecine, a été mise en usage à l'extérieur pour guérir les affections cancéreuses, les ulcères sanieux, les plaies gangréneuses, le charbon; pour résoudre les engorgements scrofuleux, détruire les cors, etc. Marquet, de Nancy, la vante beaucoup contre le cancer et la tei-

Applications multiples. — Sédum àcre.

gnc : il dit l'avoir employée avec succès dans cette dernière
affection, piléc et appliquée sur les parties malades, pendant
quarante ans, sur quantité de sujets où elle a toujours bien
réussi.

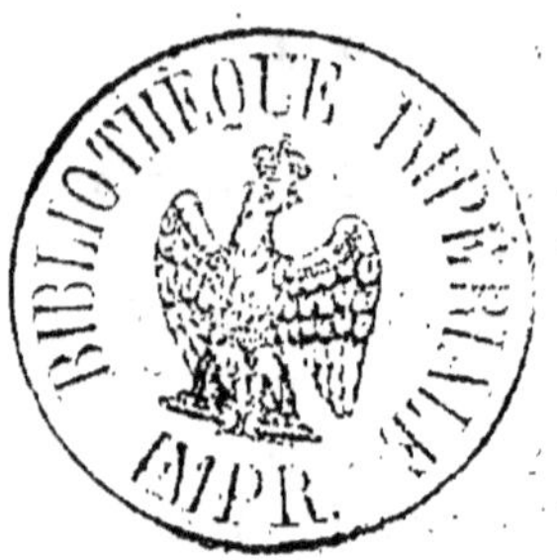

FIN.

TABLE DES MATIÈRES

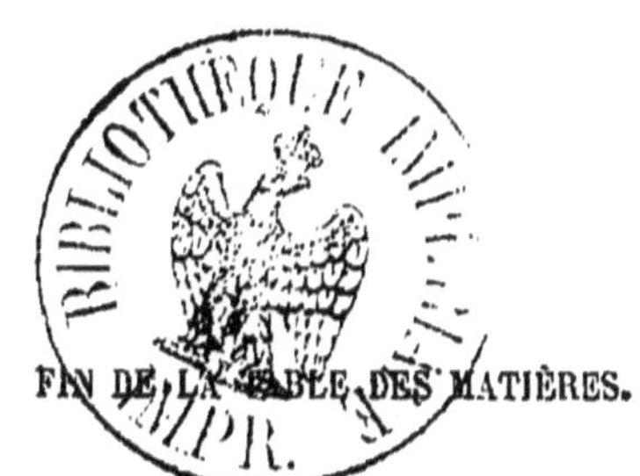

FIN DE LA TABLE DES MATIÈRES.